Renshen Fenmian Xijie Quanshu

妊娠分娩
细节全书

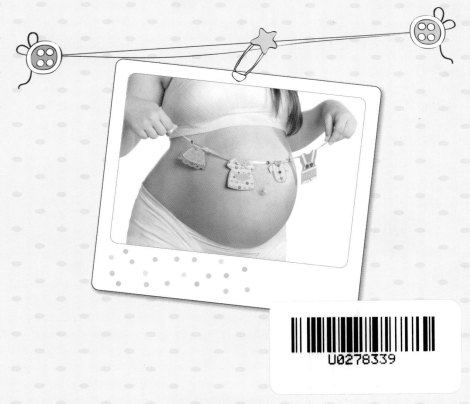

付娟娟/编著

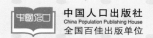 中国人口出版社
China Population Publishing House
全国百佳出版单位

图书在版编目（CIP）数据

妊娠分娩细节全书／付娟娟编著. —北京：中国人口出版社，2015.1
ISBN 978-7-5101-2994-0

Ⅰ.①妊… Ⅱ.①付… Ⅲ.①妊娠期—妇幼保健—基本知识 ②分娩—基本
知识 Ⅳ.①R715.3 ②R714.3

中国版本图书馆CIP数据核字（2014）第271806号

妊 娠 分 娩 细 节 全 书

付娟娟　编著

出版发行	中国人口出版社	
印　　刷	北京燕旭开拓印务有限公司	
开　　本	720毫米×960毫米　1/16	
印　　张	23.25	插页　2
字　　数	300千	
版　　次	2015年1月第1版	
印　　次	2015年1月第1次印刷	
书　　号	ISBN 978-7-5101-2994-0	
定　　价	32.80元	

社　　长	张晓林
网　　址	www.rkcbs.net
电子信箱	rkcbs@126.com
总编室电话	(010) 83519392
发行部电话	(010) 83514662
传　　真	(010) 83515922
地　　址	北京市西城区广安门南街80号中加大厦
邮　　编	100054

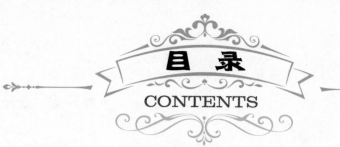

目 录

CONTENTS

Part 2 孕2月：令人惊喜的两道杠

Part 4 孕4月：小王子or小公主

CONTENTS

CONTENTS

Part 6 孕6月：肚皮上的"舞蹈"

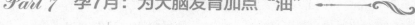
Part 7 孕7月：为大脑发育加点"油"

CONTENTS

CONTENTS

CONTENTS

Part 1

孕1月: 小种子萌芽中

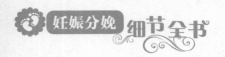

胎宝宝的生长发育细节

孕1~2周

孕期是从准妈妈末次月经第一天算起的,所以怀孕1~2周时的胎宝宝实际上还不存在,他还是在爸爸体内养精蓄锐并正经历竞争的精子和在妈妈体内茁壮成长的卵子。所以,此时的准爸爸和准妈妈应该做的就是达到"精壮卵肥"的佳境,需要注意调整身心,合理运动和作息,改善环境,摄入丰富均衡的营养,补益身体,让精卵更加强壮,为孕育健康宝宝打好基础。

孕3周

这一周是准妈妈月经后的第2周,此时是受孕的黄金期,正在备孕的准妈妈和准爸爸要把握好,可以在这段时间隔天同房或每天同房,提高受孕的概率。

同房受孕成功之后,准爸爸3亿个精子中的一个幸运儿会与准妈妈排出的卵子结合,形成一个新的细胞——受精卵,也即孕卵,这时胎宝宝就正式存在了。

孕4周

受精卵着床一般在受精后6~7天开始,于11~12天内完成,也就是说,第4周是受精卵着床的关键期。

一般情况下,受精卵着床是在无声无息中进行的,准妈妈不会有什么特别的感觉。只要生殖系统健康、各项机能正常,受精卵一般都能顺利着床。

准妈妈的身体变化细节

月经过期不来

准妈妈怀孕后身体最明显的变化就是月经过期不来，当精子和卵子结合形成受精卵，受精卵经过分裂、移动，最后在子宫内着床，着床后的受精卵会与准妈妈的子宫内膜互相融合，分泌出人绒毛膜促性腺激素，这种激素会阻止准妈妈的月经来潮，并会带给准妈妈一定的不适感，只是有的准妈妈体质好，根本感觉不到，有的准妈妈可以感觉得到，但一般都还不明显。

总是感觉倦怠

细心的准妈妈会发现自己突然容易感到倦怠，类似感冒。没有人确切地知道怀孕早期的疲劳是由什么引起的。不过，快速增加的孕酮（也叫黄体酮）水平可能会使准妈妈感到特别困倦。

基础体温升高

正常的基础体温呈双向曲线，即排卵前较低，排卵后升高。受孕后除了月经到期不来潮，准妈妈的身体还有一个明显的标志，就是基础体温升高后不再下降，此后的整个孕期，基础体温会一直保持在较高的水平。

乳房的细微变化

虽然准妈妈身形上还没有什么变化，但此时身体一些与哺乳及分娩有关的部位都在悄然改变，比如乳房开始增大，由于激素的增加，乳头、乳晕颜色加深，乳头四周还会出现些小结节，乳房变得极其敏感，稍稍一碰就很痛。

003

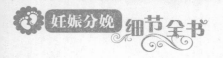

需要了解的常识

流产对再次怀孕的影响

随着医疗技术的发达，流产对患者的伤害相对没有那么严重了，在正常情况下，一两次流产不会影响怀孕，但是，有过人工流产史的准妈妈要了解以下常识。

* 人工流产

人工流产在术中和术后会出现并发症，如吸宫不全、漏吸、子宫穿孔、宫颈撕裂、术后感染出血、人工流产综合征、月经失调等，有些人工流产还会造成长期并发症，如盆腔炎、继发性不孕、胎盘异常、死胎、早产、产前产后大出血等。如果多次人工流产，习惯性流产和不孕的风险也会大大提高，必须引起注意。

* 药物流产

药物流产的出血时间比较长，在此期间很容易发生感染而导致一些会影响怀孕的妇科疾病，如子宫内膜炎、子宫内膜异位症等。如果药物流产不完全，就需要做清宫手术，造成子宫内膜受损，再次妊娠时就可能会出现前置胎盘、产前大出血等危险状况。

* 自然流产

自然流产最常发生在停经两到三个月的时候，原因多种多样，大部分是人自身的自然选择过程引起的，一般情况下并不可怕。如果反复自然流产（两次或两次以上），就很可能是准妈妈自身的身体条件不适合妊娠，或受到不适合妊娠的环境条件影响所致。有这种情况的准妈妈怀孕前要先进行检查，积极查找原因并排除它们，然后再怀孕，就没什么问题了。

* 流产后不要急着再怀孕

无论人工流产还是早产，准妈妈的身体都已经进入了一个妊娠的过程，体内各器官都会为适应怀孕而发生一系列变化，无论哪一方面恢复不完全，都会影响再次妊娠的过程及质量。流产后，如果准妈妈不等子宫功能完全恢复、内膜彻底修复就怀孕，就不能为受精卵着床和胎宝宝发育提供良好的生长环境，不利于胎宝宝的稳固和健康发育。

因此，流产后至少要间隔半年，最好一年后再怀孕比较适宜。

❀学会推算预产期

从排卵日向后推算266天，即是预产期了。

预产期就是预计分娩的日期，胎宝宝在宫内的年龄是以周为单位计算的。根据孕周可以判断胎宝宝成熟与否。从末次月经的第1天以后的280天（即40周）为胎宝宝在宫内的生长发育期。

✳ 预产期月份的计算

如果准妈妈最后月经来潮是在3月份以后，就在这个月份上减去3，就是第二年胎宝宝出生的月份；如果月经来潮是在1~3月份，那么就在这个月份上加上9即是分娩的月份。

✳ 预产期日期的计算

在最后月经来潮的第一天日期上加上7，就得出预产期的日期。如果得数超过30，减掉30以后得出的数字就是预产期的日期。

例如，最后一次月经来潮是2014年8月15日，那么预产期月份为8−3＝5（即2015年5月），预产期日期为15＋7＝22（即22日），即预产期为2015年5月22日。

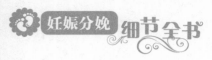

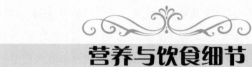

营养与饮食细节

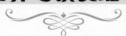选择更健康的饮食结构

健康的饮食结构不但可以为胎宝宝发育提供充足的营养，还可调整身体内部环境，为顺利度过不适较多的孕早期，安全过渡到孕中期打下基础。

✻ 适当食用粗粮

粗粮中有很多种微量元素对准妈妈十分有营养，如全麦食品中含有多种微量元素，如铬等，这些微量元素不仅有助于胎宝宝的组织发育，而且能帮助准妈妈调节体内的血糖浓度；荞麦的蛋白质中含有丰富的赖氨酸，能促进胎宝宝发育，增强准妈妈的免疫功能；荞麦中的铁、锰、锌等微量元素和膳食纤维的含量比一般谷物丰富，还含有丰富的维生素E、烟酸等，能有效降低人体血脂和胆固醇浓度、保护视力、促进肌体的新陈代谢等。

因此准妈妈要注意做到粗细搭配，尽量少吃过精过细的米、面，以免造成某些营养元素吸收不够。但粗粮也不要吃得太多，因为过多食用粗粮可能会影响消化和吸收。另外吃粗粮时不要和奶制品、补充铁或钙的食物或药物一起吃，如要吃，最好间隔40分钟左右。

✻ 保证每天的饮水量

怀孕后更应当注意多喝水，千万不要等到口干了才去喝水。

水可以通过血液循环把营养带给胎宝宝，可以防止孕期膀胱感染，水还可以改善便秘，防止痔疮。怀孕早期多喝水还可以缓解孕吐，同时可以避免准妈妈因剧烈呕

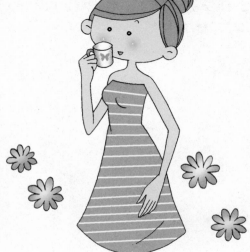

吐而导致身体脱水，这在怀孕第三阶段更为重要，因为脱水可能会引起宫缩，导致早产。水可帮助身体加强新陈代谢，降低血液中孕激素和黄体激素的浓度，以减轻身体的不适。

因此，怀孕的准妈妈要保证每天的饮水量，喝水应以白开水为主，同时尽量戒除咖啡、浓茶等对胎宝宝有影响的饮料。

准妈妈的正确饮水方法是：孕早期每天饮水量以1000～1500毫升为宜，孕晚期每天饮水量最好控制在1000毫升以内。每2小时喝一次水，每日保证8次即可。

* 每天都要吃新鲜蔬菜水果

怀孕后每天最好都吃一些新鲜蔬菜和水果，包括深色绿叶蔬菜和柑橘类水果。可在每天的进餐时段安排一些绿色蔬菜，外加一些水果。工作的准妈妈在上、下午时分可以添加一个苹果、柑橘、西红柿等作为加餐。

深色绿叶蔬菜能够提供叶酸和B族维生素，柑橘类水果能提供丰富的维生素C，利于骨骼、血管等的生长，同时对胎宝宝神经系统的发育有着重要作用。胡萝卜、红薯中所含的胡萝卜素有助于胎宝宝视力和各种组织的发育。

如果准妈妈不爱吃硬质蔬果，可以将水果榨汁饮用，如早餐可以饮用橙汁。

细节提醒

孕期吃水果每日最好不超过300克，并应尽量选择含糖量低的水果，避免妊娠糖尿病的发生。

准妈妈每日所需食物参考

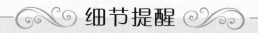

准妈妈的每日饮食要注意配比合理，尽量保证粮谷类食物、蔬菜、水果、动物性食品、乳制品、富含维生素的食物等的合理搭配，保证营养全面的同时注意不要过量。

以下是准妈妈每日所需的各类食物总量参考表，此外，可根据个人的具体情况做出合理调整：

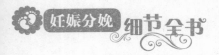

* 准妈妈每日所需各类食物总量参考表

食物	日需数量
主食（米、面等）	300～500克
蔬菜	500克
瘦肉、鱼、虾	200～250克
豆类食品	100～200克
鲜奶	250毫升左右
水果	200～250克
鸡蛋	1～2个

孕早期准妈妈应少食多餐，注意少吃油炸食品、高热量食品、含糖分高的食品等，除3次正餐外，可另加2～3餐。

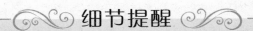
细节提醒

胎宝宝出生后的饮食习惯深受准妈妈饮食习惯的影响。如果准妈妈胃口不好、偏食，或吃饭过程常被干扰，饮食不规律，那么，胎宝宝出生后就经常表现出没有胃口、不喜欢吃东西、常吐奶、消化吸收不良，甚至较大宝宝出现明显偏食的现象等。所以，如果准妈妈希望日后宝宝能有良好的饮食习惯，自己就要养成良好的饮食习惯。

无须刻意加大饮食量和热量

孕期准妈妈所需热量随孕期变化而改变。孕早期每日摄入热量为2100千卡即可，这也是一般女性的每日所需的热量；到孕中期，准妈妈每日所需热量为2300千卡；孕晚期准妈妈所需的热量为每日2600千卡。

从以上的营养学数据可以看出，怀孕初期，准妈妈的每日所需热量并没有增加太多，所以，怀孕早期没必要刻意加大饮食量。

　　食物的摄入量取决于准妈妈的自身热量需求，不一定吃得多就会对胎宝宝提供更多的营养，关键在于饮食结构要均衡，一些准妈妈在得知自己怀孕后，立刻开始加大日常饮食量，认为吃得越多对胎宝宝越好。其实这是一种误解。

　　准妈妈应该根据自身的身体情况来判断适当多吃何种食物，又适当少吃何种食物。

　　只要准妈妈保证每日都摄入足够的营养，做到均衡膳食，就能够为自己和胎宝宝提供足量且高质量的营养。

❀怀孕后有什么忌口

　　孕期饮食并没有那么多忌口，大部分食品都可以吃，但要注意，有些食品不宜食用过量。

　　不少准妈妈都被告知怀孕之后不能吃山楂，不能吃螃蟹，不能吃桂圆、荔枝、薏仁、甲鱼等也不能吃。总之，孕期需要忌口的食物还不少。其原因大多归结为这些食物会引起流产。

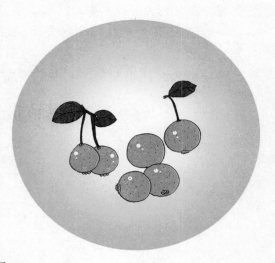

　　此外，一般建议准妈妈不要吃未熟透的鱼、肉、蛋，因为未完全煮熟的鱼鲜、肉类、蛋类很有可能带有大量细菌，准妈妈食用之后容易受到感染，进而影响到胎宝宝的健康发育。

　　其他烧烤、油炸、腌渍食品等不健康的食品，即使是未怀孕的人群，建议也不要过多食用，这类食品吃多了对健康不利。孕期准妈妈本身身体负担较重，过多食用不健康食品可能会加重孕期的不适。

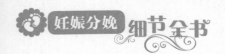

服用营养素制剂应该有针对性

其实身体健康的人，营养状况通常都没有太大的缺陷，否则就会表现出来了，所以一般并不需要大肆补充，如果盲目补充，反而容易出问题。毕竟人体是一个复杂的系统，只有各个方面实现平衡，才能保证和谐运作。

如果身体不好，打算补充营养制剂，可以去医院进行一个营养状况的检测，明确身体缺乏什么，再有针对性地补充。

如果需要用制剂补充，补多少、怎么补、有没有禁忌或不良反应要向医生咨询，并且告诉医生自己打算怀孕，请医生考虑对怀孕最有利的补充方式。最好不要几种营养素制剂一起食用，因为几种营养素制剂可能会同时含有某一种营养素，同时服用会导致营养过量。

一般情况下，大多妇产科专家会建议准妈妈服用针对孕妇设计的多元维生素制剂，因为这更符合孕期准妈妈的身体需求。如果条件允许，建议准妈妈还是改服产科孕妇专用维生素。

细节提醒

如果检测结果显示并不缺乏营养，或是仅是少量缺乏，最好采用食补的方法补充，找出最适合的食物，用能最大限度保留营养的方式烹调即可。

增强身体免疫力怎么吃

免疫力是指机体抵抗外来侵袭，维护体内环境稳定性的能力。我们每个人都具有免疫力，不同的只是免疫力的高低，比如有的人动不动就感冒、腹泻，或者特别容易疲劳，这些都是免疫力低下的表现。

免疫力的高低跟遗传、饮食、习惯、环境很有关系。只要准妈妈的日常饮食能保证摄入均衡营养，并坚持运动，保证睡眠，免疫力自然就高了。

单从饮食营养方面来说，最重要的就是保持合理的饮食结构，摄入均衡的营养，让每一种营养都各司其职，并协同作用，保持免疫细胞的活力。一份结构合理的饮食，应该包括每天摄取主食约300克，牛奶250毫升，蛋、鱼、肉、豆类约200克、新鲜蔬菜约400克、水果200克左右、油脂约20克。

孕期早餐一定要重视

有的准妈妈平时作息不规律，晚睡晚起，没有吃早餐的习惯；有的准妈妈怀孕前就不注重早餐，觉得吃早餐太麻烦，而且由于并不觉得不吃早餐有所不适，于是怀孕后依然不吃早餐。这些认识和习惯对身体都是不利的。早餐对常人来说非常重要，对准妈妈来说更加重要。

怀孕后，准妈妈的身体负担逐步加大，不仅自身需要及时的营养补充，腹中的胎宝宝也需要从母体吸收更多的营养用来生长发育，准妈妈以为自己不吃早餐没有什么不适，但胎宝宝会在这种长期不规律的饮食环境中受到伤害。不吃早餐还很容易引起准妈妈低血糖导致头晕，到了孕晚期直至分娩，准妈妈分娩时需要一定的体力，这都需要前期的营养和能量的储存。因此，准妈妈怀孕后要更加注意早餐质量，不仅要吃早餐，而且还要保证质量。

准妈妈的早餐应该吃温热的食物，以保护胃气。可以选用热稀饭、热燕麦片、热奶、热豆花、热面汤等热食，这些都可以起到温胃、养胃的作用，尤其是在寒冷的冬季，这点特别重要。北方的准妈妈还要注意改掉早餐吃油条、油饼的习惯，炸油条、油饼使用的明矾含有铝，铝可通过胎盘侵入宝宝大脑，影响宝宝智力发育，因此准妈妈要尽量少吃油条、油饼。

有些准妈妈由于之前没有吃早餐的习惯，在乍一开始吃早餐后，可能会存在些许不适，吃不下早餐，这时可以选择食用一碗杂粮粥、一个水煮蛋，再加上一些清淡小菜，慢慢调整胃口。

有些准妈妈会有晨起恶心的症状，这往往是由空腹造成的，这种情况下，早晨醒来后可以先吃一些含蛋白质、碳水化合物的食物，如温牛奶加苏打饼干，这样可以缓解恶心症状，然后再去洗漱。

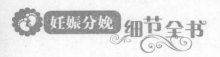

* 一日早餐推荐

牛奶1杯或豆浆1碗(约200毫升)、馒头或面包片2片(约50克)、鸡蛋1个(约60克)、少量蔬菜，另可适当搭配果酱或蜂蜜，做到营养均衡。

孕早期不用着急饮用孕妇奶粉

"孕妇奶粉"是在牛奶的基础上，添加孕期所需要的营养成分，包括叶酸、铁质、钙质、DHA等营养素配制而成的，比较符合怀孕女性的营养补充特点。

孕早期可以不用喝"孕妇奶粉"，到了妊娠中晚期，有条件的准妈妈可以将牛奶换成孕妇奶粉，以保障充足的营养。因为孕早期胚胎较小，生长比较缓慢，准妈妈所需热能和营养素基本上与孕前相同。并且怀孕后，准妈妈会比较注意饮食营养，而早期所需的营养又和普通人一样，所以在孕早期不需要马上食用孕妇奶粉，再加上早孕反应，准妈妈可能也喝不下孕妇奶粉。

* 孕妇奶粉不宜多喝

准妈妈饮用孕妇奶粉补充营养并不强求，有条件的准妈妈可以适量饮用，只要按照孕妇奶粉包装上注明的量，每天饮用两次，早晚各一次即可。但也不要在饮用孕妇奶粉的同时兼用其他牛奶，因为孕妇奶粉喝得太多或者和其他牛奶一同服用会增加肾脏的负担，反倒不利于吸收。

孕期怎样喝水对身体更好

准妈妈在孕期应该保证充足的饮水量，而且喝什么样的水，怎么喝也要加以注意，因为这直接关系到胎宝宝的健康。

* 几种对身体有害的水

❶ 没有烧开的自来水中含有致癌物，这种水准妈妈不要喝。

❷ 久沸或反复煮沸的水中，亚硝酸盐离子以及砷等有害物质的浓度很高，对胎宝宝的健康不利。

❸ 在热水瓶内储存超过24小时的水，随着瓶内水温的逐渐下降，水中含氯的有机物质会不断地被分解成有害的亚硝酸盐。

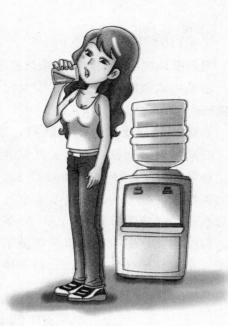

* 孕期喝什么水最好

白开水就是烧开的自来水，自来水含有许多人体所需的微量元素及矿物质，尤其是烧开后自然冷却的凉开水，其分子很容易透过细胞膜，促进新陈代谢。因此，准妈妈应该把白开水作为主要饮料。

* 孕期如何喝水

怀孕后身体代谢量加大，容易出汗，排泄功能也会加强，这就需要足够的水分来参与代谢。准妈妈可以根据季节、体重、工作性质等来决定每日的饮水量。通常情况下，每天至少要补充2000毫升的水（包括蔬菜、水果和汤中的水）才能满足身体的需要。

另外，还要掌握好喝水时间，早晨起床后喝一杯水，能够补充睡眠中丢失的水分，利尿通便；日间活动或工作过程中，每隔1~2小时喝一次水；晚饭后2小时喝点水。不要等到口渴才喝水，口渴说明细胞脱水已经达到了一定程度，体内水分已经失衡，是缺水的结果而不是开始。

细节提醒

现在市售的桶装纯净水，基本都是自来水过滤之后得到的，虽然过滤掉了许多杂质，但同时也将对身体有益的矿物质过滤掉了。这样的水通透性差，较难通过细胞，长期饮用会导致身体营养失衡，对健康极为不利，孕期最好不喝或少喝。

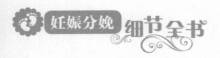

戒掉咖啡和浓茶

很多准妈妈都有喝咖啡和浓茶的习惯，怀孕之后这些都要远离。

咖啡内的咖啡因会通过改变女性体内雌、孕激素的比例，间接抑制受精卵在子宫内的着床和发育。

如果在孕期饮用咖啡因饮料，准妈妈可能会出现恶心、呕吐、头痛、心跳加速的症状。咖啡因还能够通过胎盘进入胎宝宝体内，刺激胎宝宝兴奋，甚至会影响其大脑、肝脏、心脏等器官的正常发育。

茶叶的好处不少，还含有丰富的锌，准妈妈饮适量淡茶是可以的。可每次用3～5克茶叶泡水，同一杯茶冲泡2～3次即可。还能减轻口中不适。但孕期切忌喝浓茶。浓茶中的单宁酸会与铁结合，降低铁的正常吸收率，易造成缺铁性贫血。大量的单宁酸还会刺激胃肠，影响其他营养素的吸收。

细节提醒

菊花茶是可以在整个孕期都喝的茶，每次取3～5朵，用200毫升开水冲泡即可。菊花茶不但可以防止电脑辐射、明亮眼睛，而且可以缓解孕晚期经常出现的胃灼热或消化不良的症状，可以经常饮用。

日常护理与生活细节

❀随时把自己当孕妇对待

怀孕初期的征兆有些像感冒症状，如体温升高、头痛、精神疲乏、脸色发黄等，有时候，还会感觉特别怕冷，这很容易让没有怀孕经验的准妈妈当成感冒治疗。如果吃药、打针，对脆弱的胎宝宝伤害比较大。因此，在开始备孕之后，准妈妈应该时刻提醒自己有可能怀孕，需要用药的时候，都要想到这个问题，以免后悔莫及。

在第一个孕月，怀孕与否还验不出来，为保险起见，准妈妈还是把自己当孕妇看待，对日常的生活习惯稍作调整，以免无意中做出伤害胎宝宝的事。

* 哪些事情不宜做

不剧烈运动：以免影响胎宝宝的稳固。

不随便用药：以免影响胎宝宝的健康发育。

不接触X射线、做CT检查：其产生的电离辐射会影响胎宝宝的健康发育。

注：如果月经一直比较有规律，性行为后超过正常经期两周月经不来，就有可能是怀孕了，应该把自己当孕妇对待。

❀感冒了怎么办

因为孕早期是胎宝宝器官形成的关键时期，为了避免影响胎宝宝的发育，建议准妈妈在孕期及备孕期间尽量少用药。除非疾病本身对母婴的影响已经超过用药的影响。即便如此，也应在正规医生的指导下合理用药。虽然麻烦一点，但孕期最重要的就是安全，这样准妈妈才能安心。

如果感冒不严重，只要坚持几天，其实可以自行痊愈。

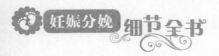

* 缓解感冒症状的小窍门

多喝热水：水温可以稍高些，以觉得烫但是能喝为度，尽量多喝。

盐水漱口：喉头痒痛时，每隔10分钟用浓盐水漱口及咽喉1次，10余次即可见效。

热水熏蒸：保温茶杯中倒入42℃左右的热水，将口、鼻置入茶杯口内，不断吸入热蒸气，1日3次。

喝鸡汤：可减轻鼻塞、流涕等症状，对清除呼吸道病菌也有好处。

对于程度较轻的感冒（只有轻微的咳嗽、流涕或打喷嚏），除了上述小方法外，还可以通过一些食疗方法来缓解感冒症状。

萝卜白菜汤：白菜心250克，白萝卜60克，加水煮好后放红糖10～20克。

姜蒜茶：生姜、大蒜各15克，洗净切片，加水1碗，煮成半碗，加红糖10～20克，趁热饮用，然后盖好被子，睡上一觉。

姜汁鸡蛋：用1个鸡蛋打匀，加入少量白糖和生姜汁，用开水冲服，2～3次即可止咳。

如果感冒较重，为了准妈妈和胎宝宝的健康，可以对医生说明情况，在医生的指导下服用相对安全的药物。切忌自行用药。

❦ 细节提醒 ❧

怀孕之后，由于准妈妈体内的免疫系统会发生改变，抵抗力相对弱一些，尤其是一些身体较弱或者特别容易出汗的准妈妈，一个不注意就容易伤风感冒。轻微的感冒并不会对胎宝宝产生负面影响，不必担心。但如果因为感冒引起高热不退、久咳不愈则应该及时就医治疗，否则会影响胎宝宝健康发育。

❧ 补充维生素C可以预防感冒

人体缺乏维生素C，容易出现免疫力低下，从而容易感冒的现象，维生素C能促进免疫蛋白合成，提高机体功能酶的活性，增加淋巴细胞数量，提高中性粒细胞的吞噬活力。为提高对感冒的预防能力，准妈妈在孕期应注意摄入足够的维生素C。

　　蔬菜、水果中的维生素C因为有天然成分的配合和保护，不但效用更强，更稳定，也不会发生不良反应；维生素C片如果保存不当或过期，则会产生有害物质，反而对人体不利。可见，补充维生素C最好进行食补。新鲜蔬菜、水果（如柑橘、枣、西红柿及绿叶蔬菜等）中含有的维生素C十分丰富，一般只要准妈妈饮食结构合理，就不会缺乏维生素C。

❀布置温馨的家居环境

　　一个良好的家居环境对已经怀孕的女性来说非常重要。卧室的气氛、通风效果，房间装修后残留的有害物等会影响到准妈妈的睡眠和健康，也与胎宝宝的健康成长有着密不可分的关系。

* 卧室要注意采光

　　卧室内的卧具摆放合适与否与准妈妈的睡眠质量有直接的关系。卧室要选择采光、通风较好的地方，床铺要放在远离窗户、相对背光的地方，因为在窗户下睡觉容易吹风着凉，从窗户照进的太亮的光线也影响睡眠。

* 保持室内通风

　　卧室内要注意空气的流通，装有空调的家庭要尽量少用空调。常开窗换气，让新鲜空气不断流入，同时让室内的二氧化碳及时排出，减少空气中病原微生物的滋生。同时注意保证居室的温度、湿度适宜，如果空气过于干燥，可采用加湿器加湿，或是在室内放置两盆水。

* 购买家具认环保

　　如果适逢孕期购买新家具，要尽量购买真正的木制品家具，选择环保性较强的材质，也可以在家具外面喷一层密封胶，以防止甲醛雾气的散发。

* 房子装修要谨慎

　　装修材料中的有害物质，如甲醛、苯、甲苯、乙苯、氨等无法在短

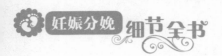

时间内完全散发掉，对准妈妈的健康极为不利，这些有害物质还会增加胎宝宝先天性畸形、白血病的发病率。所以，怀孕前后如果打算装修房子的话，一定要选择环保、无污染的装修材料。

细节提醒

装修之后至少要闲置3个月的时间再考虑入住。有条件的话，准爸妈可以在装修好后请有关部门进行甲醛检测。

❀营造好的睡眠环境，保证准妈妈的睡眠质量

如果长时间睡眠不好、情绪波动会使准妈妈体内各种激素分泌失调，血压、心脏也会在一定程度上受到影响，体内环境变得紊乱对胎宝宝的生长发育很不利。孕早期有些准妈妈可能会由于兴奋、紧张而发生睡眠困难或者睡眠质量略有下降，一般稍加调适都可以调整正常。

营造一个良好的睡眠环境可以帮助准妈妈减缓睡眠障碍，提高睡眠质量。

* 良好的睡眠环境要注意以下几点

❶ 卧室要选择采光、通风较好的地方，床铺要远离窗户、相对背光。

❷ 选择棉麻织品的床单和被里。床单、被里和人的皮肤直接接触，必须符合卫生舒适的要求，要有较好的透气性和吸湿性。

❸ 枕头内的填充品和枕头的高低要适合，一般认为荞麦皮枕芯无论冬夏都适合，不会成为过敏原，可以大胆选用。

❹ 经常将卧具放在阳光下晾晒，利用紫外线杀菌消毒。

此外，准父母还要注意把卧室只当成休息睡眠的所在，不要把工作也搬到卧室来做，尤其不要在床上办公，否则容易影响睡眠情绪。

* 适宜的睡眠姿势

适宜的睡眠姿势对胎宝宝生长发育及防治妊娠并发症也很重要。

如果睡姿不对，如常采取仰卧位，会压迫下腔静脉，造成全身各器官供血量减少，出现头晕、恶心、呕吐、心慌、血压下降等症状，医学上称为"仰卧位低血压综合征"。一般妊娠早期，由于子宫增大不明

显，睡姿不会对胎宝宝和母亲造成很大影响。妊娠5个月以后，子宫迅速增大，采取仰卧位时，就可能会出现"仰卧位低血压综合征"。持续时间越长或越重，越影响胎盘供血量，容易造成胎宝宝宫内发育迟缓、宫内窘迫或死胎。因此，准妈妈要注意睡眠姿势的选择。

从孕早期开始，睡眠的时候就建议准妈妈使用侧卧位睡姿。

❀ 选择软硬适度的床垫

准妈妈既不宜久睡席梦思，也不宜久睡硬板床。

席梦思床柔软舒适，但会让准妈妈感觉更疲劳，且由于增大的腹部，容易造成慢性腰肌劳损。而且太软的床还不易翻身，对准妈妈和胎宝宝均不利。

睡硬板床当然也不好，睡硬板床会使准妈妈缺乏对身体的缓冲力，从而转侧过频，多梦易醒。

准妈妈最好选择睡棕垫床或者在硬床上铺9厘米厚的棉垫为宜。可以选用质量上乘的床垫，软硬适度，不至于使准妈妈太难受。床上用品最好都是棉制品，不宜使用化纤混纺织物做被套及床单。

❦ 细节提醒 ❧

需要注意的是，很多人喜欢在冬季睡电热毯保暖，准妈妈不可睡电热毯，以防造成胎宝宝畸形和大脑发育不良。

❀ 孕早期要节制性生活

妊娠12周以前，胚胎和胎盘正处在形成时期，胎盘尚未发育完善，如果此时受性活动的刺激，易引起子宫收缩，加上精液中含有的前列腺素，更容易对准妈妈的产道形成刺激，使子宫发生强烈收缩，引发流产。而且性高潮时强烈的子宫收缩，有使妊娠中断的危险，所以孕早期（1～3个月）的准妈妈应尽量避免性生活，特别是有习惯性流产史者，更应绝对禁止。

此外，如果准妈妈有以下五种情形中的一种或多种，在孕早期甚至

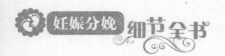

整个孕期都应该谨慎性生活。最好咨询妇产科医生获取专家意见。

❶ 有习惯性流产史的准妈妈。

❷ 有子宫颈闭锁不全史的准妈妈。

❸ 有早产史或早期破水症状的准妈妈。

❹ 有阴道炎或重大内科疾病的准妈妈。

❺ 有产前出血或前置胎盘情形，应绝对禁止较深入的性交方式，以免引起大量出血。

细节叮咛

孕期性生活中一旦发生性交腹痛，应立刻停止性生活。此外，在日常就有性交腹痛的准妈妈在孕期进行性生活时一定要咨询医生，谨慎性生活。

不要洗冷水澡

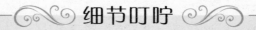

怀孕的准妈妈身体会感觉比孕前热，因此总想浸泡在冷水中洗澡，尤其是在夏天，其实这样做会带来不少害处。

准妈妈在怀孕以后，自身的营养除维持本身各组织器官的需要外，还要供应给胎宝宝，身体的负担变重，体质变得脆弱，抵抗力有所降低，对外界不良刺激的防御功能也有所减退。此外，皮肤毛细血管通透性增强，肤质疏松薄嫩，如果在这种情况下用冷水洗澡，容易引起感冒，严重的话会造成发热，引发咽喉炎、扁桃体炎、关节炎等种种不适。

冷水刺激还会使准妈妈的血管骤然收缩，使得子宫中的供血减少，胎宝宝会因此缺少氧气和养分供应，从而影响生长发育。冷水的频繁刺激还会引起子宫收缩，在孕早期胚胎还不稳定的情况下很容易引起流产。

细节提醒

准妈妈并不是完全不可以接触冷水，比如早上洗脸的时候先用温水洗一遍，再用些许冷水冲一下，可以促进血液循环，预防感冒。

❀孕期泡澡、泡脚的注意事项

孕期泡澡、泡脚注意以下问题：

* 温度适宜

水温以35℃～39℃为宜。准妈妈可以用手肘测试一下水温，和手肘温度差不多即可。也可以借助温度计，最好在泡澡的过程中随时注意温度计的温度。

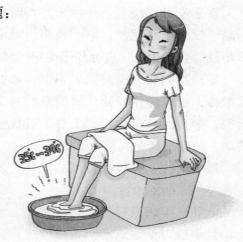

注意，高于39℃的水温只需要10～20分钟的时间就能够让准妈妈的体温上升至38.8℃甚至更高，由于准妈妈的血液循环有其自己的特点，有的可能会因热水的过度刺激，致使心脏和脑部无法负荷刺激，出现休克、晕眩和虚脱等情况。除特殊需要，对于准妈妈一般不建议泡澡，淋浴更适宜。

* 时间不要过长

泡澡时间不能超过30分钟。长时间浸泡在高温热水中，会使母体体温暂时升高，破坏羊水的恒温，损害胎宝宝的中枢神经系统。

泡脚的时间控制在20分钟左右，泡脚时间过长的话，会引发出汗、心慌等症状。

* 注意安全

浴室内应增添防滑垫以防滑倒。泡完之后不要随意对脚部进行按摩，因为脚底是身体很多部位的反射区，随意按摩，可能引起宫缩，导致流产。按摩型的洗脚盆，怀孕期间就不要再使用了。

细节提醒

此外，除非有专业人士的指导，否则泡脚时不要随意在水中添加药材。患有脚气的准妈妈，病情严重时，不宜用热水泡脚，因为这样很容易造成感染。

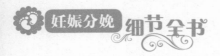

孕早期不宜做剧烈运动

在小生命还没有十分稳定的妊娠第一月期间，准妈妈不适宜做剧烈运动，以免引起流产、早产或阴道流血等，可选择缓和的运动，其中散步是最适宜的运动，它有利于准妈妈和胎宝宝的身体健康。

如果准妈妈以前有散步习惯，那么要继续保持；如果以前不是很喜欢散步，也可慢慢开始，轻缓步行20~30分钟，让自己的身体慢慢活跃起来。散步时，不要走得太急，要放松步伐，慢慢走，不要使身体受到震动，妊娠早期尤其注意这一点。

散步时应选择风和日丽的天气，出现雾、雨、风及天气骤变时最好不要外出，以免感冒。

此外，准妈妈还可以选择游泳、孕妇体操等运动。原来运动强度不大，且孕前习惯的运动仍可继续进行。但孕早期的运动时间不能太久，否则会导致胎宝宝摄取不到足够的氧气，而影响发育。

孕早期的运动一般以准妈妈不感到疲劳为度，也可在运动停止后15分钟之内心率能恢复到运动前的水平作为衡量运动量适度的标准。

如果身体不太好那就最好不要做运动了，因为本月胚胎在子宫里还没有牢固地"扎下营盘"，运动失当很可能会导致流产。

准妈妈不仅要吃好喝好心情好，也要适度地"动"好。坚持每天适度运动，同时呼吸新鲜空气，可以改善机体神经系统和肺部换气功能，促进人体新陈代谢，提高机体免疫力，同时还可增加胎宝宝的血氧，有利于优生。

* 准妈妈运动需注意以下几个方面

环境方面：运动时准妈妈应在平整的水平面上运动，避免受伤。不要在炎热、潮湿的天气中进行锻炼。运动时注意体温不要超过38℃（华氏101°F）。

衣着方面：准妈妈运动时应穿着宽松而舒适的运动衣，合脚、防滑的运动鞋。

饮食方面：准妈妈应在进食最少一个小时后再运动。运动前后和中间都要及时补充水分。进行运动计划时，摄入孕期需要的足够热量（每天比怀孕前多300千卡）。

❀可以进行柔缓的瑜伽运动 ⋯⋯⋯⋯⋯⋯⋯⋯•

准妈妈在怀孕后，可以小心地做一些柔缓的瑜伽动作。适当地练习瑜伽可以帮助准妈妈减轻因怀孕引起的负重不适感，增强体质，并可以增强盆腔底部韧带的功能，对顺利分娩有一定作用。

* 适宜练习的瑜伽动作

由于每个准妈妈的身体状况都会有所不同，再加上怀孕后身体的特殊性，专业的瑜伽教练通常会建议准妈妈多做以下练习：

① 瑜伽静心的练习；

② 强化腰腹部力量的练习；

③ 强化呼吸力的练习。

这样的练习运动幅度较小，但能使呼吸深长舒缓，保持精神的安定，加强腹压，增强腰力，对准妈妈的身体抵抗力和心境调节都有好处。同时有利于准妈妈血液循环的增强，由于胎宝宝与准妈妈是血脉相连的，也增加了对胎宝宝的氧气和营养供给，可以促进胎宝宝大脑和身体的发育。

* 无瑜伽练习经验的准妈妈要谨慎

一切对胎宝宝与母体有益的锻炼都应当在确保安全并适合准妈妈个人身体情况的前提下进行。孕前就已经有瑜伽练习经验的准妈妈，可以在医生的许可下进行适当的练习，并且每次练习都应当确保动作的和缓与轻柔，每次练习时间以不超过半小时为宜。

孕前未接触过瑜伽的准妈妈，尤其是一些身体状况并不是很健康的准妈妈都不适宜于孕后仓促开始练习。因为孕早期正是流产的高发期，没有基础与经验的练习很容易对胎宝宝造成影响。

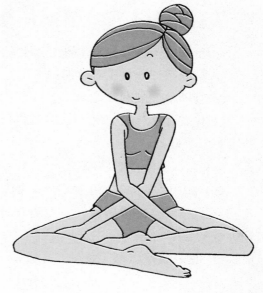

如果有练瑜伽的打算与热情，最好在怀孕前就开始尝试接触，并学习基本技巧。一定要请专门的瑜伽教练教习正确的瑜伽姿势，避免错误的姿势为自己带来困扰。

怀孕4个月后，母体与胎宝宝的情况都比较稳定，这时如果想练习瑜伽，也可以找专业的孕妇瑜伽馆与专业的教练尝试学习，无论何时都应避免选择那些强度大的动作来练习，一切动作都应以缓和而从容的心情去做。

* 需要咨询医生的情况

如果准妈妈存在以下问题之一，都应该及时前往医院进行咨询，得到医生的同意方可进行锻炼。

❶ 有早产的经历。

❷ 有习惯性流产经历，或人工流产3次以上。

❸ 怀孕期间曾出现痉挛绞痛、下体点滴性出血或大量流血现象。

❹ 患有严重心脏病或肺病。

❺ 怀孕前或怀孕后患有糖尿病。

❻ 患有高血压。

❼ 肢体残疾或患有肌肉骨骼疾病。

❽ 孕双胞胎或多胞胎。

❀孕1月可以练习孕妇体操

孕期体操是依据孕期身体的变化而编排的运动疗法，其目的主要有两个：

❶ 帮助孕妇安全度过孕期。

❷ 有助孕妇顺利分娩。

在不感到疲劳的情况下，准妈妈可以坚持练习孕妇体操，对母体和胎宝宝都有好处。

* 练习孕妇体操的注意事项

❶ 孕妇体操的项目是多种多样的，准妈妈可以根据自己的身体状况选择合适的项目进行锻炼，只要运动程度在正常范围之内，都是可以达到锻炼的效果的。

❷ 在妊娠期，每天做孕妇体操，不仅可以活动关节，锻炼肌肉，使

准妈妈感到周身轻松，精力充沛，同时还可以为未来胎宝宝的身心健康打下良好基础。

❸　刚开始练习孕妇体操，一定不要勉强自己，做操强度与次数要依自身身体状况而定，以后可逐日增加运动量。早起不要做操，可以选择沐浴后适量运动，所谓适量，即每次做操做到身体微微发热，略有睡意即可。

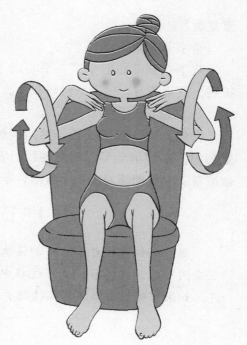

❹　妊娠初期，准妈妈可以先从腿部的运动或放松等比较轻松的孕妇体操开始，随着胎宝宝的逐步发育，可以慢慢地增加体操种类。猫姿与电梯式体操会使胎宝宝在腹中逆转，所以怀孕8～9个月时不要做。

细节提醒

身体不舒服、生病等期间要暂缓做操的次数、强度与种类。

❀ 推荐三种孕妇体操动作

以下推荐三种可以进行的孕妇体操，准妈妈可以根据自己的情况进行一下选择。

❶　呼吸运动。

仰卧于床上，略微提气。用鼻短促地重复呼吸5次，然后微微张开，慢慢地把气呼出，

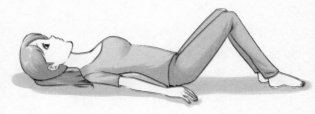

重复练习。

②　扩胸运动。

双手在胸前屈肘平举，手心向下，然后双手分开，手心向上向两侧扩展。重复练习，每天坚持1~2次。

③　腰部运动。

自然直立，双手叉腰，然后轻缓地向前、后、左、右推动胯部，重复练习。腰部运动可以锻炼腹肌、背肌，为胎宝宝长大时腹部承受能力做准备。孕早期练习次数不宜多，孕中期可适量增加。

细节提醒

　　练习孕妇体操也最好得到医生的许可，可向医生征询意见，如果医生同意再开始练习。练习过程中如果感到身体不适、疲劳要立刻休息，如果有轻微出血或其他情况要赶紧去医院进行检查。

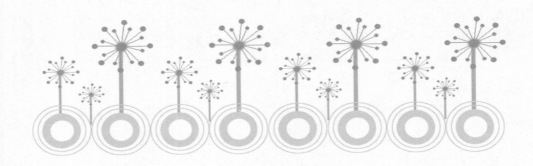

本月异常情况

❀ 初期尿频

* 尿频是怀孕的一个标志

尿频是怀孕的一个标志，多数准妈妈是在发现尿频去医院检查时才发现自己怀孕的。因孕引起的尿频会自行消退，其间可以缓解。只要准妈妈能够在生活细节上多加注意，就能够减轻尿频现象，如控制饮水量，临睡前1~2小时内不要喝水；还要少吃利尿食物，如西瓜、冬瓜等。

* 孕期有两次明显尿频

孕期尿频有两次，一次为孕早期，一次为孕晚期。

孕早期由于子宫增大而占据了盆腔的大部分空间，推挤膀胱上移，使膀胱受到刺激而引起尿频。

孕晚期则由于胎宝宝降至骨盆腔，压迫膀胱，使膀胱容积变小，储尿量减少，从而导致尿频。主要表现为小便次数增加，平均白天超过7次，晚上超过2次，间隔在2小时以内。

以上这两种都属于正常情况，不必顾虑。

* 上班族妈妈怎么应对尿频

尿频确实很麻烦，尤其是上班族准妈妈更是因此多了一层无法避开的尴尬。对付尿频比较可行的方法是适当控制饮水量。

白天要根据身体需求适当饮水，即使要频频去厕所也要不嫌麻烦，夜晚为了保证睡眠质量，要适当减少饮水量，避免起夜。

但是不能采取不喝水、憋尿的方式。

对于准妈妈而言，喝好水、喝够水更加重要。为了减少去厕所的次数，避免尴尬，过分地少喝水、不喝水都是错误的。体内缺水会导致脑细胞脱水，进而影响到胎宝宝与孕妇自身的健康，因此准妈妈千万不可为了避免一时的尴尬而选择可能造成一生遗憾的事情去做。

即使是上班族准妈妈也应该保持足够饮水量，最好每2小时饮水200

毫升。为了避免尴尬，怀孕后应该向同事与领导打个招呼，让他们了解自己的特殊情况。

此外，准妈妈憋尿的行为也绝对应该纠正。憋尿次数过多、时间太久会影响膀胱的储尿、排尿功能，怀孕期间的憋尿更容易引发阴道炎等病症。准妈妈可选择在参加活动、会议前先行排空小便，如果感到尿意会不可控制，可以使用成人尿不湿救急。

细节提醒

尿频并不是都是正常的，有的尿频也可能是某些疾病引起的，如膀胱内有炎症、尿路结石、妊娠糖尿病等。如果准妈妈出现尿急、尿痛、尿发热、尿液浑浊甚至血尿，就应该引起注意，及时就医了。

乳房沉重、胀痛

怀孕后，大部分准妈妈都会明显感到乳房变大，而且乳房的触碰感觉也会出现变化。这种现象也是怀孕早期常出现的症状，准妈妈不必紧张。

怀孕后乳房的变化主要为：乳头变得更加坚挺和敏感，乳晕扩大，颜色渐深，乳房逐步增大，并有发紧、沉重感、胀痛感。这是因为孕激素水平的提高促进乳腺腺体的生长，血液更多流向乳房，脂肪组织也开始在延展开来的乳汁输送管和腺体周围积蓄、围绕。

乳房的增大主要是为后期的哺乳做准备。

有些准妈妈的乳房会开始变得非常敏感，有时会有些刺麻的感觉，这种感觉通常在几周后消失。

怀孕后准妈妈首先需要换一个松紧度适宜的胸罩，最好是可调节的胸罩，既为乳房提供足够的支撑，又要有宽松的空间保证乳房的舒适度。

细节提醒

感到乳房胀痛不适时，可以采取热敷、按摩等方式来缓解疼痛。准妈妈可以用手轻柔地按摩乳房，促进乳腺发育。睡觉时，脱下胸罩，促进乳腺的血液循环。

变得更敏感

孕1月的准妈妈大多没有什么感觉，外观上也看不出有什么变化，但怀孕可能会使有些准妈妈变得比较敏感而出现一些不适。

如不能闻一些特定的气味，平时喜欢的食物可能接触到会产生恶心、呕吐的感觉，也有可能会特别喜欢某一种气味，如甜味等。还有一些准妈妈因为怀孕而特别钟情于某一种食物，如酸味食物等。

细节提醒

不是敏感的就是好的，有的准妈妈怀孕后发现自己开始喜欢闻汽油的味道，但是这可不能跟着感觉走，这些对胎宝宝有很大的伤害，一定要避免接触。

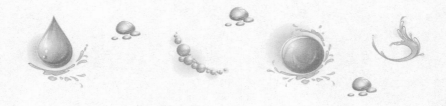

Part 2
孕2月：令人惊喜的两道杠

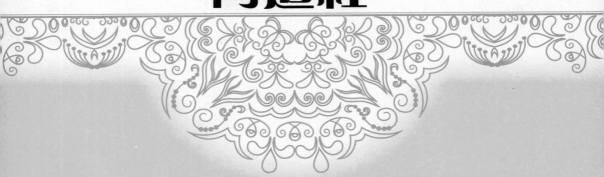

胎宝宝的生长发育细节

❀ 怀孕5周

本周，小胚胎像颗绿豆那么大（8周之前叫胚胎），虽然只有6毫米长，1克重，但却有个约占了身长一半的大脑袋，手脚几乎看不到，还有一条小尾巴，刚刚能用肉眼看到，放大看的话，酷似一只可爱的小海马。

这个时候是小胚胎重要的"变身"期。受精卵着床后，在第5周形成内、中、外三个胚层。外胚层出现一条脊索，并分化成神经系统、眼睛的晶体、内耳的膜、皮肤表层、毛发和指甲等；中胚层分化成肌肉、骨骼、结缔组织、循环、泌尿系统；内胚层则分化成消化系统、呼吸系统的上皮组织及有关的腺体、膀胱、尿道及前庭等。

神经系统和循环系统在这个时期最先开始分化，心脏开始成形，刚开始有了搏动，每分钟可达70次左右。

❀ 细节提醒 ❀

多数的先天畸形都发生在胚胎期，因此准妈妈在此时要格外注意，不要接触X光和其他射线，不要做剧烈运动，并避免感冒、受凉，避免吃药，多吃营养健康食物。

❀ 怀孕6周

怀孕进入第6周了，此时，胎盘还没有形成，胚胎用绒毛来吸收母体的营养，他的表面覆盖着绒毛组织，这种绒毛深植于厚软的子宫内膜中，他暂时用这种方式来给自己提供营养，不久就会形成胎盘，出生之前，他都是通过胎盘吸收母体的营养成分，排出代谢产物。

现在，小胚胎看上去像一颗小松子仁那么大，别看他此时还小，但生长十分迅速，脑和呼吸系统正在发育，肝脏开始发育，血液循环系统的器官原型已经出现，四肢的雏形已经出现，只是还不很规则，医学上称他为"胎芽"。

这一周，胚胎形成了与母体相连的脐带，开始漂浮在充满液体（羊水）的羊膜囊中，身体蜷缩成一个"C"字，活像一条快乐地游弋在水里的小鱼儿。

细节提醒

怀孕第1个月和第2个月的胚胎也叫胚芽，是处在高速分化中的胚胎，此时，还不能完全叫作胎宝宝。

❀怀孕7周

80%的脑和脊髓的神经细胞开始形成，大脑平均每分钟就有10000个神经细胞产生，迅速发育成前脑、后脑和中脑三个部分。

胚胎上伸出的幼芽般的四肢长成的胳膊和腿现在看上去很明显，在其末端有裂，以后这些裂变成手指和脚趾。两条胳膊很像鱼鳍，比腿长一些。

心脏已经划分成左心房和右心室，并开始了有规律的跳动，每分钟大约跳150下，开始有血液在胚胎的体内循环。

到7周末的时候，会形成2毫米左右的胚盘，胚胎长成一粒蚕豆大小，头看上去特别大，向胸部弯曲；眼睛部分有两个黑点，这是眼珠；胎宝宝的鼻孔开始成形，耳朵部位明显隆起，另外，胎宝宝的腭部也开始发育。

细节提醒

胎宝宝6~10周是腭部发育的关键时期，如果准妈妈情绪过分不安，对胚胎发育可能不利，这个阶段，准妈妈要让自己的心情好一些，准爸爸也要注意帮助准妈妈调整情绪。

❀ 怀孕8周

　　胚胎的发育非常迅速，经过一周的生长，此时它大约有一颗葡萄那样大了，心脏和大脑已经发育得非常复杂，器官已经开始有明显的特征，如果用B超检查，能清楚地听到心脏跳动的声音。

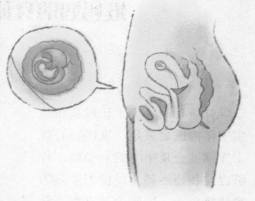

　　各种复杂的器官都开始成长，负责平衡和听力的内耳正在形成，大部分内脏器官的发育已经初具规模，其中，肠道很长，因为没有足够的空间容纳，所以要在腹腔外生长，与脐带相连。

　　小胚胎通体透明，皮肤像纸一样薄，血管清晰可见，此时眼睑开始出现褶痕，发育完全，两眼位于头部两侧，而不是正前方向，因此两眼间的距离还很大，能辨认出鼻尖，两个鼻孔已形成，两侧颌骨联合起来形成了口腔，已经有了舌头，牙齿和腭部开始发育，胳膊在肘部变得弯曲，肩、肘、髋及膝等关节已能看出，手脚还会轻柔地动，就像游泳一样。

✦❦✦ 细节提醒 ✦❦✦

　　如果此前没有做过孕前检查，那么现在就可以去医院做相关的体检了，确认怀孕事实的同时，也确认胎宝宝的健康状态。

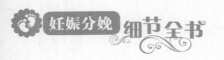

准妈妈的身体变化细节

❀ 变得嗜睡

怀孕期间，为了让母亲和胎宝宝体内供血充足，准妈妈心脏工作强度会是平时的4～5倍；肾脏也是超速运转，以便把体内的废物排出去；同时为了支撑不断变大的肚子，肌肉也处于拉伸状态，孕育宝宝需要耗费准妈妈很多精力。因此，早孕期间，准妈妈很容易感到疲倦，常常会想睡觉，或没有兴趣做事情，整天昏昏欲睡，提不起精神，还总是做很多梦。

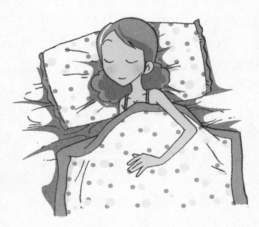

每个准妈妈瞌睡的情况都不同，这和个人激素水平有关，有的人早孕反应时间比较长，直到16～18周才消失。但一般怀孕3个月后都会自然消失，通常在停经6周以后感到嗜睡，一直持续到怀孕3个月。

细节提醒

早孕期间准妈妈要多喝水，多吃些富含纤维素和维生素B$_1$的食物，保证充足的睡眠。想要休息的时候就尽量休息，不要勉强自己。

身体内部的大变化

由于激素的作用，准妈妈还可能有一种异于往常的充实感，激素会随着胚胎的发育分泌得越来越多，准妈妈的身体渐渐开始感觉到怀孕带来的变化，比如乳房敏感胀痛、乳头触痛、阴道分泌物变黏稠等，如果是初次怀孕，这些表现会更明显，而且每一周都会发现比上一周更为明显。

如果准妈妈有规律的月经周期，会发现月经超期已经有好几天了，这会引起你的重视，如果身体出现一些异于往常的感觉，这也是提醒你怀孕了，应该考虑是不是需要验孕。

细节提醒

当子宫生长时，准妈妈的腹部会感到有些痉挛，有时会感到瞬间的剧痛。高龄准妈妈或者身体健康状况不是很好的准妈妈在这一时期要特别小心宫外孕、先兆流产等异常妊娠情况。

大部分准妈妈开始孕吐

大部分准妈妈开始出现了早孕反应，会食欲不佳，同时伴有恶心、呕吐、唾液分泌增多，并且有精神不济等症状。

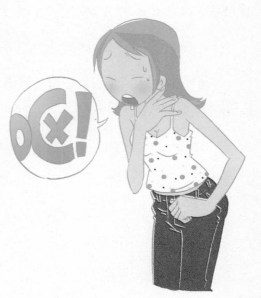

孕吐反应轻重也是因人而异的。大多数准妈妈的妊娠反应都是比较轻的，有的准妈妈症状较明显，可能只是在早上起床刷牙时，或闻到厨房里油腻、煤气等气味时，就感觉到恶心、想吐。有的准妈妈从早到晚都恶心，但也能进食，并不把吃进去的食物吐出来，只是吐些黏液或酸水，即使每顿都会吐出一些食物，但也不会把所有的食物都吐出来，所以营养丢失并不严重，当然也不会影响胚胎发育。

一般情况下，孕吐现象可能伴随准妈妈到孕3月，到孕中期后就会结束，但也有少数准妈妈恶心呕吐的症状到孕晚期才消失，如果呕吐严重，可以考虑去医院寻求医生的帮助。

口味发生改变

不少准妈妈在怀孕后会出现择食的现象，如突然变得喜欢吃酸味食物，或以前不吃的食物突然喜欢吃了，以前喜欢吃的食物偏偏不喜欢吃了。这些都是正常现象，这与孕期的生理变化密不可分。准妈妈遇到这种情况，想吃就吃，在怀孕初期时没必要压抑自己的食欲。当然，食物最好以清淡、易消化的为主。

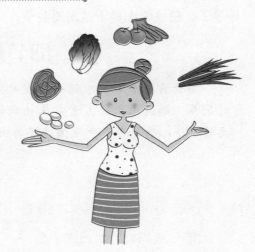

细节提醒

孕早期是流产发生率较高的时期，一定要注意安全，避免剧烈运动，避免情绪剧烈起伏。

需要了解的常识

✿怀孕后可能会出现的现象

怀孕之后，准妈妈的身体会发生一系列的变化，如停经、早孕反应等，可以据此判断是否怀孕。

＊月经逾期

假如平时月经很准，有性生活又未采取避孕措施，那么当月经逾期10天时应怀疑妊娠。如果平时月经不准，就需要看看是否伴有其他怀孕特征了。

＊出现恶心、呕吐的反应

早孕反应一般表现为早晨起床后感到恶心、呕吐，部分准妈妈的早孕反应可能会持续一整天。如果准妈妈出现反常的恶心和呕吐，却吐的只是清水而已，这个时候，准妈妈应该去医院，一验尿就可知有没有怀孕。

＊其他怀孕早期的身体特征

基础体温升高：基础体温是指清晨睡醒后尚未起床时所测得的口腔内的温度。正常妇女的体温一般在36.8℃～37.1℃。如果月经过期，基础体温也降不下来，也许是有喜了。

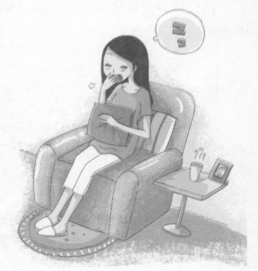

疲倦：感觉随时都会打瞌睡，有些更是在起床后数小时便又倒回床上，继续大睡。而有些是一到下午已力不从心，需要闭目养神一会儿才能继续工作。

乳房：怀孕一个月左右，准妈妈的乳房由于受到雌性激素和孕激素的刺激，两侧乳房与乳头

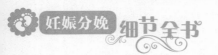

均会有所变大，不时地发胀伴以轻微的刺痛，以及乳晕的颜色加深。

胃口、嗜好：一会儿想吃这个，一会儿又想吃那个，平时爱吃的东西突然不想吃了，以前不爱吃的东西反倒想吃。

细节提醒

以上方法只能作为准妈妈初步的判断，如想准确知道是否真的怀孕了，最好还是去医院做个B超检查，B超最早在怀孕5周时就可检查出来，准妈妈可从屏幕上看见子宫里幼小的胚囊。对宫外孕也能准确诊断，非常方便。

尿液验孕法只用于初步判断

尿液验孕法是通过利用验孕试纸或验孕棒检测尿液中的HCG（人绒毛膜促性腺激素）水平来确定是否怀孕的验孕方法。验孕棒上端和下端出现两条色带，表示可能已怀孕。

尿液验孕法可自己在家中进行，操作快速、简便，私密性高。但是，准妈妈在家里做怀孕自我测试，没有任何外界的指导，一般测试结果只能达到50%～75%的精确率。

所以尿液验孕法一般只用于初步判断，想要知道确切结果，最好还是到医院进行检查。

血液验孕法需要去医院进行

血液验孕法是通过检测血液中的HCG水平来判断女性有没有怀孕的检测方法。血液验孕法必须到医院才能完成，检测结果的准确率很高，几乎为百分之百。

* 检测时间

性生活后7～10天即可到医院进行血液检验（需要抽血）。一般当天可拿到结果，即使当天结果没出来，第二天也可以拿到结果。

* 血液验孕需要空腹吗

不需要空腹。

* 月经没来，检验结果是阴性的

如果月经没来，验孕结果却是阴性的，最好等一周左右再到医院进行一次检测。因为，如果准妈妈体内还没产生足够的HCG，血液中的HCG值就会偏低，怀孕信息就会比揣测的时间出现得晚。等一段时间再进行检测，才能保证检验结果的准确可信。

* 什么情况下进行血液验孕

如果操作正确，验孕剂能正常发挥作用，尿液验孕的准确率也是可以接受的。由于一般尿液验孕也能得到结果，加上血液检测费用较高，血液验孕通常是在特殊的条件下采用的，例如不育问题或者怀疑出现问题的时候，一般情况下没必要专门进行血液验孕。但最好是去医院验一下血，这样更放心。

* 验孕结果怎么看

通过血液检测，如果怀孕HCG水平在开始几周内每隔两天都会翻倍；如果HCG水平没有上升，说明可能没有怀上；如果HCG水平特别高，可能怀的是双胞胎。

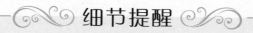

细节提醒

不同的医院做血液验孕收费标准不一样，一般收费为几十元到一百元不等，可根据自己的经济能力进行选择。

口味发生改变正常吗

孕期口味发生改变是很常见的，很多准妈妈会发现，自己在怀孕期间会出现一些特殊的癖好，很难从医学角度来解释为什么。一般来说，最早是自怀孕7日起，激素自然产生变化，而因激素改变引起行为上的五感变化，多半是在孕5～6周后才会渐渐出现，或轻或重，又因人而异。激素所导致的身体变化中，味觉的变化最明显。

事实上，从医学的角度来看，形形色色的孕期胃口或味道喜好改变，是为了提供给胎宝宝适当的生长环境，供给足够的营养，让胎宝宝能成长良好，包括激素、血流动力学、心血管、呼吸系统、肾脏功能、肠胃道功能、子宫及阴道、皮肤等，都会因受孕与个人体质，产生程度不一的变化。

怀孕还会激发准妈妈潜藏的感官欲念，除了口腹之欲，鼻子也许还会变得格外灵敏，让准妈妈对食物的味道、气味的喜好发生改变。灵敏的嗅觉其实是会让准妈妈自觉抵触有害物质，如烟或过期的食物，对身体来说反而是一种自我保护的措施。

传统观念认为，这些变化反映宝宝的个性、喜好，很多准妈妈因此忧心忡忡，其实只要不妨碍母体及胎宝宝的健康，建议准妈妈想做什么就去做什么，尽量多从事一些会让自己愉悦、开心的活动。只要准妈妈能保持快乐的心情，对胎宝宝的影响就是正面的。

细节提醒

口味改变跟胎宝宝性别没什么关系。每个人口味不同，孕期的反应也有所不同，所以传统观念所认为的"酸儿辣女"是没有科学道理的。

❀孕早期要注意的危险信号

* 阴道流血

一旦阴道流血，胎盘可能发生了一部分剥离。随着孕期的延长，剥离了一部分的胎盘对胎宝宝的供血常会不足，有可能造成胎宝宝发育迟缓。当先兆流产造成胎盘剥离达1/3时，胎宝宝就会有生命危险了；当剥离面积达1/2时，胎宝宝就会面临死亡。发生宫外孕时也会发生阴道流血。阴道流血少见的原因还有葡萄胎。

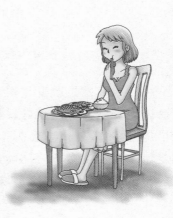

* 妊娠剧吐

在孕早期，准妈妈会出现食欲减退、恶心、呕吐的孕吐现象。一般在怀孕3个月后会自行消失，这属于正常生理现象。但一些准妈妈出现过分剧烈的孕吐就应引起重视了，当怀孕出现异常，造成HCG（绒毛膜促性腺激素）过高（最典型的是葡萄胎），孕吐就会增强。

* 突发腹痛

多见于先兆流产、宫外孕、恶性葡萄胎、早产和胎盘早剥等，准妈妈应及时就医查明原因。

❀ 选择一家合适的医院建档

一般产检医院都是将来的分娩医院，不建议中途换医院，因为你接下来很长的一段时间都将多次与这家医院打交道，关系到你、胎宝宝的健康、平安，要认真选择一家合适的医院建档。

医院离家要近便。如果你家附近有具备产检、分娩能力的正规医院，就没必要非到大医院去。离家近便，产检很省事，遇到紧急情况也更方便。

专科医院更适合。专科医院如妇幼保健院在这方面比很多综合性医院都专业，可以作为首选，但是如果身体条件较差，可能有并发症，就需要选择大型的综合医院。

❀ 细节提醒 ❀

如果条件许可，医护的态度和医院的环境也可作为考虑条件。

❀ 准备建档需带材料

大部分医院要求孕满12周才给建档，但有的医院孕8周就开始建档，有的则要求在孕16周时才可以。如果此前都没有做过产检，在建档时需要先做B超，若胎宝宝在宫腔中，有胎心，就可以建档了。如果在此前曾做过B超，可以将结果带着，医生也会根据结果建档。

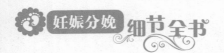
建档需要携带的材料也不同，有些医院只要夫妻双方的身份证就可以了，有的则要求必须带准生证或围产卡、母子健康档案等。决定了在哪家医院建档后，最好先向医院咨询清楚，做好准备。

建档时需要做什么检查

如果之前没做过检查，医生会让你先做B超检查，看胎宝宝是否正常。胎宝宝正常，医生会填一张表，内容包括姓名、年龄、家庭住址、结婚年龄、月经情况、既往怀孕情况、既往病史、有无外伤史、药物过敏史、家族中有无遗传病、怀孕前后有没有用过药物、有无接受过放射线等以及丈夫年龄、有无特殊疾病、家族遗传病等。回答这些问题时要实事求是，这对保证胎宝宝和你的孕期健康都很重要。

填完表之后，医生会安排你做一系列检查，大概有身高、体重、血压、宫高、腹围、胎方位、胎心、尿常规、血常规、心电图等，费用根据城市和医院的不同有些差异，需要几百元到一千元。

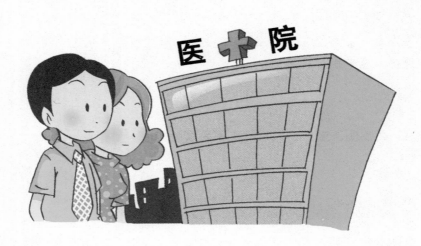

营养与饮食细节

❧注意营养均衡

本月胎宝宝还很小，还不需要大量的营养素，准妈妈只要保持饮食均衡即可满足胎宝宝的营养需求。在饮食安排上，如果准妈妈以前的营养状况就很好，体质也不错，一般来说就不需要再特意去加强营养。但如果自身营养状况不佳，体质又较弱，就应该及早改善营养状况，把增加营养当成孕早期保健的一项重要内容。

细节提醒

孕2月是胎宝宝器官形成的关键期，准妈妈要继续补充叶酸及其他维生素、矿物质、蛋白质、脂肪等营养素，同时还要避免一切可能致畸的因素。

❧孕期怎样科学吃酸

多数怀孕女性喜欢吃酸味食物主要是因为女性怀孕后，胎盘会分泌出一种物质——"绒毛膜促性腺激素"，它能使胃酸的分泌量明显减少，导致消化酶的活性大大降低，从而影响准妈妈的食欲和消化功能。准妈妈因此会出现食欲减退、偏食、恶心、呕吐等"早孕反应"。酸味食物能够刺激胃分泌胃液，有利于增进食欲，加强对食物的消化吸收，可有效减轻恶心、呕吐等症状。所以多数准妈妈怀孕后都爱吃酸味食物。

* 科学选择酸味食物

酸味食物有很多种，准妈妈食用时要注意科学选择，避免食用对身体有害的酸味食物。准妈妈可选择番茄、橘子、杨梅、石榴、葡萄、绿苹果等新鲜果蔬，这样既能改善胃肠道不适症状，也可增进食欲，加强

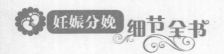

营养，有利于胎宝宝的生长，一举多得。

* 不宜吃的酸味食物

一定不要吃腌制的酸菜或者醋制品。人工腌制的酸菜、醋制品虽然有一定的酸味，但维生素、蛋白质、矿物质、糖分等多种营养几乎丧失殆尽，而且腌菜中的致癌物质亚硝酸盐含量较高，过多地食用对母体、胎宝宝的健康无益。

❀怀孕后可以适量吃辣

怀孕后适当地吃一些辣椒，对准妈妈是有好处的。辣椒营养丰富，含有大量的维生素，对人摄取全面的营养成分有益；吃辣时，辣味刺激舌头、口腔的神经末梢，刺激唾液或汗液分泌，肠胃加倍工作，从而增进食欲；同时，大脑还会释放出具有兴奋作用的内啡肽，使人感到轻松和愉悦。

* 怎么吃比较好

孕期吃辣贵在适度。如果实在想吃，可以在饭菜里稍微放一点调节口味，但一定不要多到令自己感到"烧心"或引发便秘的程度。吃辣椒后，可以喝点绿豆汤之类的清凉饮料降降火气。

另外，吃辣最好选择新鲜辣椒，不要吃市售的辣椒酱，因为其中含有亚硝酸盐和防腐剂。

* 哪些情况不能吃

① 前置胎盘：前置胎盘的准妈妈要绝对禁止吃辣椒。

② 临产时：临产前吃辣椒，可间接引起子宫破裂、子痫等。

❀维生素B$_6$可以帮助缓解孕吐吗

孕吐是早孕反应的一种常见症状，一般会在怀孕4～8周的时候开始，在第8～10周时达到顶峰，然后在第12周时回落。不过也有部分准妈妈孕吐的现象持续的时间会长一些。

* 维生素B$_6$对部分准妈妈止吐有效

维生素B$_6$是人体内一种重要的辅酶，在人体氨基酸的代谢中发挥着重要的作用，与氨基酸吸收、蛋白质合成有密切的关系，对部分准妈妈来说，服用维生素B$_6$可有效缓解妊娠呕吐。

同时准妈妈可以多吃一些动物肝脏、鱼、蛋、豆类、谷物、葵花子、花生仁、核桃等食物，这些食物中均含有较丰富的维生素B$_6$。

* 服用维生素B$_6$需遵医嘱

过量服用维生素B$_6$或服用时间过长，会造成严重后果。主要表现为胎宝宝出生后容易兴奋、哭闹、受惊、眼球震颤、反复惊厥，有的胎宝宝甚至在出生后几小时或几天内就出现惊厥。这主要是由于准妈妈过量使用维生素B$_6$使婴儿产生对维生素B$_6$的依赖，出生后维生素B$_6$的来源不像在母体里那样充分，婴儿无法适应这种维生素B$_6$从充足到匮乏变化的缘故。所以准妈妈在服用维生素B$_6$的时候一定要在医生的指导下进行，切勿擅自服用。

细节提醒

维生素B$_6$要在酸性环境中才能比较稳定，叶酸则需要碱性的环境。如果吃含叶酸的食物或叶酸补充剂时服用维生素B$_6$，由于稳定环境相抵触，二者的吸收率都会受影响。所以，维生素B$_6$不能和叶酸一起服用，时间最好间隔半个小时以上。

缓解孕吐的其他方法

缓解孕吐还有以下几种可行性强，非常好操作的小方法：

❶ 烤面包、烤馒头和饼干等食品能减轻恶心、呕吐，你可以先在床边放一些，每天在睡前以及起床前都吃几片，可以减轻晨吐。睡前吃后需刷牙。

❷ 早晨起床时动作要慢，以免加剧晨吐。

❸ 早晨喝水时，可加些苹果汁和蜂蜜，或者吃些苹果酱，可以起到保护胃的作用。

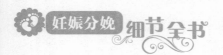

❹ 清晨刷牙时经常会受刺激而产生呕吐,先吃点东西再刷牙会让你舒服一些。

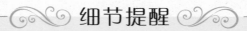

细节提醒

不少准妈妈在孕2月的时候会出现恶心、孕吐等反应,孕吐一般持续到孕3月的时候就会逐渐好转。也有些准妈妈孕吐的时间会更长,不过孕吐都会有一定程度的减轻。只有极少数的准妈妈整个孕期都会孕吐。

❀孕吐严重的准妈妈怎样保证营养

孕吐严重的准妈妈应该通过改变就餐方式、改变食物种类、改善烹调方式等调整饮食,保证摄入充分的营养。

* 吃好早餐

恶心、呕吐一般在早晨起床时最重,这是由准妈妈整晚没吃东西,体内血糖含量降低造成的。要改善这种情况,吃好早餐就显得非常重要。准妈妈可以早晨起床前先吃一点富含蛋白质、碳水化合物的食物,如牛奶加苏打饼干、面包夹鸡蛋等,然后再去洗漱,症状就会缓解很多。

* 干稀搭配,少食多餐

这一阶段的准妈妈吃东西最好干稀搭配,少食多餐。恶心、呕吐时最好吃饼干、面包、馒头等比较干的食物,不要喝汤,以免加重症状;如果不感到恶心,也没有呕吐的迹象,则可以喝一些营养丰富的汤。

各种汤、粥、自制饮料、果汁都对准妈妈有益,可预防剧烈呕吐引起的水电解质代谢失衡。多吃干果不仅能补充无机盐,还可以补充必需脂肪酸,促进胎宝宝的大脑发育。

由于属于特殊时期,准妈妈可以打破一日三餐的饮食规律,每隔2～3小时进食一次,每天可以吃5～6餐。如果早孕反应比较严重,入睡前可以吃一顿加餐。

* 水果入菜，增加食欲

柠檬、脐橙、菠萝等酸味水果具有增加食欲、止吐的作用，准妈妈可以尝试用这些水果做菜，缓解剧烈呕吐带来的不适。酸梅汤、橙汁、甘蔗汁等饮料也可以缓解妊娠反应带来的不适，准妈妈可以适当饮用。

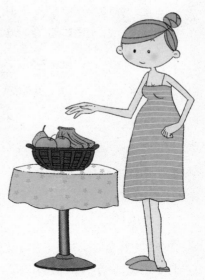

* 越吐越要吃

建议准妈妈不要因为怕吐就不吃或少吃，实际上是应该越吐越吃。孕吐最经常出现的时间是早上，因为经过一夜的消化吸收，在早上的时候，胃酸较多，烧心感严重，引起孕吐，另外一个就是血糖降低，头晕目眩引起恶心呕吐，所以说孕吐有时候是饥饿引起的，这个原因就要求准妈妈吃些东西来抑制孕吐。

如果吐得厉害，完全不能进食，千万不要硬扛着，一定要去医院。

* 孕吐期间要注意补水

孕吐时，水分丢失很严重，如果孕吐严重则容易脱水，最需要及时补充水分，准妈妈在孕吐期注意多喝水，并适当吃些流质或半流质食物补充水分。

✿ 一般孕吐不会影响胎宝宝发育

胎宝宝其实是很聪明的，他不管母亲的身体营养是否充分，总是先行汲取自己需要的那一份，除非准妈妈体内已经没有再可吸收的营养，那么胎宝宝就真的会缺乏营养。当然，如果准妈妈体内营养缺乏已到了如此程度，大多都会有自觉症状了，所以只要没有不适感，胎宝宝的生长发育一般就不会受影响。

多吃新鲜蔬果，提高身体抵抗力

多食用新鲜蔬菜和水果可以补充维生素C。青、红柿椒，菜花、雪里蕻、白菜、西红柿、黄瓜、四季豆、荠菜、油菜、苋菜、白萝卜、酸枣、橙、柠檬、草莓、鸭梨、苹果等都是富含维生素C的食物。

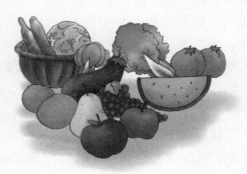

维生素C又名抗坏血酸。维生素C为连接骨骼、结缔组织必需。它维持牙齿、骨骼、血管、肌肉的正常功能；增加对疾病的抵抗力；促进外伤愈合。缺乏时引起坏血病，毛细血管脆弱，皮下出血，表现为牙龈肿胀、流血、溃烂等症状。

妊娠期间胎宝宝要从母体处获取大量维生素C来维持骨骼、牙齿的发育以及造血系统的正常功能等，因此会造成母体维生素C的含量逐渐降低，一般分娩时母体内所含的维生素C仅为孕早期的一半左右。

适量补充维生素C可以帮助准妈妈提高机体抵抗力，预防牙齿疾病。

孕早期准妈妈每日摄入100毫克维生素C即可，孕中期、孕晚期每日可增加到130毫克。

细节提醒

维生素C对热、碱、氧都不稳定，一般蔬菜烹调可以损失30%～50%，因此，除每日摄入足量的维生素C外，还要注意烹调方式，避免烧煮过度，损失维生素C。

饮食种类要丰富，最好兼顾"五色"

在孕期，饮食种类丰富，合理搭配，是营养均衡的基础。所谓"五色"，是指白、红、绿、黑、黄五种颜色的食物。中医认为，青（指绿色）入肝、赤入心、黄入脾、白入肺、黑入肾，五色食物对日常养生也至关重要，准妈妈应注意均衡摄取。

分类	营养作用
白色食物	白色食物含纤维素及抗氧化物质，具有提高免疫力、防癌和保护肺脏的作用。如大米、白面以及白菜、白萝卜、冬瓜、菜花、竹笋、莴笋等蔬菜
红色食物	红色食物可减轻疲劳、稳定情绪、增强记忆，如红肉、红辣椒、胡萝卜、红枣、洋葱、番茄、草莓、苹果等
绿色食物	绿色食物富含纤维素，堪称肠胃的"清道夫"。主要指各种绿叶蔬菜，还包括青笋、绿豆、茶叶等
黑色食物	黑豆、黑芝麻、黑糯米、黑木耳、香菇、乌鸡等黑色食物可以通便、补肾、抗衰老
黄色食物	黄色食物含有丰富的胡萝卜素及维生素C，具有健脾护肝、保护视力及美白皮肤等作用。常见的黄色食物有玉米、大豆、南瓜、柿子、金针菜、橙子、柚子、杏等

准妈妈怎样吃火锅更健康

在吃火锅时，很多人习惯把鲜嫩的肉片放到煮开的汤料中稍稍一烫即进食，这种短暂的加热并不能杀死寄生在肉片内的弓形虫幼虫，进食幼虫后其可在肠道中穿过肠壁随血液扩散至全身。准妈妈食用后会通过胎盘传染给胎宝宝，从而影响其正常发育。所以建议准妈妈最好不要食用火锅。如准妈妈非常想吃火锅，需要注意以下几点：

❶ 自己在家里准备，除汤底及材料自己安排外，食物卫生也要注意把好关。

❷ 吃火锅时，任何食物一定要灼至熟透，才可进食。

❸ 应尽量避免用同一双筷子取生食及进食，这样容易将生食上沾染

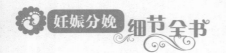

的细菌带进肚里，而造成腹泻及其他疾病。

❹ 准妈妈最好吃前先喝小半杯新鲜果汁，接着吃蔬菜，然后是肉。这样，才可以合理利用食物的营养，减少胃肠负担，达到健康饮食的目的。

❺ 准妈妈在吃火锅的时候要尽量避免辛辣、浓汤，以及吃半生不熟的东西。尤其是消化系统不好的准妈妈，更要注意节制。

🌸 最充分保留食物营养的方式

为了保证食物中的营养物质尽可能地不流失，准妈妈在日常生活中应做到以下几点：

❶ 冲奶粉时不要用开水冲，最好用40℃～60℃的温水冲，这样既不会破坏奶粉的营养又可保持奶粉口感。

❷ 买回来的新鲜蔬菜不要放得太久才吃。制作时应先洗后切，最好一次吃完。炒菜时应大火快炒，3～5分钟即可。煮菜时应水开后再放菜，可以防止维生素的丢失。做馅时挤出的菜水含有丰富营养，不要丢弃，可以用来做汤。

❸ 淘米时间不宜过长，不要用热水淘米，更不要用力搓洗。米饭以焖饭、蒸饭为宜，不宜做捞饭，否则会使营养成分大量流失。熬粥时不要放碱。

❹ 水果要吃时再削皮，以防水溶性维生素溶解在水中，以及维生素在空气中氧化。

❺ 烹制肉食时，最好把肉切成碎末、细丝或小薄片，大火快炒。大块肉、鱼应先放入冷水中用小火炖煮烧透。

❻ 合理使用调料，如醋可起到保护蔬菜中B族维生素和维生素C的作用。在做鱼和炖排骨时，加入适量醋，可促使骨骼中的钙质在汤中溶解，有利于身体的吸收。

❼ 吃面条、饺子的时候应尽量多喝些汤。因为面粉常用的加工方法有蒸、煮、炸、烙、烤等，制作方法不同，营养素损失程度也不同。一

般蒸馒头、包子、烙饼时营养素损失较少；而煮面条、饺子等大量的营养素如维生素B$_1$、维生素B$_2$和尼克酸会流失到面汤中。

❀怎样健康吃水果

很多准妈妈由于妊娠反应剧烈，往往依靠吃水果来减轻妊娠反应，或者在没有胃口的时候，选择用水果代替正餐。其实这些行为都是不对的，准妈妈在孕期吃水果一定要适量，而且食用方法也需要注意。

❶ 每天食用水果最多不要超过300克，而且要尽量选择含糖量低的水果，如柑橘、小西红柿等，不要无节制食用西瓜等高糖分水果。

❷ 吃水果最好在两餐之间。

❸ 水果中含有发酵糖类物质，因此吃后要漱口。

❹ 进食瓜果一定要注意饮食卫生，生吃水果前必须洗净外皮，不要用菜刀削水果，避免将寄生虫卵带到水果上。

细节提醒

建议非常喜欢吃水果的准妈妈，最好在怀孕24~28周时，定期去医院进行血糖测定，随时监控，避免妊娠糖尿病的发生。

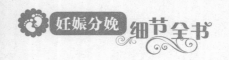

日常护理与生活细节

 避开会引起恶心、呕吐的东西

孕早期远离厨房，少看、少接触生肉、油炸食物，避免吃过于油腻的食物，有助于减少或减轻恶心、呕吐症状。

* 气味

怀孕后，准妈妈的嗅觉变得很灵敏，闻到异味或浓烈的气味会觉得恶心（严重时会引起呕吐）。此时，可采取下面的措施避免闻到令自己感到恶心的气味：

❶ 尽量少进厨房。

❷ 如果做饭时厨房飘出来的气味太浓烈，就加强厨房的通风状况，打开窗户或排风扇。

❸ 少看、少接近卖生肉的地方，少接近烧烤摊。

❹ 少用化妆品，尽量少用香水、精油。

❺ 不住新装修的房屋。

❻ 少在通风不好的建筑物里停留，少到车流量比较大的马路上去。

❼ 如果出行需要坐汽车，坐在靠窗的位置，并把窗户打开。

❽ 洋葱、薄荷的气味也会使准妈妈感到恶心，应尽量少吃。

* 食物

❶ 油炸、烧烤、味道过重的食物：容易造成恶心或心悸。

❷ 过于油腻的食物：油腥味最容易引起恶心反应。

❸ 咖啡、茶：不仅容易引起恶心、呕吐，对胎宝宝也没好处，应尽可能远离。

❧减轻"晨吐"的生活习惯

❶ 晚上早点睡觉，充分休息，保持充沛的精力。

❷ 保持室内的空气清新。睡觉的时候可将窗户略微打开一点，但要注意不要着凉。

❸ 在床头放些饼干、馍片、面包干之类的零食，早晨醒来先吃一点再起床。

❹ 起床或站起来时动作要慢，刚吃完饭不要马上躺下。

❺ 最好睡个午觉。

❻ 太热的天气会增加恶心的感觉，所以尽量避免待在温度过高的地方。

❼ 放慢走路的速度。

❽ 起床前吃一勺蜂蜜，这样做可以帮助身体吸收一部分糖分，使血糖浓度不致过低，孕吐的次数就减少了。

❾ 可以吃点黄瓜，黄瓜的清香有助于缓解不适感，减轻恶心和呕吐症状。

细节提醒

如果吐得厉害，可以向医生描述你的症状，根据医生的建议选择安全有效的药物进行治疗，避免引起更多的不适。

❧避免心理压力引起的呕吐

心理压力过大会加剧孕吐情况。不要太紧张、焦虑，让自己保持心境平和，对安然度过早孕反应期很有好处。

* 放松心理有助于缓解孕吐

怀孕带来的生理变化往往影响到准妈妈的心理状态。不少原本开朗、自信、有主见的女性，怀孕后突然变得脆弱、敏感，不是担心胎宝宝长不好，就是担心自己出问题，不仅弄得家人无所适从，也容易使自己的身心状况变得很糟糕。这种糟糕的心境往往会加重妊娠反应。因此，进入早孕反应期后，准妈妈不仅要通过各种手段减少、减轻孕吐的

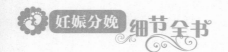

生理症状，在心理方面也应该进行积极调整，努力保持乐观心态，减轻自己的心理压力，安然度过整个早孕反应期。

* 不要忧心呕吐会伤害胎宝宝

有些准妈妈呕吐得比较厉害，经常担心孕吐反应会影响自己对胎宝宝的营养供给，使胎宝宝不能正常发育。其实，这是完全不必要的担心。孕吐确实会使准妈妈无法保持对营养的均衡吸收，但这只是暂时的，经过7～8周的早孕反应期，恶心、呕吐的症状会自动消失，准妈妈会胃口大开，吃下更多的食物来弥补这一阶段的营养缺失。而在早孕反应期内，胚胎的主要任务是进行器官分化，并非生长发育，对营养的需求相对较少，准妈妈的营养储备完全能满足需要。所以，准妈妈完全不必担心孕吐会影响胎宝宝的健康。

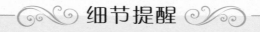

细节提醒

心理压力的减轻靠准妈妈一个人很难做到，所以准爸爸应当多注意、提醒，这样还可以增进夫妻之间的情感交流。

小妙招去除口腔异味

怀孕初期会出现各种早孕反应，口腔异味就是其中之一。孕期的口腔异味也有可能是牙龈问题引起的，所以准妈妈在怀孕之前检查一下牙齿也是非常必要的。同时很多疾病也会引发味觉改变或口臭，如上呼吸道、喉咙、鼻孔、支气管、肺部发生感染的时候都会有此现象，而患有糖尿病、肝或肾有问题的准妈妈，也会有口味改变的问题。如果准妈妈有特殊疾病史，或发生口气及味觉显著改变的情形，应由医生诊治以做诊断鉴别。

准妈妈可以参考下面的方法去除口腔异味，重新拥有清新口气：

* 清洁舌苔

当嘴巴出现怪味时，在刷牙后可以顺便清洁一下舌苔，并彻底清除残留在舌头上的食物，这样有助于消除口腔内的异味，并可恢复舌头味蕾对于味道的正确感觉，而不至于对食物口味越吃越重。

＊时常漱口、喝水

　　准妈妈可以时常漱口，将口中的坏气味去除，也可以准备一些降火的饮料，或茶水、果汁等，以去除口腔中的异味，并且同时注意饮食前后的口腔卫生。

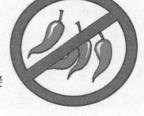

＊避免食用辛辣、生冷食物

　　为了顾及准妈妈口味的改变和爱好，各式酸、甜、苦、辣的食物，孕期都可以酌量食用，但应避免食用过于辛辣的食物，以免令肠胃无法负荷。

细节提醒

　　准妈妈可以放几片泡开的绿茶叶在口里咀嚼，对去除异味也很有帮助。

❀孕期需要化妆怎么办

　　化妆品抽查中经常发现部分化妆品有害物质超标，为了确保孕期安全，尤其是敏感关键的孕早期，准妈妈要尽量少化妆。如果必须化妆可以参考以下建议：

　　❶ 最好使用婴儿用的安全皮肤护理品。不要使用如高科技生化产品、祛痘祛斑的特殊保养品、含激素及磨砂类产品。

　　❷ 选择透气性好、油性小、安全性强、含铅少、不含激素且品质优良的产品，否则天气热时不利于排汗，影响代谢功能。

　　❸ 妊娠期不文眼线、眉毛，不绣红唇，不拔眉毛，改用修眉刀。尽量不要涂抹口红，如果使用，喝水时进餐前应先抹去，防止有害物质通过口腔进入体内。

　　如果准妈妈嘴唇易干裂，可选用天然的维生素E来滋润嘴唇，还可以通过补充花生油或者天然植物油来改善嘴唇干裂的症状。

　　❹ 每次妆容的清洗一定要彻底，预防色素沉着。

　　❺ 如果出席某些特殊场合必须要化妆，可以选择化淡妆，活动结束后进行彻底的卸妆。

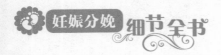

❀最好不用风油精、樟脑丸、精油等

＊少用风油精、樟脑丸

准妈妈在怀孕期间，最好少接触风油精、樟脑丸之类的东西。

普通情况下，风油精、樟脑丸一类的东西，其挥发的气体分子很容易透过鼻孔、嘴巴、皮肤等进入体内，与人体内的葡萄糖磷酸脱氢酶结合，变成无毒物质，然后随小便一起排出体外，但妊娠前3个月如使用风油精、樟脑丸，这些分子就会通过胎盘屏障进入羊膜腔内作用于胎宝宝，会对胎宝宝产生不良影响。

＊使用精油要慎重

精油的渗透力很强，能迅速进入人体循环系统，会对胎宝宝造成一定影响，这跟准妈妈不能随便吃药一样。

鼠尾草、穗花薰衣草、欧薄荷、牛膝草等精油含有具有毒性的酮，怀孕时使用很可能导致早产、流产，所以不宜长期、高剂量使用。

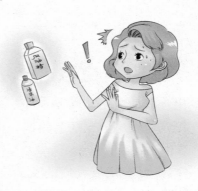

但精油对准妈妈来说也并不是绝对禁止，有的精油只需要怀孕早期避免，如薰衣草。怀孕中期的准妈妈可以使用适量薰衣草精油来预防妊娠纹，温和的橘子精油也比较适合准妈妈使用。但最好先咨询医生后使用。

如果对精油功效不了解，准妈妈还是谨慎使用精油为好，或者干脆不用。

❀ 细节提醒 ❀

孕期不宜使用这些产品，但是偶尔涂擦一两次也不要紧，不会对胎宝宝造成多大的影响，如果没有别的异常现象，不用忧心忡忡，以后不要再使用就好了。准妈妈用药一定要查一查，问一问，查权威的书籍、专业的书籍，问专业的医生，不要盲目用药，避免遗憾。

❀孕早期疲劳怎么缓解

孕早期因为激素分泌的变化，准妈妈常常容易感觉疲劳，感觉疲劳时怎么缓解呢？

* 保证睡眠质量和睡眠时间

睡眠质量低是准妈妈容易发生疲劳的原因之一。如果因为种种原因晚上真的无法睡好，那么建议准妈妈午休时小憩一会儿，即使是15分钟的小睡也能起到很好的休息作用。

在办公室休息的准妈妈，午休时可能无法像在家中一样舒适，只能趴在桌上小眯一会儿，这时候就得注意高度的问题，趴睡时桌上最好多垫个枕头，才不会造成腹部不舒服。

在家中午休的准妈妈要注意，午睡的时间不能太久，1个小时已经足够了。午睡时间太久反而会让准妈妈在晚上难以入睡。

* 做一些轻松的运动

适当的运动能有效改善疲劳的状况。在孕早期可以选择散步这类轻松的运动。建议准妈妈坚持晚饭后就近到公园、广场、体育场、田野、宽阔的马路或乡间小路散步。最好和老公一起去散步，可以边散步边聊天，既能解除疲劳，又能增进夫妻间感情，对准妈妈和胎宝宝的身心健康均有益。散步的时间长短要根据准妈妈的个人感受来确定，每天散步不要超过1小时。

* 冥想

在一个安静舒适的地方慢慢冥想一些美丽的事情，比如碧蓝的大海、清幽的小溪，也可以先想一下宝宝的美丽容貌，这些美丽的事情都可以让人精神振奋、心旷神怡。

* 听听音乐

音乐也能使身心得到放松，缓解疲劳。怀孕早期的准妈妈可以试着听一听胎教音乐，一般胎教音乐都比较安静优美，调节自己情绪的同时也为日后的胎教打下了基础。

* 读书聊天

读书、聊天是排解烦恼、交流体会的好方法。可以经常和家人、朋友聊聊自己目前的想法、忧虑，在一来一往的对话中让自己找到一种放松的途径，缓解身体的不适。也可以找一些相关的书籍阅读，了解一些相关的知识，帮助自己解决问题。

＊自我按摩

闭目，手指尖轻轻按摩前额、两侧太阳穴及后脖颈，每处16次，可健脑养颜。

细节提醒

准妈妈还可以利用闲暇时间培养一些小兴趣，如轻便手工、绘画等。

怀孕后白带增多怎么办

怀孕后，由于体内雌激素的分泌量增加，子宫及盆腔的血液供应增多，宫颈及阴道内的组织也随之发生变化：宫颈管内腺体增多，腺体分泌增加；阴道静脉丛发生显著扩张，黏膜的通透性增高。在这些因素的共同作用下，阴道分泌物的量会明显增多，从而出现白带增多现象，这是女性在孕期的一种正常的生理改变，无须过分担心。

出现白带增多现象后，准妈妈要保证外阴的清洁、干燥。因为阴道分泌物是非常好的培养基，如果此时不注意卫生，一些本来不致病的病菌可以在此条件下异常繁殖，导致一些妇科疾病。这时候最容易引起的就是霉菌性阴道炎。

细节提醒

正常白带的性状为：有黏性，透明、稀薄、似蛋清样，无异味。如果白带增多的同时，颜色及性状也发生了变化，并有了异味，应赶快去看医生。

❀护理"私密部位"的小细节

怀孕后，准妈妈应该按照科学的方法进行阴部护理，避免疾病的侵扰。

* 大便后的清洁

大便后应用手纸或干净的脱脂棉由前向后擦拭干净。有条件的话可以用温水冲洗肛门。

* 用温开水清洗外阴

每天可用温开水清洗外阴1～3次，但不要清洗阴道内。

为避免交叉感染，清洗阴部应使用专用毛巾和水盆。清洗盆在使用前要洗净，毛巾使用后应晒干或在通风处晾干（毛巾日久不见阳光容易滋生细菌和真菌）。

阴部清洗要适度。过度清洁会破坏阴部自洁系统，有时会使阴部变得干燥，乃至瘙痒。

* 衣着方面

夏季天气闷热时，准妈妈要避免穿紧身、不吸汗的衣物，尽量穿纯棉内衣，保持皮肤干爽。最好每天更换内裤。洗净后的内裤要在日光下晾晒消毒。

❧❧ 细节提醒 ❧❧

患妇科炎症后，最好不要擅自在家用药物冲洗阴道，或用碱性大的清洗剂（如肥皂）清洗外阴，最好在医生指导下，对症选用清热燥湿、止痒的中药煎汤坐浴。

❀孕期干性皮肤护理建议

胎宝宝的生长发育需要从准妈妈的体内吸收更多的血液和水分，其中之一的来源就是准妈妈的皮肤，因此准妈妈身体内所需要的水分会大量增加，所以可能很难保持皮肤的水润，皮肤容易干裂，特别是手和脚两处。

皮肤易干燥的准妈妈可以这么护理皮肤：

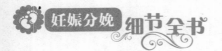

首先，保持房间湿度适宜，避免频繁洗浴。

其次，每天可选择使用温和的洗面乳调整干性皮肤，使用具有保湿作用的润肤霜。

细节提醒

外出时一定要携带遮阳伞尽量避免涂防晒油。如果皮肤出现脱皮等现象，可使用专业健康的磨砂膏将死皮轻轻祛除。每周可适当使用一次保湿滋润的面膜。

孕期油性皮肤护理建议

在怀孕的前3个月，由于身体内的雌性激素水平激增，许多准妈妈都会经历一个痘痘爆发的阶段，特别是怀孕前就属于油性皮肤的准妈妈可能情况会变得更加严重一些。由于怀孕的前3个月是胚胎发育的重要阶段，所以对付这个时期的皮肤问题不能使用一般的祛痘产品。

在这个阶段，准妈妈要避免选用含有水杨酸等磨砂作用的洗面乳、化妆品和润肤霜，以防对胎宝宝造成伤害。怀孕3个月后胎宝宝进入正常的发育阶段，如果此时皮肤仍然出油很多，可以使用一些比较温和的产品控油祛痘。

油性皮肤的准妈妈可以使用温和的洗面乳清洁面部，一天两次，注意避免使用一些滋润型的产品，因为其所含的润肤剂可能会使毛孔堵塞，加重痘痘爆发情况。饮食上忌食辛辣油腻食物，多食蔬果，多喝水，保持代谢正常，可逐渐调理肌肤的油性状态。

细节提醒

进入孕期之后，由于体内激素水平的变化，准妈妈的皮肤可能这个月很油，下个月就变得很干燥，皮肤护理不宜复杂、多变，只要根据孕期身体的变化合理调整饮食，适当时用健康护肤品即可缓解皮肤易干易油症状。

注意生活细节，缓解早孕反应

很多情况都可能会刺激和加重准妈妈的早孕反应，日常生活中，只要多注意一些小细节即可帮助准妈妈缓解早孕反应。

❶ 在厨房做饭时开启抽油烟机，也可适当改用微波炉烹调简单食物，这样可以减缓因油烟引起的早孕反应。

❷ 远离较为呛鼻气味，如烟味、油漆味、鱼腥味等，减少气味刺激引发的呕吐发生。

❸ 穿宽松的衣物，这样可以纾解腹部的压力，避免因腹部不适而产生恶心感。

❹ 睡觉时可以将枕头垫高，减少发生食物逆流的情形。

❺ 早晨起床时应该缓慢地下床，不要突然起身，以免头晕恶心。

不要在人多的地方长久逗留

怀孕后，准妈妈应避免长时间在公共场所长时间逗留，如商场、农贸市场、游乐公园等，这些地方人多嘈杂，对腹中的胎宝宝有不少危害。

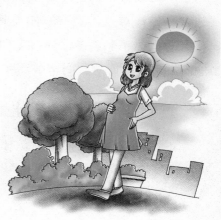

* 拥挤

公共场所一般都是人来人往，十分拥挤，稍不留神准妈妈的腹部就会受到挤压和碰撞，可能会因意外而诱发流产，而且这种拥挤的感觉还会使准妈妈情绪紧张。

* 氧气不足

公共场所人流量大，因此空气也异常浑浊，氧气明显不如其他场所，长时间处在这种环境中，准妈妈容易感到胸闷、气短，这对胎宝宝脑部的发育不利。

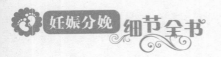

* 疾病传染

公共场所中传染疾病的机会比一般场所要来得多，对准妈妈和胎宝宝更容易造成伤害。传染病流行期间，准妈妈更要注意少去或不去公共场所。

细节提醒

婚丧嫁娶活动如果不是十分必要，准妈妈最好不要参加，这样的活动场面大、人员多，非常耗费精力。

不要染发、烫发

正常人也可能因烫发或染发而导致药物引起的皮肤过敏反应，怀孕之后的准妈妈身体变得更加敏感，更容易引发不良反应。为了保险起见，准妈妈在怀孕期间最好不要染发、烫发，因为绝大多数烫发剂、染发剂含有各种对人体具有不良影响的化学物质，即使是植物性染发剂，也含有对人体不利的苯二胺、苯二酚和氨基苯酚等，这些化学物质在怀孕期间有可能会影响到胎宝宝的健康发育。

细节提醒

目前并没有烫发剂、染发剂直接造成胎宝宝畸形的报告，偶尔一次的烫发、染发导致胎宝宝畸形的情况极少，但最好不做，并且在孕期加强监测确保胎宝宝健康即可。

正确使用手机减少辐射

避免手机辐射最有效的办法就是不使用手机，如果不能做到这一点，一定要想办法减轻手机辐射，因为怀孕早期，胎宝宝受辐射影响的危险比其他时期要大得多。

❶ 在通话时尽量远离手机，电磁场的振幅会在距离人体两英寸处减弱至1/4，在三英尺处仅为原来的1/50。

❷ 实际上距离太远是不现实的，因为会影响通话质量，但手机上有一个十分好的功能，就是免提功能，它可以切换到扬声器模式、免提耳机或使用无线蓝牙耳机，这可以使普通手机的电磁辐射降至原来的百分之一以下。如果准妈妈接听手机电话，一定要记得开免提功能。

❸ 电话接通的前一两秒时间辐射最大，准妈妈应养成按下接听键后稍候2~3秒再放到耳边对话的习惯，这样可以最大限度地减少电磁辐射的伤害。

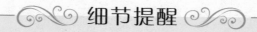

细节提醒

使用固定电话时也应注意定期清洁，可用酒精棉擦拭固定电话的听筒与按键。

❀孕期怎样健康看电视

准妈妈在孕期看电视没什么问题，只是要注意看得更健康一些。

*注意选择合适电视内容

有的准妈妈在孕期容易变得焦虑起来，于是会寻求一些比较刺激的感受，比如看恐怖电影、书籍，但是恐怖、悬疑情节，会造成准妈妈精神紧张，过度刺激对准妈妈和胎宝宝是没有好处的。

尤其是怀孕前3个月，精神刺激的伤害性最大，准妈妈情绪紧张可能引起胎宝宝循环系统的紊乱，还会导致胎宝宝发育缓慢，另外紧张还很容易引起流产；长期情绪紧张，也容易使准妈妈的身体变得衰弱，大大削弱了准妈妈对疾病的免疫力，容易感染疾病。

所以，孕早期准妈妈收看电视节目时要避免选择恐怖、暴力、刺激

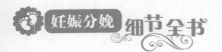

性强的节目，应选择收看温和、轻松、幽默的电视，后者能有效帮助准妈妈放松心情，对胎宝宝与母体都有好处。

* 不要离电视机过近

电视机在工作时，显像管会不断产生一些肉眼看不见的射线，经常处在这种电磁辐射下，对孕早期的准妈妈和胎宝宝的伤害很大，准妈妈应适当减少在荧屏前看电视的时间，至少不要近距离坐在荧屏前，并尽量避免正面对着荧屏。距电视机1.5米以外的地区，放射线辐射剂量较低，为保险起见，准妈妈与电视机距离远近要调整，尽量距屏幕2米以上。

* 不要长时间看电视

长时间看电视，会因用眼过度引起头昏脑涨、疲乏无力、恶心、呕吐、精神紧张。准妈妈看电视一般不超过两小时为好。

虽然现在的液晶电视、等离子电视的辐射强度都变小了，但是用眼过度很容易引起恶心、头晕等现象。

细节提醒

看完电视最好用清水洗脸，以防屏幕的静电效应，使面部积落灰尘。

屋子要经常通风换气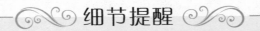

屋子经常通风换气，呼吸点新鲜空气，对胎宝宝和准妈妈都十分有利。

室内空气污染的程度远远超过室外，尤其是在密不透风的房间里，准妈妈很快就会感到全身不适，出现头晕、出汗、咽干舌燥、胸闷欲吐等症状。

如果室内空气能保持流通，新鲜空气就会流动起来，空气中的细菌会减少许多。通常人容易得病，尤其易感冒等都与空气中细菌过量有关，空气中细菌含量稀薄，人就不容易得病。怀孕后准妈妈身体抵抗力会变得比较脆弱，因此，保持新鲜空气的流通对准妈妈是十分必需的。

细节提醒

在雾霾天气，则不宜通风换气，有条件的家庭可以购买静音的空气净化器。此外，在室内摆放一些适宜的绿色植物也有利于改善空气质量，如仙人掌、吊兰、龙骨、常青藤、芦荟等。

❀ 不宜开灯睡觉

很多准妈妈在睡觉的时候喜欢留一盏小夜灯，这样其实对身体不好，睡前应养成关灯的习惯，因为灯光会对准妈妈的情绪和身体产生影响，也可对胎宝宝的发育产生影响，并与早孕期间的胚胎致畸有显著的相关性。

* 电灯

电灯光会对人体产生一种光压，准妈妈如果长时间处在电灯光的照射下，会引起神经功能失调，导致烦躁不安。

* 日光灯

缺少红光波，且以每秒钟50次的速度抖动，当室内门窗紧闭时，在污浊的空气中会产生含有臭氧的光烟雾，从而污染居室内的空气。

* 白炽灯

这种光中只有自然光线中的红、黄、橙三色，缺少阳光中的紫外线，不符合人体的生理需要。

* 荧光灯

它发出的光线带有看不见的紫外线，短距离强烈的光波能引起人体

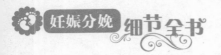

细胞发生变异，可能诱发畸胎或皮肤病。

因此，准妈妈在睡觉前要养成关灯的好习惯。

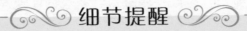

细节提醒

如果室外空气质量不错，准妈妈睡前可以将窗户打开10～15分钟，让灯光产生的有害物质自然逸出窗外。

怎样散步对身体最为有利

散步是怀孕的准妈妈最适合的运动之一。因为散步比较温和，同时也是有氧运动，对准妈妈活动身体等各方面都有好处。

准妈妈散步时需要注意以下一些问题：

❶ 选择花草茂盛、绿树成荫的公园进行散步。一些地方空气清新、氧气浓度高，尘土和噪声少，因此是最理想的散步场所。准妈妈在这样的环境中散步，无疑会身心愉悦，情绪轻松。

❷ 要避开闹市、集市以及交通要道等空气污浊的地区。

❸ 最好选在清晨和傍晚去散步。也可以根据工作和生活情况安排适当的时间，例如上班前半个小时或者晚饭以后。

❹ 要穿宽松舒适的衣服和鞋，避免对腹部造成压迫。

❺ 记得带一个水瓶，随时补充水分。

细节提醒

散步时最好请准爸爸陪同，这样可以一起给胎宝宝做胎教，同时也能增加夫妻间的交流。

完美胎教细节

❧手工胎教：制作布书

布书有近100年的历史了，最近20余年在发达国家非常普及，并受到婴幼儿教育专家的广泛推崇，被公认为"小宝宝最好的软性益智读物"。准妈妈现在就可以着手制作一本布书，可以作为未来宝宝一件非常不错的礼物，而且，准妈妈做做手工，动动手动动脑，不但能让自己身心愉悦，还可使胎宝宝不断接受刺激，促进大脑神经和细胞的发育。

* 准备材料

各种色彩的棉布、贴画、剪刀、胶水、针线（最好包括各种彩色的线）、签字笔、纸（普通A4纸即可，不要太小）、铅笔。

* 制作步骤

❶ 确定一个题材。讲一个故事，展示一些漂亮可爱的图片，写下一段想对宝宝说的话，这些都不错。

❷ 将几块棉布剪裁成书本的大小，缝制成书本。

❸ 在纸上用铅笔勾勒出布书的草图，如小树、小花、小草、小动物等。

❹ 将棉布按照纸样裁剪成草图，再把剪好的棉布图案放在棉布书上，对齐压平后沿着四周与棉布缝在一起。如果觉得缝制太麻烦，也可以将素材用胶水粘贴上去。

细节提醒

布书最好用棉布缝制，不要用化纤的布料，那样会产生静电、沾染灰尘，将来宝宝玩的时候，有可能导致宝宝尘埃过敏。

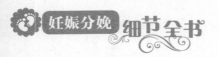
❀ 音乐胎教：世界名曲《春之声》

春天寓意着生命的开始。在你孕育生命之初，听听这首生机盎然的《春之声》吧，它用美妙的音符描绘出一幅色彩浓重的油画，永远保留住了大自然的春色。

＊ 小约翰·施特劳斯与《春之声》

小约翰·施特劳斯（Johann Strauss, 1825—1899）出生在音乐世家，他的父亲就是谱写出《维也纳圆舞曲》的老约翰·施特劳斯。然而他的父亲一开始并不希望他将来子承父业，成为一个音乐家，而是希望他将来成为一个银行家，并因此开展"父子大战"。最后，小约翰·施特劳斯坚持自己的梦想，成为"圆舞曲之王"。他创作《春之声》时已年近六旬，但本曲依然充满活力，处处散发着青春的气息。

＊ 《春之声》怎么听

《春之声》并不是典型的维也纳圆舞曲体裁，它节奏自由、充满变化，旋律生动而连贯。曲中生动地描绘了大地回春、冰雪消融、一派生机的景象，随着曲调，一幅春天的图画在你的脑海里显现。《春之声》开始于四小节充沛的引子，贯穿全曲的第一主题（降B大调）随之出现，复杂而具有装饰音色彩的旋律给人一种春意盎然的感觉；接着旋律开始平和，给人一种春水荡漾般的舒畅感；而之后运用大音程的跳动，显示出无穷无尽的活力；突然的低沉音调，仿佛是在描写春日里偶尔飘来的阴云；当然，最后旋律又恢复明快，再次呈现春天那生机盎然的感觉，干净利落地结束全曲。

细节提醒

据科学研究发现，通常胎宝宝喜欢听与子宫胎音合拍的音乐，像巴赫、莫扎特的乐曲，它们的节奏与大脑中的阿尔法波和心跳波形相似，很容易被准妈妈和胎宝宝接受。

本月异常情况

❀ 情绪多变

由怀孕本身引起的情绪波动调节是比较容易的，即使不刻意调节，过几天后喜悦感平复或者就如何对待意外怀孕做出了决定，那么也会平静下来，真正让你感觉很难控制的情绪波动都是由激素引起的。

胎宝宝为了保护自己，让自己有更安全的成长空间，刺激母体高水平地分泌激素，这些激素急速变化刺激了你的情绪。在这段时间内，你的情绪可能很多变，忽喜忽悲，时而暴躁，时而沮丧，时而亢奋。你无法控制激素，所以有情绪上的变化是很正常的，关键在于你要主动去认识情绪变化，意识到这是激素在起作用，这样就可以平静地面对这种变化。只有深刻认识，才能更好地调整。

验孕结果出来后，你情绪上可能马上就有变化，如果这是你盼望已久的，当然会很快乐，喜不自禁，迫不及待地等待身体发出怀孕的信号，没有信号出现还会着急；如果是意料之外的，情绪则要变得复杂得多，比如难以置信，既欣喜又有压力的矛盾感，甚至对生活即将发生的变化产生恐慌之感等。

但无论是什么样的情绪，都要尽快调整，平和、平静的情绪对怀孕是最好的。

如果碰上了情绪低落，准妈妈不必紧张，不要认为自己出了什么问题，只要学会自我调理，心情就会好起来。

* 做些让自己高兴的事

看些搞笑片或令人发笑的文章，写写日记，舒舒服服地打个盹，出去散个步，找人倾诉一下，准备些宝宝用的东西，学习一项新本领……只要能让自己高兴，就马上去做吧！

* 听音乐

音乐在安慰人的心灵方面具有其他艺术形式难以比拟的作用。感到

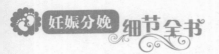

难过时，可以先听与自己当时情绪同步的低沉、伤感的音乐，使不良情绪得到抒发；然后选择平静、松弛、安静的音乐，使情绪逐渐平静；最后选择欢快的音乐，使自己获得轻松愉快的体验和美的感受，从而变得高兴起来。

❀ 致畸幻想

所谓"致畸幻想"，是指由于过度紧张，准妈妈对胎宝宝发育进行的毫无根据的负面设想，例如担心孩子生下来兔唇、斜颈或长六根手指，或患有某种先天疾病。通常情况下，这些幻想中的境况正是准妈妈害怕出现的。

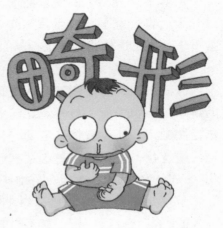

致畸幻想徒然给准妈妈和家人增加心理负担，对准妈妈安然度过孕期没有一点好处，一定要努力从中解脱出来。

* 多进行正面联想

为避免致畸幻想，准妈妈应该使自己关于孩子的幻想发生180°的大转变：设想宝贝将变得无比漂亮、聪明、可爱……动用你所有的想象力，多想积极、正面的情况，让你的"致畸幻想"在不知不觉中消失。

* 到医院检查，打消疑虑

与其整天担惊受怕，不如索性到医院进行一次全面检查，彻底弄清楚宝宝的发育状态，用铁一般的事实、科学的数据、医生专业化的预测打消心中的疑虑，给自己吃一颗定心丸。

❀ 细节提醒

闲暇越多，准妈妈越有时间考虑与怀孕有关的事，就越容易出现致畸幻想。如果怀孕后能坚持工作，各种具体事务会在很大程度上分散准妈妈的注意力，使她们没时间进行这种幻想。

❀ 下腹部抽痛

怀孕后由于子宫增大，子宫圆韧带被牵拉而容易引起下腹部抽动。这种疼痛不定时，主要集中在下腹，可能是单侧痛，也可能是双侧痛，主要表现为偶尔的隐痛、牵拉痛或者钝痛。

孕期轻微的下腹部抽痛不需特别治疗，卧床休息后能自行缓解。

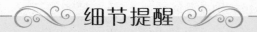

细节提醒

准妈妈要注意：无论是怎样的疼痛，只要伴有阴道流血、流液、发热、呕吐、严重头痛、晕厥，要及时就医，以免发生流产或其他意外。

❀ 孕期便秘

便秘是怀孕早期的一种普遍的现象，孕期便秘会对身体带来很大的影响，因此准妈妈要提前预防。

* 孕期便秘的影响

患便秘的准妈妈食欲容易不好，胃肠功能失调容易加重。如果便秘比较严重，有可能因为在肠内积聚了太多不能被排泄的代谢物，导致中毒，对自身与胎宝宝都不利。

不能把孕期便秘当成一件不可解决的大事，也不能太不把孕期便秘不当事，因为临床上也曾有过因为便秘过于严重，日常失之调理的孕妇因为肠管中堆积的粪便阻碍了胎宝宝的下降，导致生产困难的案例。

* 孕期便秘的防治

孕期便秘发生的一个原因是孕期身体的特殊变化，还有一个原因是多数产生便秘的孕妇生活中饮食太过精细，同时又缺乏运动所致。孕期便秘可以轻松应对，可以这么做：

❶ 饮食加进适当粗粮，粗细搭配，常吃新鲜蔬果。晨起可空腹饮用一杯温开水，帮助排除体内废弃物质。

❷ 准妈妈要养成定时排便的习惯。最好每天一次，有便意时要及时

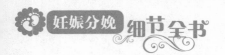

如厕，不要等、忍，尤其是孕前已经有便秘习惯的准妈妈，怀孕后要更加注意定时排便习惯的养成。坚持4周左右习惯会基本养成，长期坚持对缓解便秘有良好帮助。

❸ 经常运动。怀孕后一方面要注意休息，保证身体安全，但是不可静养过度，良好的身体也需要适量的运动，运动可以加强腹肌的收缩，促进肠道蠕动，预防或减轻便秘。准妈妈的运动可选择散步、游泳等。

❹ 每日可做适当的腹部按摩，双手轻轻按压腹部，按照右下、右上、左上、左下的顺序柔缓地按摩，每日2～3次，一次10～20圈，可促进肠道蠕动，促进排便。

❺ 心情愉悦。对怀孕的紧张、不安容易使身心疲乏，影响新陈代谢，因此准妈妈一定要保持轻松的心情，规律作息，也有利于防止便秘。

类似感冒症状出现

怀孕可能会使一些准妈妈出现类似感冒的症状：如常在没有任何原因的情况下出现精神倦怠、身体疲乏、嗜睡、流清涕、发热、发冷等症状，这些症状发生在已婚已育的女性身上时一定要引起高度注意，因为这可能不是普通感冒，有可能是怀孕了。

准妈妈不要盲目服药，可以利用试纸测一下，阴性不要怕，阳性和弱阳性一般情况下也是怀孕了，此时准妈妈要赶快去医院进行检查，请医生帮忙解决感冒的问题，以保证胎宝宝的健康。

头晕眼花

妊娠使准妈妈的身体出现了各种不同程度的生理变化，除了恶心、呕吐等症状外，准妈妈容易感到头晕眼花也是孕早期常见的情况。孕早期出现头晕眼花症状可能是由于以下原因：

❶ 妊娠后准妈妈的植物神经系统失调，调节血管的运动神经不稳定，当准妈妈动作突然改变时容易造成脑部暂时缺血而引起头晕眼花。

❷ 为了满足胎宝宝的发育需要，机体血容量增加引起头晕眼花。

❸ 怀孕早期，准妈妈多有身体不适，孕吐、疲劳等使得进食减少，常伴有低血糖，也容易引起头晕眼花。

准妈妈要保证饮食，因为恶心、孕吐、不喜进食时，大部分食物可以不吃，此时以多吃爱吃的食物为主。待不良反应过去，再补充其他食物，保证身体营养。

注意休息，避免长时间站立、久坐，适当运动，起坐时动作要轻缓，不要太用力。

感到头晕眼花不舒服时，要立即休息，不要强撑，不要忍。

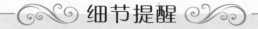

细节提醒

如果经常出现头晕眼花症状，也有可能是因为贫血、低血压或高血压，此时应及时就医，寻求帮助。

❀孕早期易流产

对于刚怀孕的准妈妈来说，最应该注意的就是流产，虽然早期流产多与胎宝宝的先天性异常有关，但准妈妈的生活习惯或行为也可能造成早期流产。因此，为了避免发生早期流产，准妈妈要做到：

❶ 定期产检：定期产检能得知胎宝宝的发育成长状况、健康与否，避免发生早期流产。

❷ 禁止抽烟、喝酒、喝咖啡：准妈妈如果抽烟、喝酒、喝咖啡，流产概率会提高。

❸ 正常作息：怀孕早期，准妈妈应尽量避免工作太过劳累、熬夜等，维持正常的生活作息，并保持心情愉悦。

❹ 避免危险动作：准妈妈应尽量避免爬高、提重物或弯腰拿东西，以免造成腹部不适或受到碰撞，导致流产。

留意可能的流产征兆：一般来说，腹痛、阴道出血都是流产的征兆，如果出现流产征兆，准妈妈要尽快与医生沟通，不可盲目保胎，因为有些流产是胚胎发育异常导致的。

Part 3

孕3月：从胚胎变成胎宝宝

胎宝宝的生长发育细节

❧怀孕9周

　　胚胎的小尾巴这个时候已经基本消失，此时从B超里可以看到，胎宝宝五官越来越全，眼睑覆盖住了眼睛，只是暂时还不能控制眼睛开合，也还没有长出眼睫毛。鼻子慢慢长出。耳朵也隆起，只是暂时待在颈部，还没有到

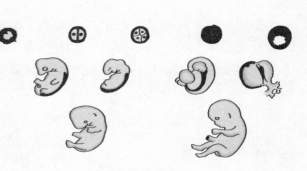

胚胎的变化

头部。他的味蕾正在发育，所有牙齿的幼芽都各就各位。

　　胎宝宝现在的四肢渐渐清晰，可以看见胎宝宝的小肩膀了，且生长迅速，手臂更加长了，臂弯处肘部已经形成，胳膊能在胸前相交，腿也长到足以在身体前面相交了，手指和脚趾基本发育完毕，手部在手腕处有弯曲，两脚开始摆脱蹼状的外表，可以看到脚踝。为了让自己更舒服一些，胎宝宝会不断地动来动去，不停地变换着姿势。

　　胎宝宝的皮肤变成了半透明，有少量的绒毛长出，像一层毛玻璃护着身体内部的世界。从大体轮廓上来看，胎宝宝已经"人模人样"，正式宣告从胚胎变成胎宝宝了。

❧怀孕10周

　　这时，胎宝宝从外观上来看，已经很像一个小人儿了。

　　通过仪器，已经可以听到胎宝宝的心跳，还可以看到，胎宝宝面部已经比较清晰了，眼睛、鼻子、嘴巴都在正常的位置上，不过小家伙的

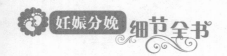

眼皮还没有张开，黏合在一起。

胎宝宝90%的器官已经建立，并且很多已经开始工作，在工作中不断完善自己。其中肾脏和输尿管开始发育，并具有一点点的排尿功能，胃能产生一些消化液，肝脏也开始制造血细胞，肺叶长出许多细支气管。胸部移动，就像在呼吸。另外，胎宝宝的齿根、声带、上牙床和上腭开始形成，味蕾出现。颈部的肌肉不断发达起来，以便支撑起大脑袋。

胎宝宝手臂更长了，肘部更加弯曲，手腕和脚踝已经清晰可见，骨骼还处于软体状态，富有弹性，左右腿会交替做类似踢腿的屈伸动作。手指和脚趾也长了一点，而且对手指、脚趾有保护作用的指甲和趾甲开始生长。

🌸 怀孕11周

从孕11周起，胎宝宝的增长速度增快，此时的胎宝宝仍然是头大身子小，但是比例已经比之前要协调一些了，头只占到整个身体的1/2，肢体在不断加长，骨骼也开始变硬，脊神经开始生长。

细微之处也在发生着变化，比如出现了细小的绒毛和指甲，眼睛的虹膜也开始发育。不过，眼睛此时仍然没有睁开。

此时胎宝宝的能力也在增长，可以把自己的手放到嘴里吮吸，会吞咽羊水、打哈欠，另外，手脚也会经常活动一下，两脚还会做交替向前走的动作，进行原始行走。

另外，因为基本的器官发育都已成形，胎宝宝已经成功度过了致畸敏感期，抵抗外界干扰的能力大大增强，发育畸形的概率逐渐下降。

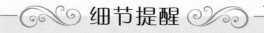

细节提醒

虽然现在胎宝宝在腹中会有不少小动作，但是因为现在的这些动作还很轻微，准妈妈还感觉不到。

❀怀孕12周

胎宝宝现在仍然很小，但是身体的雏形已经基本完成。尤其是胎宝宝的面部，五官的位置比以前更接近成人了，耳朵已经由颈部移到头部两边的正常位置，整体看上去，就像一个微雕的小宝宝。

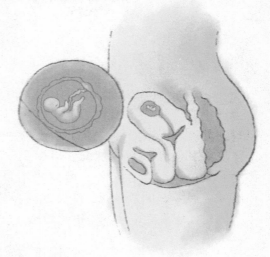

这部小小的"人体机器"正在欢快地运转着。脾脏已经开始造血，肝脏开始分泌胆汁，肾脏开始产生尿液等，这将在很大程度上减少外来药物和感染对他造成的损害，值得欣慰的是，肾脏产生的尿液开始进入膀胱，进而排泄到羊水里，羊水的成分将因此而改变。

胎宝宝还有了完整的甲状腺和胰腺，不过它们还不具备完整的功能。这两个腺体的形成对胎宝宝来说意义非凡，甲状腺可分泌甲状腺激素，甲状腺激素是维持人体代谢的基础物质，而胰腺分泌胰液和胰岛素，帮助消化，对调节全身生理机能，都是非常重要的。

胎宝宝现在已经有了触感，所以，当准妈妈或准爸爸轻轻抚摸肚子时，住在里边的小宝宝有可能感受到，从B超里可以看到他会把头转开，还会有手指、脚趾张开，嘴巴开合，四肢舞动等反应。

细节提醒

上个月的最后几天，"小海马"已经发展得初具规模，这个月他将会发生第二次质的飞跃，将自己发育成一个初具外形的小婴孩。

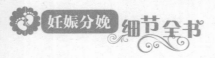

准妈妈的身体变化细节

❀ 乳房变化明显

在雌激素和孕激素的共同作用下，从怀孕第2个月开始，准妈妈的乳房会逐渐膨胀增大，变得丰满，这个月乳房的变化已经很明显，隐约可以看到乳房表皮下纤细或稍有扩张的静脉血管。

乳头和乳晕的颜色加深，乳晕上出现许多散开的深褐色的小突起，称为"蒙氏结节"。另外，准妈妈还会感觉到不同程度的胀痛和触痛，12周以后还会有少量稀薄、淡黄的乳汁分泌。

同时，由于乳房会变得更为敏感，准妈妈要尽量减少对乳房的刺激。

细节提醒

由于准妈妈乳房会随着妊娠的继续不断增大，所以在选择胸罩上要根据乳房的增长情况选择合适的尺码。

❀ 白带开始增多

怀孕后，盆腔内血液聚集，发生充血和瘀血，阴道的分泌物会较孕前略增多，颜色通常为无色、橙色或淡黄色，有时为浅褐色。由于阴道分泌物增多，刺激外阴部皮肤发痒，如果不经常清洁处理，往往会引起阴部湿疹、阴道炎或子宫颈炎等感染性疾病。所以，准妈妈发生白带增多后更要注意清洁，细心清洁私密处。

细节提醒

怀孕后白带增多属正常生理现象，但如果除了白带增多，还有外阴瘙痒和难闻异味，则应去医院进行检查，看是否得了阴道炎或其他妇科疾病。

需要了解的常识

孕吐在本月后期开始减轻

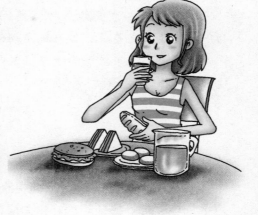

第3个孕月的前两周（第9周和第10周）是早孕反应最严重的阶段，过了这一阶段，早孕反应将逐渐减轻。到孕期第14周，大部分准妈妈恶心、呕吐的感觉将自然消失。

在这段时间里，大部分准妈妈会觉得很难熬，但是还没到去医院的地步。但是，也有一些人会出现呕吐特别严重的情况，这就需要到医院进行检查了。

如果24小时持续吃什么吐什么，连水都会吐出来，就可能是"妊娠剧吐"，妊娠剧吐会导致准妈妈和胎宝宝电解质紊乱，酸碱失衡，使胎宝宝宫内生长迟缓，准妈妈可能由此患上妊娠高血压。情况严重的，还会造成胎宝宝或准妈妈死亡。因此妊娠剧吐的准妈妈需要到医院治疗，以防出现脱水和电解质紊乱。

本月将做第一次正式产检

从孕期第12周起，准妈妈可能要定期到医院进行第一次正式产检了。产前检查在很大程度上可以为准妈妈和胎宝宝的健康提供保证。定期进行产前检查，与医生保持密切的联系，是每个准妈妈都应该积极去做的。

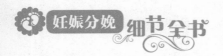

* 第一次产检有哪些项目

第一次产检时，医生会测量准妈妈的身高、体重、血压、宫高、腹围，进行全身体格检查，并核对孕周。此外，准妈妈还需进行一系列实验室检查，包括血常规、血型、甲乙丙肝抗体、艾滋病抗体、梅毒抗体、肝功能、尿检、心电图检查。

细节提醒

一般来说，系统的产前检查从怀孕11～13周开始。但各地医院的规定可能略有差异，最好提前询问自己选择的医院的具体规定。北京、上海等大城市医院由于床位紧张，建议准妈妈发现怀孕便立刻前往医院建档。

做产检需要做什么准备

第一次正式产检一般是建档检查，医生会问准妈妈一些关于个人和家庭的问题，最好提前整理好相关信息，以便更好地回答。

* 医生可能会问的问题

医生可能问到的内容有：年龄、籍贯、文化程度、职业等；月经初潮时间、月经周期、月经量及末次月经时间；以前的怀孕、生产经历，流产史，避孕情况，现有子女情况；慢性疾病、手术或住院治疗的情况；药物过敏史；生活习惯，如饮食、睡眠、运动、吸烟、被动吸烟、饮酒、用药等；准爸爸的健康情况，如吸烟、饮酒习惯、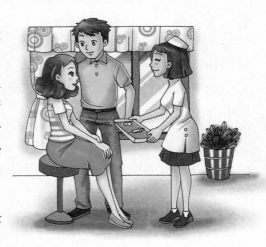
疾病史、用药史等；夫妻双方的家族遗传病史；是否有早孕反应、有无阴道出血、腹痛或其他不适；初次胎动时间（如果有的话）。

* 建档体检要空腹

准妈妈最好在上午空腹去医院，因为需要进行各种血常规检查，如果需要做唐氏筛查，还应带一瓶水。做过全身体检者可以带上体检报告，有些检查项目就不必重复检查了。

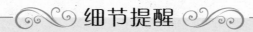

细节提醒

做体检时准妈妈别忘了带一些有饱腹感的零食，这样检查完毕肚子饿的时候可以补充一下。

❀怎样看产检报告单

* 身高、体重

身高在最初检查时测一次即可，体重每次都要检测。

标准范围：体重随着孕周的增加而增加。通常情况下，体重每周增加350～500克；整个孕期增重12.5千克左右。怀双胞胎的准妈妈整个孕期体重增加15.8～20.4千克。

异常警示：体重太轻会影响胎宝宝的营养吸收，太重又会引起其他并发症，如妊娠糖尿病、妊娠高血压等。

* 宫高、腹围

推断孕周和胎宝宝的发育情况。

* 血压

血压是孕检的必查项目。尤其是孕期超过20周，定期测量血压是必不可少的。

标准范围：正常情况下，准妈妈的血压高压为100～120毫米汞柱，低压为60～80毫米汞柱。

异常警示：如果孕期血压升高，接下来的尿检结果就要特别注意。如果尿液中出现蛋白质，医生就会诊断出准妈妈患有妊娠高血压综合征。

* 尿常规

尿常规即检查尿液中是否有蛋白、糖及酮体，镜检红细胞和白细胞。尿常规也是每次的必查项目。

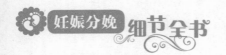

标准范围：尿蛋白增多、尿糖阳性、尿红细胞超过5个应咨询医生；尿白细胞超过5个则可能患有尿路感染。

异常警示：尿蛋白异常提示妊娠高血压综合征的存在，尿糖水平异常则是妊娠糖尿病的信号。

* 血常规

血常规检查通常包括白细胞、红细胞以及血小板的检查，可以帮助医生判断准妈妈是否患有贫血、感染或凝血异常。

标准范围：血红蛋白正常值110～150g／L，白细胞正常值6000～15000个／mL，血小板正常值10万～30万／mL。

异常警示：红细胞增加数比血容量少，孕期容易出现贫血。

* 肝功能

包括总胆红素、谷丙转氨酶、谷草转氨酶等多项检查，可以帮助评价准妈妈的肝脏工作状态。

异常警示：肝功检查对乙肝、肝硬化等疾病的判断尤为重要。如果准妈妈患有肝炎，不仅会传染给胎宝宝，还会造成早产。

* B超检查

整个孕期一般要做四次B超检查：第一次在孕早期，检查是单胎还是多胎；第二、三次在孕中期，筛查胎宝宝是否畸形；第四次在孕晚期，主要检查胎宝宝、胎盘、胎位和羊水的情况。

* 胎心音

胎心即胎宝宝的心跳。胎心音即通过数胎宝宝的心跳声检测胎宝宝的心跳速度。正常产检时仅检查胎宝宝心跳即可，如果发现异常可以进行连续胎心监测。胎心监测通过仪器扫描、记录胎宝宝心跳与胎动或宫缩关系，可以评价胎宝宝在子宫内的安全状况。

标准范围：正常胎心音120～160次／分。

异常警示：胎心音160次／分以上或持续120次／分以下都表示胎宝宝宫内缺氧。

* 唐氏筛查

唐氏筛查指通过化验准妈妈的血液来推断胎宝宝患有唐氏综合征的危险系数。这一检查可以发现怀有先天愚型儿的高危孕妇，最大限度地减少异常胎宝宝的出生。

* 产前筛查报告的"高风险"和"低风险"是什么意思

产前筛查报告的"高风险"和"低风险"主要指对胎宝宝的三种筛查目标疾病——唐氏综合征（21-三体综合征）、18-三体综合征和开放性神经管缺陷进行筛查和综合计算后得出的风险度，通常以比值来表示。所得数据如果高于参照数值，则为高风险；如果低于参照数值，则为低风险。比如，某医院唐氏综合征的参照风险值设定为1/270，如果筛查所得的风险值为1/500，就是低风险；如果筛查所得的风险值为1/80，就是高风险。根据检测方法不同，各医院判定"高风险"和"低风险"所用的具体数值也不同。

筛查结果为高风险，表示胎宝宝患该疾病的概率较高，并不表示胎宝宝一定不正常，需要进一步检查方能确定。同样，低风险表示胎宝宝患该病的概率较低，不必进行介入性产前诊断，也不能保证准妈妈一定不会怀唐氏儿。

* 什么叫18-三体综合征

18-三体综合征又称爱德华氏综合征，是一种仅次于唐氏综合征的常见染色体疾病，通常被认为与18号染色体异常有关。多发生在年龄较大的父母亲孕育的胎宝宝身上，且随生育时父母亲年龄增长而增加。容易孕育18-三体综合征患儿的母亲平均年龄为32.5岁，25~30岁和40~45岁为两个高峰；父亲平均年龄为34.9岁。女孩比男孩发生率高，约为3∶1~4∶1。秋冬季受孕者发生率较高。

18-三体综合征患儿母亲平均妊娠期为42周，常为过期生产，且妊娠时胎动微弱，羊水多，胎盘小，常常只有一支脐动脉。出生后的主要临床表现为多发畸形，多于生后数周死亡。

❀轻松看明白B超报告单上的数据

双顶径（BPD）：也叫胎头大横径，指胎头从左到右最长的部分，用于推定胎宝宝的体重和发育状态，判断是否头盆不对称及是否能顺利分娩。

枕额径（OFD）：又称前后径，胎宝宝鼻根至枕骨隆突的距离，也是胎头从前到后最长的部分，用于判断胎宝宝发育情况和孕周。

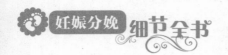

股骨长（FL）：也叫大腿骨长，指胎宝宝大腿的长度。这是胎宝宝身体中最长部分的数值，用于和双顶径（BPD）结合推算胎宝宝的体重。

肱骨长（HL）：胎宝宝上臂骨的长度。肱骨长度计算公式为：肱骨长=5.4282+0.7542×双顶径。

头围（HC）：也叫胎头周长，指胎宝宝环头一周的长度，用于确认胎宝宝的发育状态。

腹围（AC）：也叫腹部周长，指环绕胎宝宝肚子一周的长度，用于和躯干前后径（APTD）、躯干横径（TTD）结合来推测胎宝宝的发育。

脐带血流比值（A/B）：指脐带内的血液流动情况，可用于了解胎盘、胎宝宝及母体的某些病理变化，以及某些高危妊娠因素。

脐动脉阻力指数（RI）、收缩期最大血流速度与舒张末期最大血流速度比值（S/D）：代表脐动脉的两个血流动力学指标，常用于检测胎盘的血液循环和功能情况。在正常情况下，随孕周增加，S/D、RI值下降。

胎盘分级（GP）：一般胎盘分为0，Ⅰ，Ⅱ，Ⅲ级，有时还有Ⅲ+级。胎盘Ⅱ级以上表示胎宝宝成熟了。

胎位：均用英文缩写表示。头先露有六种胎位：左枕前（LOA）、左枕横（LOT）、左枕后（LOP）、右枕前（ROA）、右枕横（ROT）、右枕后（ROP）；臀先露有六种胎位：左骶前（LSA）、左骶横（LST）、左骶后（LSP）、右骶前（RSA）、右骶横（RST）、右骶后（RSP）；面先露有六种胎位：左颏前（LMA）、左颏横（LMT）、左颏后（LMP）、右颏前（RMA）、右颏横（RMT）、右颏后（RMP）；肩先露有四种胎位：左肩前（LScA）、左肩后（LScP）、右肩前（RScA）、右肩后（RScP）。

羊水指数（AI）：做B超检查时，以准妈妈脐部为中心，分上、下、左、右四个区域，将四个区域的羊水深度相加所得的数值。

羊水暗区：临床上用羊水暗区的最大深度表示羊水最深量。正常值为3～8厘米。

一般情况下，孕早期需要关心胎宝宝的发育指标，如双顶径、头围、腹围和股骨长；孕晚期则要注意羊水指数、胎盘位置、脐带血流指数等指标。

营养与饮食细节

❧小腿容易抽筋要考虑是否缺钙 ·····················•

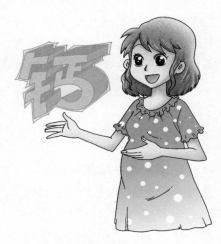

　　孕3月时，胎宝宝就要从准妈妈体内摄取大量的钙质，如果准妈妈钙质摄取不足，胎宝宝甚至会吸收准妈妈骨骼处分解的钙质，使得准妈妈自身缺钙。一般在怀孕4个月左右，准妈妈才开始补钙，但如果怀孕3个月的准妈妈水肿，抽筋特别严重，也需要注意是否缺钙，并适当地补充一些钙质。因为钙离子与骨骼肌肉的兴奋性密切相关，准妈妈血钙低到一定程度会引起小腿肌肉痉挛，抽筋大多发生在夜间，夜间血钙水平比日间低。

* 并非只有缺钙才会引起腿抽筋

　　需要指出的是，准妈妈绝不能以小腿是否抽筋作为需要补钙的指标，因为个体对缺钙的耐受度有所差异，所以有些准妈妈在钙缺乏时，并没有小腿抽筋的症状。

　　相反，由于体内缺乏其他微量元素，如镁，或者由于身体疲劳过度等，也有可能出现抽筋症状，一句话：应对抽筋要对症下药。

* 营养缺乏引起的腿抽筋怎么预防

　　缺钙抽筋：准妈妈应该在医生的指导下补钙。虾皮、虾米、海带、紫菜、奶制品、豆制品、木耳、芝麻酱、芝麻、发菜、话梅、瓜子、茶叶、雪里蕻、台菜、口蘑、泥鳅等食物中含有丰富的钙，准妈妈可以通过多吃这些富含钙的食物来补充，也可以通过服用钙剂补充。

　　缺镁抽筋：绿叶蔬菜、紫菜、小米、玉米、荞麦面、高粱面、燕

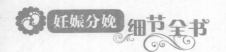
麦、烤马铃薯、黄豆、黑豆、蚕豆、豌豆、豇豆、豆腐、冬菜、苋菜、辣椒、蘑菇、阳桃、核桃仁、虾米、花生、芝麻、海产品、肉类、牛奶等都含有丰富的镁，准妈妈可以通过调整饮食，多吃这些富含镁的食物来补充。

细节提醒

　　如果准妈妈出现屁股抽筋，并向大腿根部放射，可能是坐骨神经受压所致。如果不感到下肢麻木，一定要注意休息，并在医生的指导下进行止痛治疗。如果疼痛剧烈，下肢发麻，且持续时间较长、频率较多，则应及早就医，以免造成意外。

❀食物中的营养比汤水更丰富

　　有的准妈妈在吃汤菜时，认为营养全部溶解在汤中，而只选择汤而摒弃菜。其实，虽然汤的营养价值很高，但仍有大部分的营养，特别是肉类食物的主要营养成分如蛋白质、铁质、骨中的钙质等都很难溶解在水中，"滞留"在了食物里。而且吃食物的过程中可以增加膳食纤维的摄入，有利于促进胃肠蠕动，加速新陈代谢，缓解孕期便秘。

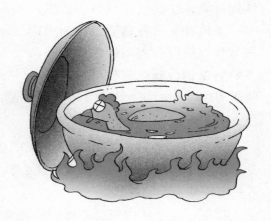

细节提醒

　　因为蔬菜中的水溶性维生素加热时间长，大部分会被破坏掉，所以，搭配肉类一起熬汤的蔬菜应随放随吃，以免维生素C等水溶性营养素被破坏。

❀可以在孕期吃的杂粮

小米：小米有滋阴补虚、健脾养肾、除湿利尿之用。孕吐时，用小米煮粥，对减轻恶心、呕吐非常有用。

糯米：糯米味甘性温，能暖补脾胃、益肺养气。糯米比大米性黏，消化得慢一些，因此脾胃虚弱者不宜多食，以免引起胃胀与消化不良。

燕麦：燕麦味甘性平，有健脾益气、补虚止汗、养胃润肠的功能，经常食用有降血脂、调节血糖、防止便秘的作用。

荞麦：荞麦味甘性凉，有开胃宽肠、下气消积的功效，可用于大便秘结，湿热腹泻等。建议用荞麦面代替一般面条，也可在早餐或加餐时将荞麦粉冲入牛奶中食用。

高粱：高粱性温味甘涩，有健脾胃、消积止泄之用。当准妈妈消化不良、脾胃气虚、大便溏薄时，可以适当食用。

红薯：红薯味甘性平，有补脾养心、益气通乳、去脏毒之用，能促进肠道蠕动，刺激排便。但红薯中糖类较其他粮食多，妊娠糖尿病患者不宜多食。

细节提醒

在孕期吃粗粮适量即可，不要因为食用粗粮有一些益处，便用粗粮代替精粮。准妈妈可以在熬粥或者煮饭时少量掺入粗粮。

❀吃素的准妈妈怎样保证营养

素食准妈妈需要补充充足的热量、蛋白质、钙和其他矿物质等。

* 素食准妈妈的热量来源

热量主要来源于碳水化合物、蛋白质和脂类。普通人热量摄入的标准值为2100～2400千卡。准妈妈从妊娠4个月开始，则要在普通热量的基础上，每天增加200千卡的热量。

* 素食准妈妈的蛋白质来源

在孕早期的3个月，准妈妈的蛋白质摄入量为每天80克，到妊娠12周

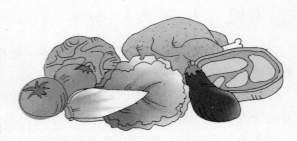

增加为每天85克，妊娠13周到27周，增加为每天95克，妊娠28周之后增加为每天100克。素食准妈妈的蛋白质来源如下：

谷物杂粮：主食是主要来源，豆类，包括青豆、红豆、黑豆、扁豆、豌豆、蚕豆、绿豆等及其制品都含量极高，其中以大豆为主。

蔬菜水果：如黄花菜、口蘑、松子、花生、瓜子、芝麻等。

要摄取足够的热量及蛋白质，如果有摄取不足现象，可增加全谷类制品或植物性蛋白奶粉，如豆奶粉。

* 素食准妈妈的补钙食物

谷物杂粮：玉米、大麦、荞麦。上述豆类及其制品，仍以大豆为主。

薯类：淀粉、藕粉。

蔬菜类：菜心、油菜、芥菜、甘蓝、萝卜缨、荠菜、金针菜、白沙蒿、茵陈蒿、口蘑、木耳、海带、发菜最高。

水果干果类：酸枣、沙棘、柠檬、核桃、松子、瓜子、芝麻最高。

* 素食准妈妈的其他矿物质补充

补锌：大麦、黑豆、眉豆、干辣椒、笋干、干蘑菇、口蘑、松蘑、木耳、核桃、松子、腰果、花生、瓜子、芝麻、黑芝麻较高。

补碘：海带、碘盐。

细节提醒

为使胎宝宝能有更充足的营养来源，建议素食准妈妈广泛地选择食物，利用各类食物所含不同的营养素之互补作用，获得充足的热量、维生素、矿物质及较完全的蛋白质。如果是蛋奶素食的准妈妈，则应多喝些牛奶，多吃蛋类。

❀素食准妈妈要加强补铁

素食准妈妈只要精心搭配饮食，尽量做到营养的全面和均衡摄取，胎宝宝也能摄取到足够的营养。

* 多吃含铁食物

素食准妈妈应该在孕早期就开始补铁，预防铁缺乏引起的孕期贫血。各种铁强化食物（如铁强化酱油）、芝麻酱、蘑菇、豆类、紫菜、绿色蔬菜、粗加工谷物、全麦面包、坚果类食物都含有较多的铁，准妈妈可适当多吃。

* 注意补充维生素C

维生素C有促进人体吸收铁的作用，要达到补铁的目的，素食准妈妈还应保证摄入足够的维生素C。

* 食补不够时需要药补

如果通过饮食不能补充足够的铁，应该在医生的指导下服用相应药品，必要时进行铁剂治疗。

❦ 细节提醒 ❧

一般情况下，血红蛋白只要不低于每升10克就不需要药物，医生不建议为了预防贫血而服用补血药。只有有了明显的指征，检查确定是缺铁性贫血后才能在医生指导下使用这类药物。

❀少吃或不吃冰镇食物

怀孕早期，多数准妈妈都会胃火上升，即便不是在特别热的夏天，也会想吃冰淇淋、喝冰水来缓解燥热。

但冰镇食物容易伤及脾胃，影响吸收和消化功能。时间久了，就会出现大便不畅、阴道分泌物增多等现象，严重的还可能导致阴道炎，影响正常生产。不仅如此，脾胃功能下降，会增加肠道疾病的感染、发病率，增大用药风险。

建议准妈妈吃常温下的新鲜蔬果，以补充身体水分；如特别嗜凉，

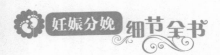

可以用凉白开代替冰水。此外还应注意营养均衡，调养好身体，这样才能从根本上防止胃火上升带来的"口燥"。

细节提醒

准妈妈也不用对自己过于严格，如果想吃的愿望要战胜自己的意志力，那么偶尔吃一次也无妨，毕竟准妈妈保持快乐的心情对胎宝宝来说是最重要的。

❧ 准妈妈要少喝或不喝的饮料

* 市售果汁饮料

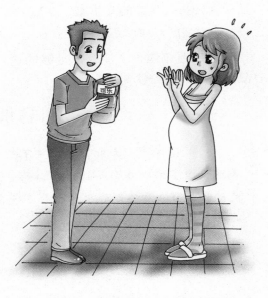

果汁饮料的主要成分是水，果汁含量其实很低，此外大多含有糖、甜味剂、防腐剂、香精、色素，几乎没什么营养，不建议准妈妈过多饮用。

* 咖啡、可乐类饮料

其中所含的咖啡因较高，过量摄入会影响胎宝宝健康。

浓茶：含有较多咖啡因和鞣酸，咖啡因摄入过量对健康不利，鞣酸则妨碍铁的吸收，造成准妈妈贫血，所以应少喝。

汽水：其中的磷酸盐入肠道后会消耗准妈妈体内的铁，容易导致贫血，所以不宜过量、长期饮用。

* 冰镇时间过长的饮料

太冷的饮料会使准妈妈胃肠血管痉挛、缺血，出现胃痛、腹胀、消化不良症状。建议冰镇饮料放置至常温后再饮用。

❀怎样健康吃鸡蛋

鸡蛋中含有丰富的蛋白质和卵磷脂，是准妈妈补充营养的首选，但是要想让营养能够充分地被吸收，在饮食搭配上要注意以下几点。

* 鸡蛋不要与白糖同煮

很多准妈妈有吃糖水荷包蛋的习惯。其实，鸡蛋和白糖同煮，会使鸡蛋蛋白质中的氨基酸形成果糖基赖氨酸结合物。这种物质不易被人体吸收，对健康不利。

* 鸡蛋不要与豆浆同食

有些准妈妈早上喝豆浆时喜欢吃个鸡蛋，或是把鸡蛋打在豆浆里煮。这样的吃法是不科学的。豆浆性味甘平，有很多营养成分，单独饮用有很强的滋补作用。但是豆浆中含有一种特殊的胰蛋白酶，与蛋清中的卵松蛋白相结合，会造成营养成分损失，降低二者的营养价值。

细节提醒

在孕期准妈妈每天吃1~2个鸡蛋即可，不可太多，否则容易造成消化不良。

❀解馋又营养的孕期小零食

准妈妈可以选择一些营养丰富、低糖、低热量、高膳食纤维的食物来充当孕期零食，不但能解馋，还能保证身体必需的营养。

每次吃零食的量不要太多，最好在两餐之间吃，离正餐远一点儿，这样就不会影响正餐的进食量。并且不要边看书或边看电视边吃零食，这样一来不卫生，二来不利于消化。

* 红枣

红枣被称为"天然维生素丸"，富含多种营养成分。具有补血安神、补中益气、养胃健脾等功效，还能防治妊娠高血压，非常适合孕妇食用。

* 瓜子

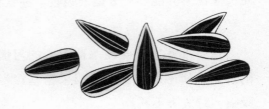

瓜子的种类很多，如葵花子、西瓜子、南瓜子等。葵花子中富含维生素E，西瓜子中富含亚油酸，南瓜子中则含有蛋白质、脂肪、碳水化合物、钙、铁、磷、胡萝卜素、维生素B_1、维生素B_2等多种营养成分，且比例均衡，非常有利于人体的吸收和利用。

* 板栗

板栗富含蛋白质、脂肪、碳水化合物、钙、磷、铁、锌、B族维生素等多种营养成分，有补肾强筋、养胃健脾、活血止血等功效。准妈妈常吃板栗既可以健身壮骨、利于胎宝宝的健康发育，又可以消除自身的疲劳。

* 花生

准妈妈每天吃一点儿花生可以预防产后缺乳，花生的内衣（即红色薄皮）中含有止血成分，可防治再生障碍性贫血。但花生脂肪含量较高，食用要适量，不可过多。花生受潮后易霉变，能致癌，所以应将其放在干燥处保存，霉变后一定不要再食用。

细节提醒

除上述几种零食外，水果、酸奶、熟鸡蛋、粗纤维饼干等也是不错的选择。

❧不要滥用补品补药

准妈妈一般都有阴血偏虚、阳气偏盛的情况，如果不顾实际情况进行滥补，反而会影响正常饮食的摄取和吸收，甚至会引起整个肌体的内分泌失调，因此，准妈妈万不可滥用补品补药。

特别是现在的补品补药良莠不齐，很多并不适合准妈妈食用，如果准妈妈服用了某些含激素较多的补品补药，就会干扰胎宝宝的正常发育进程，给胎宝宝出生后带来不良影响，严重的还有可能危及生命。

而人参、鹿茸、桂圆等甘温补品，准妈妈食用后极易出现轻度不安、烦躁失眠、咽喉干痛等症状，严重者还会导致流产。

如果觉得自己需要食用，除了要选择权威机构专门向孕产妇推荐的营养含量高的营养品外，更保险的是要先向医生咨询，听从医生的建议。

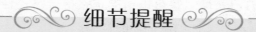

细节提醒

对于身体健康、营养基本不缺乏的准妈妈，如果孕吐不是太厉害，身体营养的储备都足以满足胎宝宝的营养需求。只有孕吐特别厉害的情况下，准妈妈才需要在医生指导下补充一些营养物质。

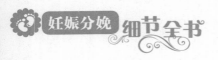

日常护理与生活细节

小腿抽筋怎么办

抽筋多半在夜间发生。由于突然疼痛从睡梦中惊醒，很多准妈妈往往觉得很惊慌，结果使疼痛感越发强烈，怎样做可以缓解抽筋所带来的痛苦呢？

* 抽筋发作时怎么办

① 绷紧小腿肌肉。

准妈妈可以自己把脚面竖起来，和脚腕保持垂直；也可以请准爸爸帮忙把脚扳起来，这样保持几分钟。如果疼痛不太强烈，准妈妈可以平躺着用脚跟用力抵住墙壁，或马上下床使脚跟着地，都可以起到拉伸小腿肌肉、缓解疼痛的作用。

② 按摩。

准妈妈可以自己按摩，也可以请准爸爸帮自己轻轻按摩疼痛处的肌肉，也可以起到缓解疼痛、消除抽筋的作用。

③ 热敷。

如果拉伸小腿肌肉和按摩还不能奏效，准妈妈还可以请准爸爸用热毛巾帮自己热敷抽筋的部位。热敷可以促进血液循环，缓解肌肉痉挛，很快就可以消除抽筋带来的不适。

* 预防小腿抽筋

疲劳抽筋：准妈妈可以在条件允许的情况下，每天抽出一点时间锻炼身体，增强肌肉的活力，防止肌肉过度疲劳。平时生活中，准妈妈也最好经常变换姿势，每隔1小时左右活动一下，以防身体过度疲劳。

受寒抽筋：准妈妈应该注意保暖。如果每晚临睡前用温水泡一下脚，夜间发生抽筋的次数就会少得多了。

❀选择宽松、舒适的服装

从这个月开始，准妈妈的体形会产生明显变化：腹部一天天隆起，乳房一天天丰满，胸围、腰围也开始增大。伴随着这些变化，准妈妈的衣着也应有相应的变更。

＊选择上大下小的倒"A"形服装

购买衣服一定要选宽松的式样，才能使准妈妈穿起来觉得舒服。

服装的轮廓最好是上大下小的倒"A"字形，高、低身分开的套服会更好。背带装既可以在视觉上润饰日益臃肿的体形，腋部、腹部和胯部的设计又比较宽松，背带长度还可以自行调节，准妈妈穿着后可以伸展自如，是比较适合准妈妈的服装款式。

＊选用专门的孕妇内衣

由于怀孕，准妈妈的乳房已经发生了巨大的变化，再购买胸罩时，已经不能再像平时那样根据自己的罩杯、胸围简单地购买一个大码的普通胸罩充数了。准妈妈在孕期所佩戴的胸罩，有着更多的讲究：

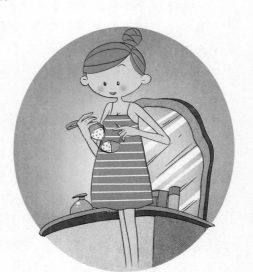

❶ 准妈妈所佩戴的胸罩不能有衬垫、硬钢托。

❷ 胸罩透气性一定要好，面料还应该柔软、吸水性强，以纯棉质地最为理想。

❸ 胸罩的色调应该明亮、轻快。白色、粉色、淡蓝色等可以带来好心情的颜色一般比较适合。

❹ 胸罩肩带应该在肩胛骨和锁骨之间，这样在佩戴时准妈妈不会有束缚感。选购胸罩时，准妈妈可以通过举手、耸肩等动作检查它是否会掉下来或感到不适。

❺ 孕期最好选择用软钢托支撑的全罩杯胸罩，应方便穿脱、清洗，最好选择搭扣在前面的。

❻ 至少应该购买2～3件孕期胸罩，以供换洗。

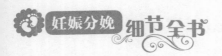

* 选择柔软的纯棉内裤

由于阴道分泌物逐渐增多，准妈妈所穿的内裤应该保证面料柔软，不刺激皮肤，透气性好、吸水性强、触感柔和的纯棉内裤最适合准妈妈。

此外，准妈妈还可以选择孕妇专用内裤，这种内裤一般都带有活动腰带，准妈妈可以根据腹围的变化随时调整内裤的腰围，穿起来十分方便。到了孕晚期，准妈妈还可以选择有前腹加护的特殊孕妇内裤。这种内裤可以起到托腹带的功效，帮准妈妈减轻胎宝宝给自己的身体造成的负担，让准妈妈轻松度过孕期。

细节提醒

要保持身体的清洁，勤换内衣内裤很重要，可以在洗澡时将衣服用温水浸泡10分钟左右（内裤底部最好先搓洗干净再浸泡），然后手洗晾干。

选一双舒适的低跟鞋

准妈妈穿鞋应该首先考虑安全性，选择鞋子时应遵循松软、合脚、鞋跟高低适宜的原则。高跟鞋、易脱落的凉拖、高跟木屐都不宜再穿，选购一双穿着舒适的低跟鞋，才是准妈妈最该做的。

购买鞋子的时候，准妈妈应着重观察鞋子有没有能牢牢支撑身体的宽大后跟，自己的脚背部分是否能和鞋子紧密结合，还要看鞋子的高度合不合适，是不是保持在2～3厘米，鞋底有没有防滑纹。

家务活要量力而行

很多准妈妈即使有孕在身也不愿意闲着，总想干点家务，适当做家务对准妈妈有好处，但干家务的过程中，准妈妈必须遵守"安全""适度"的原则，量力而行，避免对胎宝宝和自己造成伤害。

* 不宜逞强干的活

❶ 打扫屋顶、抹拭衣柜、在柜顶取放东西等需要登高的家务活，一

定要交给准爸爸。

❷ 搬动沉重的物品时，非常有必要请他人帮忙。

❸ 地毯中容易隐藏螨虫、杂物碎屑、农药及防腐剂残留、铅、镉等有害物质，使胎宝宝致畸或流产，所以，清洁地毯的活准妈妈也坚决不要做。

❹ 擦地、庭院除草等需要长时间弯腰或下蹲的家务活准妈妈不宜做。

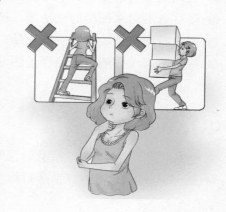

❺ 晾衣服属于比较花费力气的向上伸腰的动作，如果长时间地做，也容易造成流产，最好交给准爸爸来做。

❻ 寒冷的刺激容易使准妈妈流产。因此需要接触凉水的活、需要长久地待在寒冷的地方才能完成的活，这些也最好由家人来做。

* 最好少下厨

怀孕第2～3个月，准妈妈的早孕反应会比较严重，对气味很敏感，做饭时的气味可能会加重恶心、呕吐，而且中式餐饮习惯于烹炒煎炸，油烟比较大，油烟对于准妈妈的健康和胎宝宝的发育也不好，所以准妈妈这个时候是不宜下厨的。

另外，家中的常用电器一般都有一定的辐射，特别是微波炉、电磁炉，如果能够避免，准妈妈也不要使用这些厨房器具。

如果孕期恰好赶在夏天，更要避免下厨，因为厨房中的高温环境加上做饭时的气味、油烟，很容易引起身体不适。

* 准妈妈做家务时的安全提醒

❶ 尽量避免接触含有化学物质的家用清洁用品，在家使用清洁用品时要戴上橡胶保护手套。

❷ 将放在地上的东西拿起或放下时，要屈膝落腰、完全下蹲、单腿跪下，拿住东西，再慢慢伸直双膝站起，或慢慢屈膝落腰、下蹲、单腿跪下后轻轻放下东西，再慢慢站起，注意不要压迫腹部。

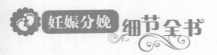

❸ 远离浓烟和灰尘。必要时应该戴口罩。

❹ 打扫房间的时候一定要开窗通风，保持室内空气流通。

❺ 不要将氨水混入任何含有氯的清洁剂中，否则会产生有害的浓烟，危害准妈妈和胎宝宝的健康。

❻ 远离烤箱清洁剂、化学干洗剂等有毒清洁产品。

❼ 最好选用用水稀释的清洁剂，避免使用气雾剂。

❽ 手洗时使用性质温和的洗衣液。

❾ 最好站着洗衣服，避免压迫腹部。

❀怎样缓解不良情绪

怀孕后，除了生理上发生变化，准妈妈心理也会发生微妙的变化，变得更容易忧郁和激动。这些不良情绪对胎宝宝和准妈妈都会有不小的影响。

＊不良情绪的危害

据统计，当准妈妈处于不安情绪中时，胎宝宝的胎动次数会比平时多三倍，甚至高达正常次数的十倍左右。如果胎宝宝长期不安、体力消耗过多，很容易造成出生时体重偏低。如果准妈妈与人争吵后，情绪一直不能平复，胎宝宝的胎动次数会比以前增加一倍。

临床研究已经证明，如果准妈妈在怀孕4～10周时情绪过度不安，可能导致胎宝宝口唇畸变，甚至使胎宝宝出现腭裂性兔唇。

产前严重焦虑的准妈妈，剖宫产及阴道助产要比正常准妈妈高一倍，发生早产、流产、产程过长的情况也比较多。

长期忧郁引起的精神过度紧张，则能使准妈妈的大脑皮层与内脏之间的关系失调，引起循环系统功能紊乱，导致胎盘早剥，甚至使胎宝宝死亡。即使胎宝宝能够顺利出生，长期抑郁的准妈妈所生的宝宝也很容易出现身体功能失调，特别是出现消化系统功能紊乱。

＊如何缓解不良情绪

准妈妈感到忧伤和恐惧时要及时向家人求助，平时也应当积极进行自我疏导。准妈妈及家人都应当积极努力地做出协调，远离孕期抑郁的困扰。

❶ 准爸爸应多关心准妈妈。

专家指出，远离孕期抑郁，缓解孕期不良情绪，准爸爸所起的作用至关重要。妻子怀孕后，如果丈夫能够尽一切可能关心、体贴对方，可以有效减少不良刺激，使之保持愉快心情和稳定情绪，因此，准爸爸一定要承担起共同孕育生命的责任，对准妈妈多些关心、细心和耐心。

❷ 放松心情，不要有太多压力。

家人的帮助是必要的，但准妈妈也要学会自我调节，自我减压，不要给自己太多压力，如果感到烦恼就要说出来，不闷在心里。感到心情紧张、难以开怀时，可以适当地进行户外运动，如短途旅游、做孕妇操、游泳等，与朋友见一见、聊一聊，充分的休息能够避免心理疾病的发生。

❸ 自己找乐子。

可以多关注一些轻松、幽默的信息，借助简单的快乐引发自己的愉悦情绪，减轻抑郁的发生。

❀可以调整情绪的呼吸法

准妈妈感到心烦意乱时，可以找一个安静的地方进行一下深呼吸，对稳定情绪和集中注意力是非常有帮助的。

进行深呼吸时，准妈妈可以选择任何场所——可以在床上，也可以在沙发上，只要能使自己的身体得到舒展，又比较安静，就可以了。

选好地方后，准妈妈要全身放松，使腰背尽量舒展，双目微闭，手可以放在身体两侧，也可以放在腹部（衣服也要尽可能宽松一些），然后一边默数1、2、3、4、5，一边用鼻子慢慢地吸气，争取坚持5秒钟左右，然后，再缓慢、平静地将储存在腹中的气用嘴或鼻子呼出来。

呼气要慢，最好能保证呼气的时间是吸气时间的两倍。也就是说，如果吸气用了5秒钟，呼气就应该用10秒钟左右。这样反复呼吸1～3分钟，很快就会感到心情平静，头脑清醒。

细节提醒

每天早上起床时、中午休息前、晚上临睡时各进行一次这样的呼吸法，准妈妈在妊娠期间动辄焦躁的精神状态就可以得到很大改善。

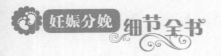

❀孕期要加强口腔卫生

由于孕期准妈妈口腔细菌分泌的毒素作用，易引起牙龈炎，使牙龈平滑光亮、暗红色肿胀、容易出血，有时还形成触之易出血的硬肿块。

而且准妈妈在怀孕后，由于分泌毒素的作用使得口腔中的唾液变为酸性，对牙齿有腐蚀作用而造成龋齿。加之早孕时偏好酸性食物，并使得胃部常返酸水至口腔中，加剧龋齿。所以，准妈妈更要注重口腔卫生，以下方法可供参考：

❶ 少吃坚硬和刺激性的食物，如辣椒、酒，多吃软而富含维生素C的新鲜蔬菜和水果，以减少毛细血管的渗透性。

❷ 坚持早晚及进食后漱口，如果吃酸性零食引起了牙齿过敏，可嚼川椒粒或选用脱敏牙膏，不能刷牙时可用漱口水代替。

❸ 每次孕吐后用20%的苏打水漱口，中和胃酸对牙齿的腐蚀。发生牙龈炎时避免吃刺激性食物，要进食有营养的软食。

❹ 经常叩动上下牙齿，增加口腔唾液的分泌，其中一些物质具有杀菌和洁齿作用。

❀细节提醒❀

如果有必须拔掉的牙齿，宜在妊娠3～7周之间进行，避免引发流产和早产。

❀口腔护理用品选择与使用

* 慎用含氟量高或标示不明的牙膏

目前，我国人经常使用的牙膏分为普通牙膏、含氟牙膏和药物牙膏三大类。普通牙膏只起清洁作用，含氟牙膏防蛀牙的效果较好，药物牙膏主要用于辅助治疗口腔疾病。

准妈妈可以使用含氟牙膏，但每次最好不超过1厘米，而且要慎用含氟量高或标示不明的含氟牙膏。药物牙膏中的某些成分可能危害胎宝宝，使用前最好咨询医生。

如果接触较冷、较热食物时感觉到牙齿酸痛，表示为敏感性牙齿，可用抗敏感型牙膏来帮助减轻不适。

* 选用软毛牙刷

由于孕期牙龈容易出血，准妈妈最好用软毛牙刷，以减轻对牙龈的刺激。

电动牙刷的清洁力更强，有条件的准妈妈也可以选用。由于电动牙刷的作用力远大于普通牙刷，使用电动牙刷刷牙时要比使用普通牙刷减少六成的力度。

* 使用牙线叉

准妈妈比一般人更需注意卫生，所以用牙线时最好使用牙线叉，这样就可以不用手直接接触牙线，减少细菌进入口腔的机会。

* 口香糖要选无糖的

传统口香糖是以蔗糖或果糖作为甜味剂，嚼这种口香糖会在不知不觉中摄入过多糖分，反而增加牙病发病率。选择以木糖醇、山梨醇等作为甜味剂的口香糖则没有这个弊病。

* 少用漱口水

目前我国的漱口水分为非药物性（"消"准字或"健"准字）和药物性（"药"准字）两类，其中多含有对妊娠不利的药物成分（非药物性漱口水也不例外），准妈妈最好少用。如果想加强杀菌效果，可以用盐水漱口。

* 牙签尽量少用

准妈妈的牙周组织是脆弱的，使用牙签很容易对牙龈造成损害，引起牙周病。所以，准妈妈应尽量少用牙签。如果用，则必须选择硬质木材或塑料材质、无毛刺的牙签。

细节提醒

在孕期，准妈妈的牙龈容易出血，需要更加注意口腔保健，不要吃过热或过硬的食物，多吃富含维生素C的蔬菜水果，保护牙龈。建议常用淡盐水漱口，防止牙龈问题加重。

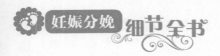

❀孕吐引起体重减轻怎么办

孕吐会使很多准妈妈出现体重减轻的情况，有些准妈妈为此忧虑不已，生怕营养不足影响宝宝的发育，其实，这是很不必要的。准妈妈应该明白，早孕反应过去后，准妈妈的胃口会变得特别好，每天将吃下比平时多得多的东西，体重很快就会恢复到正常水平，甚至还会增加不少。有些准妈妈孕早期体重比孕前减少10斤，到了孕中期仍会出现体重增长。

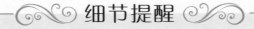

细节提醒

如果实在觉得不安，可以到医院进行检查，看看胎宝宝各项指标是否正常。

❀怎样做可以缓解尿频

尿频的准妈妈可以调整饮水时间，晚上少吃利尿食物，坚持锻炼骨盆肌肉的张力等，能有效减少小便次数。

❶ 可以调整饮水时间，在白天保证水分摄入，控制盐分，为避免在夜间频繁起床上厕所，可以从傍晚时就减少喝水。

❷ 晚上少吃利尿食物，如西瓜、茯苓、冬瓜、昆布（海带）、玉米须等。

❸ 有了尿意应及时排尿，切不可憋尿。如果憋尿时间太长，会影响膀胱的功能，以致最后不能自行排尿，造成尿潴留。

❹ 坚持锻炼骨盆底肌肉的张力，利于控制排尿。

骨盆放松练习：四肢跪下呈爬行动作，背部伸直，收缩臀部肌肉，将骨盆推向腹部。并弓起背，持续几秒钟后放松。这有助于预防压力性尿失禁。注意做这个动作时要量力而行，不可勉强。

❺ 休息时要注意采取侧卧位，避免仰卧位。侧卧可减轻子宫对于输尿管的压迫，防治肾盂、输尿管积存尿液而感染。

❻ 还要注意保持外阴部的清洁，保持内裤干爽通气，避免因不注意卫生导致尿路感染。养成便后由前往后擦的习惯，避免将肛门附近的污渍带入前阴。

细节提醒

建议准妈妈在出门前、参加会议或活动前及自由活动期间排净小便。

怎样提示周围人不要吸烟

自己不抽烟，因为别人吸烟而被动地吸入烟草的烟雾一般被称为吸"二手烟"。吸二手烟的危害比直接吸烟还大，对准妈妈来说也不例外。同时，二手烟可以对胎宝宝生长的子宫内环境造成污染，这对胎宝宝的正常发育显然是不利的。准妈妈不仅自己不能吸烟，还要避免二手烟的危害。

* 回避二手烟的一些方法

❶ 回避有烟污染的环境，这样可以防止被动吸入二手烟。

❷ 请家人坚决不要在家里吸烟，如果家里有来串门的客人，也要妥善地提醒客人不要吸烟。

❸ 尽量不要去公共场所。因为公共场所是没有办法控制和呼吁的，而且人员混杂，难免会有二手烟。

* 职场准妈妈如何回避二手烟

遇到别人吸烟，准妈妈应该尽量避开。如果是在办公室，可以找个借口先到室外待一会儿，等吸烟者吸完再进来；也可以跟其他同事换换位置，到没有烟雾的地方工作；还可以向领导申请换办公室或在家办公。

如果实在避不开，准妈妈可以通过一些动作委婉地表达自己希望吸烟者停止吸烟的愿望，如咳嗽两声，用手使劲扇自己面前的烟雾，起身把窗户打开等。也可以用委婉的话语提醒吸烟者，请其把烟掐灭。如果对方还不理会，则应该正面向吸烟者提出要求。

每天找一些时间外出走走，多呼吸一下新鲜空气，如果有开窗条件，要常开窗转换室内空气。

可在自己的办公室或者办公桌的小范围内放些小盆植物，如兰花等，净化空气，过滤一些烟气。

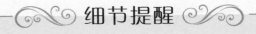

细节提醒

实在没有办法避免二手烟的场合时，准妈妈要记得坐到空气流通的地方，这样可以保证自己尽量呼吸到新鲜的空气。

❀孕期正确的洗脸方式

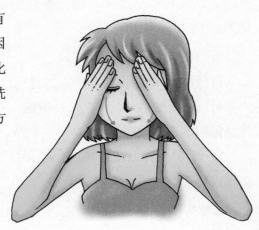

孕期正确的洗脸方式可以有效护理发生变化的皮肤，对于因为怀孕的影响而导致的皮肤恶化情况，洗脸的方式更加重要。洗脸护理的基础，也是保健的一方面。所以，孕期洗脸也有讲究。可以这么做：

* 洗脸用水

用干净的自来水就可以了，不用特别刻意用矿泉水、纯净水。

* 洗脸水温

　　用温水洗脸最好，如能将水温控制在34℃左右最好。准妈妈可以将开水稍微凉凉，手放进水里感觉温暖为宜。此时水的性质不仅容易透过细胞膜，溶解皮脂，开放汗腺管口使废物排出，而且有利于皮肤摄入水分，使面部柔软细腻、富有弹性。

　　为了预防感冒，增强抗感冒的能力，晨起可以用冷水洗脸。但温度不宜过低，不要用冰水，以免刺激皮肤与身体。晚上一定要用温水洗脸，避免冷水刺激，影响睡眠。有的准妈妈晚上习惯用较热的水洗脸，觉得清洗更干净，但水温如果高于38℃，容易引起血管和毛孔张开，使皮肤松弛无力，容易出现皱纹，还会使血管的弹性减弱，导致皮肤出现瘀血。

* 洗脸频率

　　一般冬天早晚各一次，夏天由于出汗多，油脂分泌液多，可以酌情多洗几次，特别在看完电视、用完电脑、外出活动、大量流汗后都应清洗一次，洗去污垢与细菌。

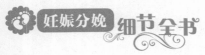

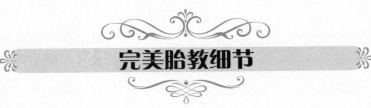

完美胎教细节

音乐胎教：《摇篮曲》

《摇篮曲》原是一首通俗歌曲，作于1868年。相传是勃拉姆斯为祝贺法柏夫人第二个儿子的出生而作的。法柏夫人是维也纳著名的歌唱家，1859年勃拉姆斯在汉堡时，曾被她优美的歌声所感动，从而建立了深厚的友谊，后来就利用她喜欢的圆舞曲的曲调作为伴奏，

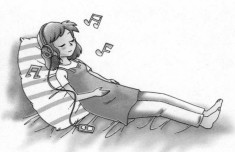

作成了这首平易可亲、感情真挚的《摇篮曲》送给她。勃拉姆斯很喜欢他的《摇篮曲》，10年之后，当他创作《D大调第二交响曲》时，《摇篮曲》的主题动机竟自然地出现在这部交响曲的第一乐章里。

这首《摇篮曲》节奏舒缓，曲调恬静而悠扬，带来的将是宁静与闲适，仿佛是母亲在轻拍着宝宝入睡，深切地表现了母亲温柔慈爱的内心情感，让你和胎宝宝在与旋律一同摇摆的过程中，享受着梦境般的美好。后人曾将这首歌曲改编为轻音乐，在世界上广为流传，就像一首民谣那样深入人心。

《摇篮曲》特别适合伴随着准妈妈和胎宝宝进入甜美的梦乡，因此在晚上临睡前听一听非常不错哦，听的时候不妨慢慢闭上眼睛，想象自己正在轻轻摇着睡梦中的宝宝。

细节提醒

如果准妈妈喜欢唱歌，每晚入睡前，也可给胎宝宝轻轻哼一首摇篮曲，那恬静、优美的旋律将很快在准妈妈和胎宝宝周围弥漫开来。

❀意念胎教：画一画宝宝的样子

从胎教的角度来看，准父母的想象非同小可，它能通过意念构成胎教的重要因素，转化渗透在胎宝宝的身心感受之中，影响他的成长过程。

准爸爸、准妈妈此时可以一起想象一下胎宝宝的样子。可以想一想胎宝宝会长着什么样的鼻子、嘴巴，可以讨论一下胎宝宝会有多健康、多聪明，如果能动笔画一画那就再好不过了，画与说的过程中不仅能够将自己的意念传递给胎宝宝，与宝贝做第一次的互动，还能留作宝宝出生以后的一份生日礼物。

❀❀❀ 细节提醒 ❀❀❀

准爸爸准妈妈要尽可能想象一切美好、健康、积极的因素，用自己的意念塑造一下理想中的胎宝宝，要相信，父母和胎宝宝是心有灵犀的，美好的意念能让胎宝宝长得更完美。

❀语言胎教：朗诵诗歌《甜蜜》

甜蜜

我怀着的孩子在熟睡，我脚步静悄悄。我怀了这个神秘的东西以来，整个心情是虔诚的。

我的声音轻柔，仿佛加上了爱的弱音器，因为我怕惊醒他。

如今我的眼光在人们的脸上寻找内心的痛苦，以便别人看到并了解我脸色苍白的原因。

我小心翼翼地拨动鹌鹑安巢的草丛。我轻手轻脚地走在田野上。我相信树木也有熟睡的孩子，所以低着头在守护他们。

（文/加布里埃拉·密斯特拉尔，节选自《母亲的诗》）

❀❀❀ 细节提醒 ❀❀❀

这首诗歌很容易让准妈妈产生共鸣，轻轻地抚摸腹中的胎宝宝，将自己的想念用如此的语言轻轻地告诉他，胎宝宝一定会感受到妈妈浓烈的爱。

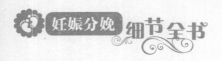

本月异常情况

❀阴道分泌物增多

怀孕后，准妈妈体内始终保持着高雌激素和高孕激素状态。在此影响下，阴道分泌物逐渐增多，分泌物颜色通常为无色，有时呈橙色或淡黄色，有时为浅褐色，准妈妈不必为此过于烦恼。

但是由于阴道分泌物增多，会刺激外阴部皮肤发痒，如果不经常清洁处理，往往会引起阴部湿疹、阴道炎或子宫颈炎等感染性疾病。

妊娠期要避免这些病就必须保持外阴部的干净，每天可直接用清洁的温盐水擦洗外阴部几次，勤换勤洗内裤。但是外阴不宜洗得过勤，以免造成阴道pH值升高，滋生细菌。如果孕期患妇科炎症，最好在医生指导下，对症选用清热燥湿、止痒的中药煎汤坐浴，尽量不要盲目选择洗液冲洗，也不宜用碱性较大的香皂。

❀ 细节提醒 ❀

如果外阴部红肿得厉害或奇痒难忍，必须到医院请医生诊治，看是否得了阴道滴虫病或其他疾病。如果白带增多同时伴有持续外阴瘙痒和特殊的气味，则应去医院进行检查。

❀孕期腹胀

很多准妈妈会出现腹胀现象，有时还会有食欲不振、便秘、失眠、作息失调等伴随症状，是常见的孕期不适症状。

孕期腹胀是由于准妈妈体内激素水平变化、子宫压迫肠胃等原因造成胃肠道积存气体过多，导致胃肠胀气、腹部有饱胀感的现象。从怀孕初期到中期都会存在。

要缓解孕期腹胀，应该从了解腹胀发生的原因开始。准妈妈可以和医生一起分析自己的身体和生活情况，找出导致腹胀的主要和次要因素，然后对症下药，设计合理的应对方案和切实可行的实施措施，轻松告别腹胀。

＊导致腹胀的三个主要因素

❶ 激素水平变化。孕激素使胃肠道平滑肌松弛、蠕动无力，肠胃排空时间延长，胃肠道内的食物在细菌作用下发酵，就会产生大量气体，使准妈妈产生饱胀感。

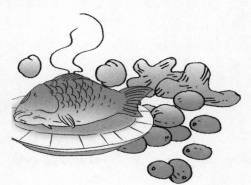

❷ 子宫压迫肠胃。怀孕3个月后，逐渐增大的子宫自然压迫肠胃，影响肠胃内容物及气体的正常排解，使准妈妈出现腹胀。

❸ 便秘。怀孕后，大部分孕妇的活动量会有所减少，再加上大量高蛋白、高脂肪食物的摄入，容易出现便秘，使腹胀变严重。

＊预防、减轻腹胀的方法

❶ 少量多餐。每次吃饭记得不要吃太饱，不妨将一日三餐改为一天吃6～8餐，以减少每餐的进餐量，给自己的肠胃减负。

❷ 少吃产气食物。太甜或太酸的食物、辛辣刺激食物、豆类及豆制品、蛋类、油炸食物、红薯、土豆等食物应少吃或不吃。

❸ 细嚼慢咽。吃饭时尽量不说话，吃东西时要细嚼慢咽，避免用吸管喝饮料，不要经常含酸梅或咀嚼口香糖。

❹ 多喝水。每天至少要喝1500毫升水，促进排便，预防便秘。每天早上起床后先喝一大杯温开水（可加入一勺蜂蜜），效果更佳。

❺ 增加运动量。可在饭后30分钟至1小时内到户外散步20～30分钟，帮助排便和排气。

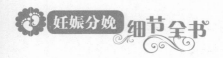
❀腹部有发寒感

准妈妈的腹部是胎宝宝健康成长的重要场所，所以，准妈妈要避免让自己处于低温的状态，尤其是腹部，平时要注重腹部保暖，避免受寒。

由于怀孕第3个月开始，准妈妈的子宫逐渐变大，会压迫血管，可能引起血液循环不畅通，另外，由于皮肤伸展，毛孔打开，体内热量散发得很快，腹部总是会有发寒的感觉。而胎宝宝在孕早期对温度又极为敏感，如果准妈妈腹部受寒，羊水温度就会降低，羊水量会增加，可能引起羊水过多。羊水过多一方面会影响胎宝宝的发育，另一方面也增加了准妈妈的负担。因此，准妈妈要及时加衣，无论在室内还是室外都随手带一件外衣。

细节提醒

腹部不能受寒但也不能过热，千万不要用热水袋或者热水瓶之类的东西放在腹部，最好是保持常温。

❀妊娠反应先重后轻

怀孕第3个月，尤其是第8周和第9周将是妊娠反应最厉害的阶段，此前一系列的早孕反应此时可能会加剧，准妈妈孕吐、饮食、身体不适感可能会变得更加厉害，但是并不用担心，通常过了这一阶段后，大部分准妈妈妊娠反应会逐渐减轻，不久自然消失。

妊娠反应一般伴随着体重增长，如果准妈妈妊娠反应较轻，饮食作息和孕前没有什么变化，体重也可能不增长。但是如果体重增长过快、下降很快或者增长比较缓慢都有可能是出现了异常情况，这个时候就要及时就医，寻求帮助。如果妊娠反应过于剧烈，影响到身体机能的正常运作，也需要及时就医，不能大意对待。

Part 4

孕4月：小王子or 小公主

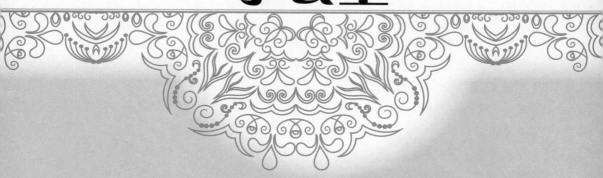

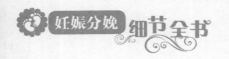

胎宝宝的生长发育细节

孕13周

胎宝宝的体重将继续增加，大大的脑袋与身体的比例将从原来的1/2降至1/3，外形看上去更协调了。

胎宝宝细微之处的发育更加明显：20颗牙齿已经形成并悄悄地待在了牙床下；独一无二的指纹也在胎宝宝幼嫩的指尖形成；而覆盖胎宝宝全身的细软的胎毛，让胎宝宝看起来可爱至极。

在胎宝宝的体内，胰腺开始分泌胰岛素；肾脏及输尿管可以完全工作，使胎宝宝吞下的羊水顺利排出；腹部与母体连接的脐带已经可以进行营养与代谢废物的交换了。

孕14周

从外形上看，胎宝宝头部以及四肢的比例也更加协调了。在胎宝宝的体内，肝脏开始分泌胆汁，脾开始制造血红细胞，甲状腺体发育成熟，开始产生甲状腺激素。

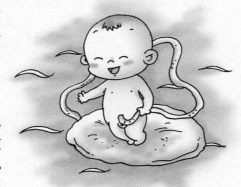

胎宝宝正在表现出更复杂的行为：手指开始能与手掌握紧。脚趾与脚底也可以弯曲了。随着大脑的发育，胎宝宝可以运用脸部肌肉做皱眉、斜眼甚至小鬼脸啦；已经可以正式地排尿到羊水里去了（这对准妈妈和胎宝宝都是无害的）；还在水里练习呼吸等。

如果是女宝宝，卵巢里现在大约有200万个卵子，到出生时只会剩下100万个左右，此后卵子会越来越少，到17岁时可能就仅剩下20多万个了。

细节提醒

一般情况下，通过B超，现在已经可以分辨出宝宝的性别了，但医院通常不会告诉准爸妈胎宝宝的性别，因为通过B超做"胎宝宝性别鉴定"是被国家明文禁止的，规定除确诊某些性别遗传的疾病外，医生不可以将胎宝宝的性别告诉其他任何人。

❀孕15周

胎宝宝的面目更加像"人"了，耳朵基本"移"到了正确的位置，但还是有点偏低；细小的眉毛开始长出来；头发也在头顶显出萌芽状态。有观点认为胎宝宝长头发会使得准妈妈呕吐和胃里翻腾的感觉加剧，但这并不是绝对的，也没有科学依据，所以，准妈妈不必过于担心。

胎宝宝的腿长开始超过胳膊了，手的指甲完全形成，指部的关节也开始运动了。但胎宝宝的皮肤还非常薄，可以一眼看得见血管。

胎宝宝会做更多的动作了：可以握紧拳头、眯着眼睛斜视、皱眉头、做鬼脸，也开始会吸吮自己的大拇指，等等。最大的变化是胎宝宝开始打嗝，这是呼吸的前兆。不过，因为胎宝宝的气管中充斥流动的液体，所以准妈妈无法听到这个声音。

细节提醒

民间有很多生男生女的判断"方法"，如以看妈妈的肚子为准，尖肚子为男，圆肚子为女等；还有以准妈妈嗜食的食物来做判断，如酸儿辣女等。这些不可信，没有科学依据。

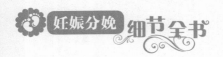
❀孕16周

这一阶段的胎宝宝，虽然头部以及四肢的比例看起来越来越协调了，但整体的外形却仍然像一只可爱的梨。不过这只可爱的"梨"要开始调皮了，会开始抓玩起脐带来，有时甚至将脐带拉紧到只能有少量空气进入。但是不必担心，胎宝宝已经学会保护自己了，当感觉不舒适的时候，他会变换姿势。

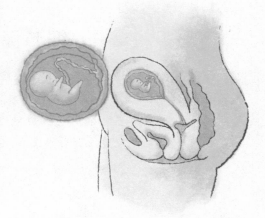

从16周到19周，胎宝宝的听力逐渐形成，此时的他就像一个小小"窃听者"，能听得到准妈妈的心跳声、血流声、肠鸣声和说话的声音。

胎宝宝循环系统和尿道在这时也完全进入了正常的工作状态。

一旦发现第一次胎动，准妈妈要把胎动的时间记录下来，下次去医院做产检时可以告诉医生，便于对胎宝宝情况做出准确判断。

❀ 细节提醒 ❀

孕15～18周之间是做排畸检查的最佳时期，35岁以上的高龄准妈妈、分娩过染色体病患儿、多次自然流产或死产的准妈妈，一定要按时做检查，确定胎宝宝是否健康。

准妈妈的身体变化细节

❀ 怀孕的感受更为真切

孕早期已经过去，准妈妈进入了最美好的怀孕阶段——孕中期，准妈妈没有了孕吐的困扰，有更多精力去感受怀孕的真实存在，这种感觉很真切，以至于很多准妈妈常常会有一些不自觉的行为改变，比如会习惯性地轻抚肚子，与胎宝宝进行交流；偶尔会走神，沉浸在对胎宝宝的想象中；也会放慢走路的速度等。

到这个月末，大多数准妈妈的肚子都会有些显，这个月是与亲朋好友分享怀孕好消息的一个好时机。

❀ 胃口增大

准妈妈终于度过了难受又紧张的孕早期，进入孕4月，那些一直困扰准妈妈的呕吐、疲惫、晕眩等孕早期妊娠反应已大大减轻，甚至完全消失不见了，反而像有股神奇的精力注入体内一般，使准妈妈感觉胃口大增，精神也好了许多。

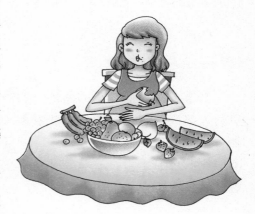

这时，除禁忌食物外准妈妈可以随意吃自己想吃的食物。不过准妈妈也不要盲目暴饮暴食，需注意体重的增长速度，体重增长较快对准妈妈和胎宝宝都不利。

一般孕早期（怀孕前3个月）准妈妈体重增加2千克，孕中期（怀孕3～7个月）和孕晚期（怀孕8～10个月）体重各增加5千克，整个孕期总体重增加12.5千克左右为宜。

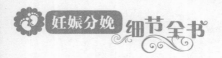

❀ 尿频缓解

到了孕期的第4个月，由于子宫逐渐向腹部扩张，使膀胱所受的压力减少，准妈妈的尿频症状也逐渐好转。也有些准妈妈的尿频症状加重了，这是胎宝宝的代谢能力增强、代谢物增多的缘故。

❀ 肚子隆起

从这个月开始，随着胎宝宝不断生长发育，准妈妈子宫也逐渐变大，原本平平的肚子也在一天天地隆起。准妈妈从这个月开始要留意自己肚子的大小，当然在孕检中，医生可以根据准妈妈子宫的高度、腹围、腹部检查来评估准妈妈肚子大小是否正常。如果医生检查后，认为准妈妈的"肚子"小，还会建议准妈妈进行B超检查，进一步评估胎宝宝的生长发育是否正常，所以准妈妈不要为此过于担心。

这个月肚子虽然变大，但是从外观上，别人可能还看不出你怀孕了，但自己已经能看得出了。从现在开始，体重会逐渐增加，所以准妈妈最好养成记录体重的习惯，经常量一下体重，它能帮助判断胎宝宝的生长情况。

❀ 气色越来越好

由于身体内血容量的增加，血液循环速度的加快，加上本身体温比普通人略高，现在准妈妈皮肤看起来比以往好许多，红润而有光泽，再加上早孕反应的逐渐减轻，整体看起来越来越容光焕发起来。不过有的准妈妈肤色原本就比较黑，怀孕后皮肤色素沉着会看起来更黑，等到分娩之后会恢复的。

❀ 细节提醒

准妈妈感觉头晕、头痛与激素分泌及情绪有关，可以试着放松自己，并开始习惯缓慢地改变身体姿势，避免因为血压骤然变化引起头晕、头痛。如果有持续的严重头痛，应及时就诊，查找病因并治疗。

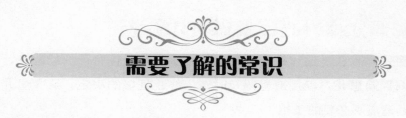

需要了解的常识

❀ 做一次全面的产前检查

产前检查应从月经停止及发生早孕反应时开始，怀孕第4个月时，应再做一次较全面的检查，包括以下内容：

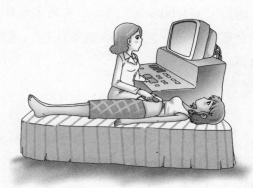

❶ 基本情况：年龄、职业、住址；传染病及遗传病史；月经周期、初潮年龄、月经天数；婚姻史；妊娠及分娩史；本次妊娠经过；病毒感染情况及X线检查情况等。

❷ 全身检查：检查全身情况、营养情况，测量身高、体重、血压，检查乳房发育情况，并检查各脏器情况。

❸ 产科检查：包括腹部检查（子宫底高度、腹围、胎位、胎心等）、阴道检查（阴道有无霉菌或滴虫，产道及附件是否有异常）、骨盆检查（测量骨盆内外径）。

❹ 化验检查：进行必要的血常规、血型、尿常规、肝、肾功能及乙肝五项等检查。

细节提醒

产前检查需要定期进行，怀孕前6个月最好每月进行一次。

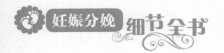

大部分准妈妈需要做唐氏筛查

　　唐氏筛查就是通过检查测算出胎宝宝患唐氏综合征的危险性，尽早发现高风险患儿，以便准爸妈及时做出终止妊娠的决定，避免患儿出生给家庭造成不必要的负担。

　　唐氏综合征是由常染色体畸变导致的出生缺陷类疾病。患唐氏综合征的胎宝宝有60%会流产，出生后多表现为严重智力障碍、畸形，生活不能自理，并伴有复杂的心血管疾病，通常给家庭造成极大的精神及经济负担。

＊谁需要去做检查

　　唐氏综合征是一种偶发性疾病，每一名准妈妈都有可能生出"唐氏儿"。所以，无论处在什么年龄段，只要怀了孕，都应该在适宜时间内到医院进行唐氏筛查，以防万一。35岁以上、20岁以下的准妈妈是孕育唐氏儿的高危人群，更要及时检查。

＊唐氏筛查的时间

　　唐氏筛查的时间为孕期第14～20周，最好是在16～18周。

＊怎么去检查

　　唐氏筛查需要抽血化验，但不必空腹。

　　筛查时，准妈妈需要提供较为详细的个人资料，包括出生年月，末次月经，体重，是否有胰岛素依赖性糖尿病，是否怀双胞胎，是否吸烟，有无异常妊娠史等。

＊哪些人不用做

　　年龄超过35岁、曾经生育过唐氏儿的准妈妈，有染色体异常家族病史的准妈妈可以不做这项检查，直接进行羊膜穿刺检查或绒毛膜采样检查。

＊不必为"高风险"焦虑

　　目前的唐氏筛查主要是检验准妈妈血清中甲胎蛋白（AFP）、人绒毛膜促性腺激素（HCG）和游离雌三醇（uE3）（中期三项）的浓度，并结合采血时的孕周、体重、年龄和预产期等情况，综合计算准妈妈怀唐氏儿的危险性。由于不同的医院采用不同的检测方法，确定"高风险"和"低风险"的具体数值也各不相同。

唐氏筛查结果仅仅是一个危险性推测，无法确诊胎宝宝是否健康，结果为高风险时也不必担心，静心等待羊膜穿刺结果即可。

孕中期产前检查及项目

从本月开始到怀孕7月末，历时4个月，医学上定为孕中期。孕中期是整个孕期感觉最舒适、最安全的时期，但准妈妈千万不能忘了按时进行孕期检查。

孕中期检查除了能及时发现异常情况外，医生还会根据准妈妈的具体情况提出保健指导建议，为顺利度过孕晚期和分娩期奠定基础。如果孕中期不注意保健，例如有的准妈妈无节制地大吃，体重增加远远超标，孕晚期各种并发症也会增多，如妊娠高血压综合征、巨大儿等，分娩时容易出现子宫收缩乏力、大出血等，应予以重视。

孕中期检查的常规项目有身高、体重、血压、子宫底高度、胎动情况、胎心率、胎位、尿糖、尿蛋白等，必要时做B超、心电图等检查。

另外，在孕中期可以做些特别的筛查。例如怀孕15～20周可进行唐氏综合征及神经管畸形筛查；怀孕24～28周可进行妊娠糖尿病筛查，等等。

细节提醒

孕中期无特别情况时，每4周检查一次。如果被列为高危妊娠，则依医嘱按时孕检。

学会测量宫高

准妈妈怀孕以后，子宫的增大有一定规律性，每月的增长也有一定的标准。每月的产检，妇产科的医生会通过给准妈妈测量宫高及腹围，估计胎宝宝在宫内的发育情况。因此，从宫高的增长情况也可以推断妊娠期限和胎宝宝的发育情况。自测方法如下：

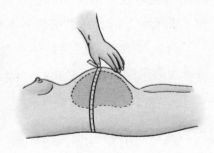

腹围

测量前，准妈妈需要排空膀胱。然后平躺在床上，保持全身放松。然后将测量尺的末端放置于耻骨联合的上缘顶端，测量尺平置在腹部上，到达宫底顶端，读取两者之间的距离。

由于孕晚期及分娩时取仰卧位可能导致宫底高度读数较高，由此导致读数以及孕龄估计的错误。因此建议测量宫底高度时，准妈妈采取半卧位。

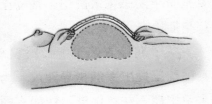

子宫底高

妊娠24周之后，准妈妈获取的子宫底测量数据通常会与孕周数（24周时宫底高约为24厘米，此后同理）吻合，也可能存在一些差异（增加或减少1~2厘米）。如果测量数据与预期孕周宫底高度的差异超过1~2厘米，增加可能意味着多胎妊娠或羊水过多，减少则提示胎宝宝发育不良。

孕期体重增长的规律

孕期的体重增长并不是直线上升的。孕早期增长缓慢，甚至会出现体重下降，孕中期增长速度加快，孕晚期体重增长速度最快。

* 孕早期

怀孕2~3个月是准妈妈的早孕反应期，早孕反应带来的恶心、呕吐、头痛、乏力等诸多不适都会影响准妈妈的胃口，致使准妈妈的体重

增长缓慢，甚至出现下降现象，有
的准妈妈甚至下降十几斤。这其实
是很正常的，准妈妈不必担心，只
要尽量吃东西，等待早孕反应过去
即可。

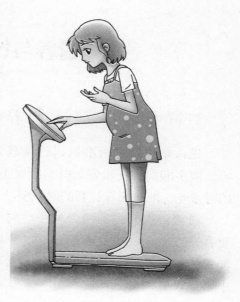

* 孕中期

　　孕中期（4~7个月）是准妈妈
体重增长最快的时期。这时大部分
准妈妈都已摆脱早孕反应的困扰，
食欲好转，在孕早期下降的体重在
此时期会迅速恢复。一般孕中期保
持每周350~500克的增重速度比较
合适。若体重增长过快，容易导致
营养过剩。

* 孕晚期

　　孕晚期的3个月是整个孕期中体重增长最快的时期，也是最容易出现
超重的时期。体重增加过快容易使胎宝宝成为巨大儿，增加分娩困难；
也会增加准妈妈患妊娠高血压和妊娠糖尿病的风险。所以，准妈妈在孕
晚期一定要做好体重管理，严防超重。

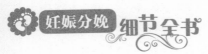

营养与饮食细节

怎样加餐能保证营养摄入更充分

进入孕中期之后准妈妈的食欲会大增，这个时候需要增加更多的营养。很多准妈妈在正餐的时候吃得不多，剩下的一部分量就只能放在加餐的时候吃，准妈妈在加餐的时候要注意食物的多样化和营养的均衡。

通常，正餐过后两个半小时到三个小时就可以加餐了，加餐食物中要有一点主食，也就是粮食类的东西，如全麦面包或者燕麦片等，这是加餐的饮食基础。剩下的就是一天要求补充的500毫升牛奶。这500毫升牛奶建议分两到三次喝，其中几次最好放到加餐里面，如可以早上喝一点牛奶，加餐的时候喝一点，晚上临睡之前的加餐也可以包括牛奶。此外，加餐食物中要有水果，其次是坚果，二者互相搭配，一天可以食用三次，每次分一部分的量在加餐时食用。

准妈妈在加餐时最好不要喝饮料，如鲜橙多及其他含糖饮料要少喝，可以饮用鲜榨果汁。也不要吃膨化食品与腌渍食品，比如薯片、豌豆脆、腌渍的火腿香肠等。

细节提醒

加餐时要注意，同一类食物不要重复食用，变着花样地吃最好，每天都换换样儿，既补充营养又不会吃腻。

补充营养且不发胖的吃法

让准妈妈只增营养不增体重的食物有：绿叶蔬菜、麦片、脱脂牛奶、瘦肉等。

* 绿叶蔬菜

绿叶蔬菜中含有丰富的维生素和营养物质，比如菠菜中含有丰富的叶酸和锌、甘蓝中含有丰富的钙质。准妈妈可以随时在汤里或是饺子馅里加入一些新鲜的绿叶蔬菜，既好看又能够增加营养。

* 柑橘

尽管柑橘类的水果里90%都是水分，但其中仍然富含维生素C、叶酸和大量的纤维。能帮助准妈妈保持体力，防止因缺水造成的疲劳。

* 香蕉

香蕉可以快速地提供能量，帮助准妈妈击退随时出现的疲劳。准妈妈可以把香蕉切成片放进麦片粥里，也可以和牛奶、全麦面包一起做早餐。

* 瘦肉

瘦肉中含有丰富的铁质，也极易被人体吸收。铁在人体血液转运氧气和红细胞合成的过程中起着不可替代的作用，孕期准妈妈的血液总量会增加，以保证能够通过血液供给胎宝宝足够的营养，因此孕期对于铁的需要就会成倍地增加。如果体内储存的铁不足，准妈妈会感到极易疲劳。

* 全麦饼干

无论是在早晨起床、上班路上，还是办公室中，只要是准妈妈有想吃东西欲望的时候，都可以吃上几片，它能够保证准妈妈一天的血糖平稳和精力充沛。

* 麦片

麦片不仅可以让准妈妈一上午都保持精力充沛，而且能降低体内胆固醇的水平。不要选择那些口味香甜、精加工过的麦片，最好是天然的，没有任何糖类或其他添加成分在里面。准妈妈可以按照自己的口味和喜好在煮好的麦片粥里加一些果仁、葡萄干或蜂蜜。

* 脱脂牛奶

怀孕的时候，准妈妈需要从食物中吸取的钙大约比平时多1倍。多数食物的含钙量都很有限，因此孕期适当多喝脱脂牛奶是准妈妈聪明的选择。

* 全麦面包

准妈妈可以把每天吃的精粉白面包换成全麦面包，这样就可以保证每天20～35克纤维的摄入量。同时，全麦面包还可以提供丰富的铁和锌。

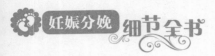

适量补充脂肪酸，帮助胎宝宝大脑发育

怀孕第4个月，孕早期的妊娠反应渐渐好转，孕妇基本适应了身体的变化。此时，根据胎宝宝的身体发育需要，一些要补充的营养现在可以放心有效地进行了。

孕4月后，胎宝宝的生长发育继续加快，特别是大脑的发育，不仅重量增加，而且脑细胞的数量也迅速增加，因此十分有必要增加有利于大脑发育的营养物质，如磷脂和胆固醇等脂类。

准妈妈可以经常交替食用一些核桃、松子、葵花子、榛子、花生等脂类食物，同时，还应适量增加植物油的摄取，如豆油、花生油、玉米油等。这些食物富含大脑发育必需的脂肪酸，不仅可满足准妈妈身体对脂类的需求，还有利于胎宝宝大脑发育。

适合准妈妈食用的坚果

腰果：腰果的营养丰富，含蛋白质达21%，含油率达40%，各种维生素含量也很高。因此，准妈妈可以每天摄入5～8粒（10～16克）的腰果。腰果对准妈妈具有补充体力和消除疲劳的良好功效，还能使干燥的皮肤得到改善。同时还可以为准妈妈补充铁、锌等。

核桃：核桃有补气养血、温肺润肠的作用。核桃营养成分的结构对于胎宝宝的脑发育非常有利。准妈妈每天可以吃2～3个核桃。

葵花子：富含亚油酸，促进脑发育，同时也含有大量维生素E，促进胎宝宝血管生长和发育，还有增强孕酮的作用，有助于安胎。葵花子还含有丰富的镁，对稳定血压和神经系统有重要作用，准妈妈每晚吃少量葵花子可起到安眠的作用。

细节提醒

在选择干果时，不妨挑那些透明真空包装的，这样质量好，且容易辨别，腰果、花生等坚果含蛋白质丰富，但同时脂肪含量也多，因此要注意控制量。

❀大型深海食肉鱼类不宜多吃

大型食肉鱼类不宜多吃。由于海洋污染的日益严重，海生动植物体内或多或少地含有汞等有害化学物质。由于这些物质会通过生物富集作用不断向处于食物链上层的生物体内集中，海洋中的大型食肉鱼类，鲨鱼、金枪鱼、剑鱼、旗鱼、鲭鱼、方头鱼体内的含汞量尤其高，最好不要吃。

细节提醒

各种海鲜如海鱼、虾、贝类及一些软体动物（如鱿鱼、乌贼）等，大多是优质蛋白质的良好来源，适当地吃一些，不仅可以补充营养，还能帮准妈妈预防和减轻孕期抑郁症。

❀孕期怎么吃海鲜更健康

海鲜味道鲜美，营养丰富，孕期准妈妈可以适量选择食用，对身体有好处。

* 烹调海鲜的方法

尽量吃新鲜的，活海鲜现宰现做最好，少吃冰冻的。为防止海生动物体内的寄生虫造成感染，准妈妈切记不要吃生海鲜，烹制海鲜一定要煮熟烧透，不要吃半生不熟的海鲜类食物。吃之前一定要洗净，去净鳞、腮及内脏。无鳞鱼要用刀刮去表皮上的污腻部分，因为这些部位往往是各种有害物质的聚集地。

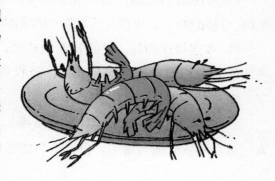

* 控制好食用量

准妈妈吃海鲜也不宜过量，要有节制。每周吃1~2次海鲜、每次不

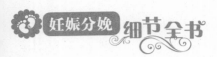

超过100克比较合适；即使很喜欢吃，每周吃的次数也不要超过4次，每次的食量也不要超过100克。

* 其他注意事项

❶ 避免在吃虾类、海鱼前后2小时内服用维生素C药丸，也不要同时吃大量蔬菜、水果（500克以上），以免海鲜体内的五价砷转化为有毒的三价砷，引起中毒。

❷ 死贝类含有大量致病细菌，自身的蛋白质、不饱和脂肪酸分解也会产生多种有害物质，准妈妈最好不要吃。

不爱吃肉的准妈妈怎样补充蛋白质

肉类为人体提供的营养主要是蛋白质，而动物性蛋白质是人体最容易吸收利用的蛋白质。此外，动物的内脏是无机盐（磷、铁、镁、锌等）以及B族维生素（猪肉的维生素B_1是牛肉的10倍）的重要食物来源。

不爱吃肉的准妈妈容易缺蛋白质、B族维生素。以下是给不爱吃肉以及素食准妈妈的营养补充建议：

❶ 多摄取奶制品。这类准妈妈可以每天喝3杯牛奶，或每天250毫升牛奶、1杯酸奶，也可以每天吃2～3块奶酪。

❷ 多选用豆制品。豆类富含植物蛋白，并且其必需的氨基酸组成与动物性蛋白相似，比较容易被人体吸收利用。可以常吃豆腐、豆芽、豌豆、扁豆，平常多榨点豆浆喝。

❸ 选择全谷物粮食、鸡蛋和坚果。全麦面包和麦片都是全谷物粮食，可在早餐时适当增加。每天适当地吃几粒坚果和两个鸡蛋。

不爱吃蛋的准妈妈怎样补充蛋白质

蛋类也是优质蛋白质（氨基酸组合良好）的来源，利用率很高。蛋中的脂肪绝大部分含于蛋黄中，而且分散成小颗粒，容易被吸收。蛋黄中还含有丰富的钙、铁、维生素A、维生素B_1、维生素B_2、维生素D以及磷质等。

常见的蛋有鸡蛋、鸭蛋、鹅蛋、鸽蛋及鹌鹑蛋等。不爱吃蛋的准妈妈可能会缺蛋白质、铁、钙及维生素A、维生素B_1、维生素B_2。

以下是给不爱吃蛋的准妈妈的营养补充建议：

❶ 每天固定两份坚果。

❷ 多吃富含维生素C的蔬菜和水果，可以增加铁质的吸收。

不要随意服用蛋白粉

服用蛋白粉不当容易使身体一下子摄入过多蛋白质，加重肾脏负担，使准妈妈出现四肢浮肿、血压升高、头痛、眼花等不良症状。如果服用过量，还可能会致使一些准妈妈出现蛋白尿的情况，损害肾脏功能，威胁到身体的健康。

准妈妈只要注意合理调整饮食，每天保证喝一杯豆浆或牛奶，吃一个鸡蛋，再进食适量的肉类与豆制品，就完全可以满足身体对蛋白质的需求，并不需要额外服用蛋白粉。

细节提醒

如果确实需要通过服用蛋白粉来补充蛋白质，一定要向医生进行咨询，在专业的指导下科学服用，以避免产生不必要的危害。

怎么防治缺铁性贫血

怀孕后半期，随着胎宝宝的生长，以及从母体中摄取并储存出生后所需要的铁，准妈妈对铁的需求量大大增加。如果准妈妈的饮食中所含的铁元素不多，又没有在医生指导下服用铁剂进行补充，就容易出现缺铁性贫血。

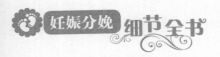

＊缺铁性贫血的危害

贫血会造成准妈妈子宫、胎盘的血液供应不良，使准妈妈对失血的耐受性变差，容易出现宫缩无力、产程延长、产后出血等危急状况。贫血还会引起准妈妈免疫力下降，使准妈妈发生感染的概率比正常孕妇高5~6倍。由于严重贫血的准妈妈血红蛋白携带氧气不足，很容易使胎宝宝缺氧，引起胎宝宝宫内发育迟缓、早产，甚至死胎。

所以，虽然贫血不是凶疾，对准妈妈和胎宝宝健康的危害却不能小视，一定要提早预防，及时纠正。

＊可多吃含铁丰富的食物

想预防和应对缺铁性贫血，最有效的方法就是补铁。

为满足胎盘发育、子宫增大、母体血红蛋白增多、分娩失血需铁等需要外，准妈妈在整个孕中期（怀孕4~7个月）每天应该摄入25毫克铁。

黑木耳、红枣、红豆、动物内脏、瘦肉、动物血、蛋黄、鸡、鱼、虾、豆制品、绿叶蔬菜、西红柿、黄花菜、桃子、李子、樱桃、葡萄干等食物中含有丰富的铁，准妈妈可以有选择地食用。

＊服用补铁剂的注意事项

如果症状严重，准妈妈可以在医生的指导下服用铁剂进行补充。

❶ 铁剂服用过量会引起铁中毒，使人出现恶心、呕吐、腹痛、腹泻、呕血、便血等症状，严重还可以引发低血压、昏迷和休克。所以，服用铁剂补铁最好在医生的指导下进行，服用量不宜过大，以免中毒。

❷ 铁剂对胃肠有刺激性，会导致恶心、呕吐、上腹痛等症状。如果在饭后服用，可以减轻这些症状。

❸ 动物性食物中的铁比植物性食物中的铁更容易被人吸收和利用。动物血中的铁吸收率最高，可达10%~76%；其次是肝脏和瘦肉。

❹ 维生素C、果糖、氨基酸、脂肪等物质可增加铁的吸收，茶、咖啡、牛乳、植物酸、麦麸等食物中所含的某些物质可抑制铁的吸收。

❺ 铁剂不宜和某些药物同服。如果必须同服，应在服铁剂前2小时服用药物，或在服药物3小时后再服用铁剂。

细节提醒

　　铁锅、铁铲等铁制炊具在烹制食物时会产生一些小碎铁屑，溶解在食物中后，会形成可溶性的铁盐，通过肠道被人体吸收。所以，尽量使用铁制炊具做菜做饭，也可以起到一定的补铁作用。

❁ 适合准妈妈吃的植物油

　　在孕期准妈妈吃植物油比动物油更健康，每一种植物油的味道、营养和作用都是不同的，准妈妈可以根据自身需要和烹调的方式来选择。目前市场上最常见的有以下几种：

* 大豆调和油

　　这个是市面上比较常见的油，它是由几种烹调油经过搭配调和制成的，主要用油是大豆油。它的营养价值会依原料不同而有所差别，但可以确定的是，它们都富含不饱和脂肪酸、维生素E。

　　用法：具有良好的风味和稳定性且价格合理，适合日常炒菜及煎炸之用。

* 花生油

　　花生油的脂肪酸组成比较合理，含有40%的单不饱和脂肪酸和36%的多不饱和脂肪酸，富含维生素E。花生容易污染黄曲霉，所以一定要选择质量最好的一级花生油。

　　用法：它的热稳定性比大豆油要好，适合日常炒菜用，但不适合用来煎炸食物。

* 芝麻油

　　也就是香油。它富含维生素E，单不饱和脂肪酸和多不饱和脂肪酸的比例是1：1.2，对降低血脂具有良好影响。它是唯一不经过精炼的植物

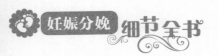

油，因为其中含有浓郁的香味成分，精炼后便会失去。

用法：芝麻油在高温加热后失去香气，因而适合做凉拌菜，或在菜肴烹调完成后用来提香。

* 茶籽油

也称茶油，其中不饱和脂肪酸高达90%以上，单不饱和脂肪酸占75%以上，含有一定量的维生素E。由于茶籽油的脂肪酸比例合理，对预防心血管疾病有益，因而为营养学界所重视，尊为一种营养价值较高的油脂。

用法：精炼茶籽油风味良好，耐高温，耐储存，适合作为炒菜、煎炸使用。

细节提醒

食用油不适宜放在炉灶边。炉灶旁温度较高，油脂长时间受热，就会发生分解变质，而且，食用油受高温影响，油脂中所含的维生素A、维生素D、维生素E等均被氧化，降低了营养成分。因此，最好将食用油放在室温较低的地方。

怎样选择孕妇奶粉

孕妇奶粉不是孕期必需品，现实生活中，由于各种客观条件的限制，如肠胃消化吸收不好、有妊娠并发症或饮食不规律、长期在外就餐等情况，准妈妈可能很难做到营养均衡，这时如果有条件，在孕中期或者孕晚期，喝一些添加了DHA、维生素和矿物质的孕妇奶粉还是有必要的。

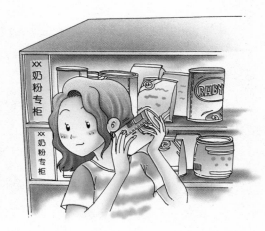

* 孕妇奶粉选用Q&A

Q：市场上的孕妇奶粉种类繁多，所含的营养素种类和含量也不尽相同，应该怎么选择呢？

A：一般情况下，选择营养成分比较全面均衡的即可；如果你缺乏铁、钙等营养元素，可以选相应营养素含量比较高的奶粉；如果血脂偏高，则要选择低脂奶粉。

Q：喝孕妇奶粉的同时，还需要额外补叶酸吗？

A：孕妇奶粉基本都含有叶酸，只是多少不一样，有的能够达到400微克，有的还不够。你可以自己计算一下，如果够，就不必额外补充，如果不够，把缺少的补上就行。

Q：喝孕妇奶粉会不会发胖？

A：肥胖并不是孕妇奶粉造成的，而是与营养摄入过量和缺少运动有关。因此你应该根据自己的体能每天进行一定量的户外运动，还要注意，喝了孕妇奶粉就不要再喝牛奶了。

细节提醒

正常情况下，只要膳食平衡、营养全面，日常饮食就基本能够满足你和胎宝宝对各类营养素的需求。

蔬菜怎么吃更营养

蔬菜的吃法要根据其中所含的维生素来决定，如富含维生素C和B族维生素的蔬菜，可以生吃来保存这些营养。

* 适宜生吃的蔬菜

胡萝卜、白萝卜、水萝卜、番茄、黄瓜、柿子椒、大白菜心、紫包菜等。生吃时最好选择无公害的绿色蔬菜或有机蔬菜。生吃的方法包括自制蔬菜汁，将新鲜蔬菜适当加点醋、盐、橄榄油等凉拌，切块蘸酱食用等。

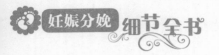
* 需要汆烫一下的蔬菜

十字花科蔬菜，如西蓝花、菜花等汆烫过后口感更好，它们含有丰富的纤维素也更容易消化；菠菜、竹笋、茭白等含草酸较多的蔬菜也最好汆烫一下，因为草酸在肠道内与钙结合成难吸收的草酸钙，干扰人体对钙的吸收；大头菜等芥菜类的蔬菜含有硫代葡萄糖甙，汆烫一下，水解后生成挥发性芥子油，味道更好，且能促进消化吸收；香椿芽等野菜焯一下能彻底去除尘土和小虫，还能防止过敏。而莴苣、荸荠等生吃之前也最好先削皮、洗净，用开水烫一下再吃。

* 煮熟才能吃的蔬菜

含淀粉的蔬菜，如土豆、芋头、山药等必须熟吃，否则其中的淀粉粒不破裂，人体无法消化；含有大量的皂甙和血凝素的扁豆和四季豆，食用时一定要熟透变色；豆芽一定要煮熟吃，无论是凉拌还是烹炒。

细节提醒

蔬菜生吃和熟吃互相搭配，对准妈妈身体更有益处。有些食物生吃或熟吃摄取的营养成分是不同的。比如，番茄中含有的番茄红素能降低患肝癌风险，如果想要摄取就应该熟吃，但准妈妈如果想摄取维生素C，生吃的效果会更好。

吃些淡化妊娠斑的食物

部分准妈妈在妊娠4个月后，脸上会出现茶褐色斑，分布于鼻梁、双颊，也可见于前额部，呈蝴蝶形，被称为孕期妊娠斑。它是由孕期脑垂体分泌的促黑素细胞激素增加而引起的。而黄褐斑是由于组织细胞间的微循环受阻，细胞溶解死亡，黑色素增多形成色斑沉着所造成的。脸部的表皮层最薄，毛细血管最丰富，也最易形成色素沉着。

黄褐斑的形成与孕期饮食有着密切关系，如果准妈妈的饮食中缺少一种名为谷胱甘肽的物质，皮肤内的酪氨酸酶活性就会增加，从而导致黄褐斑"大举入侵"。所以，饮食的调理，对于抑制妊娠斑的生长还是非常重要的。

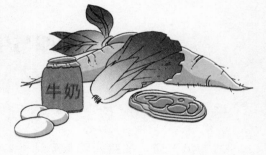

少吃：咸鱼、咸肉、火腿、香肠、虾皮、虾米等腌、腊、熏、炸的食品，少吃葱、姜、辣椒等刺激性食品。

多吃：新鲜水果、蔬菜和具有消退色素作用的冬瓜、丝瓜、西红柿、土豆、卷心菜、花菜、鲜枣、橘子、柠檬、豆制品和动物肝脏等，这些食品对消除黄褐斑有一定的辅助作用。

建议准妈妈多吃富含维生素C的水果，如猕猴桃。维生素C能有效抑制皮肤内多巴醌的氧化作用，使皮肤中深色氧化型色素转化为还原型浅色素，干扰黑色素的形成，预防色素沉淀，保持皮肤白皙。

细节提醒

通常情况下，妊娠斑会在生产后3~6个月内自行减轻，甚至消失，只有部分特殊体质，以及内脏有特殊疾病的女性可能不见消失，需要到医院诊治。

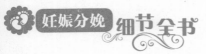

日常护理与生活细节

❀ 孕中期的体重怎么控制

到了孕中期，准妈妈的食欲变好，体重也开始快速增加，一般是每两周增加1千克左右。这时，准妈妈一定要开始关注自己的体重增长，坚持科学控制体重。

＊ 孕中期的体重增加幅度

此时，准妈妈的体重增加应控制在每周350～500克，整个孕中期体重增长8千克左右。

＊ 怎样控制

饮食讲究营养均衡，不要一味多吃，同时每天坚持运动（散步或做孕妇操等），做些力所能及的简单家务，都是控制体重的好办法。

❀ 通过调整饮食控制体重

＊ 吃粗粮增加饱腹感

可以将豆类、玉米、红薯等粗粮和大米、白面混合起来做主食，比如蒸一碗杂粮饭，煮粥时加入红薯、玉米粒、各种杂豆，在面粉中掺入玉米面蒸馒头、窝头，或干脆把红薯、玉米、芋头蒸熟当主食吃。用魔芋制成的食物口感较好，又容易使人产生饱腹感，还有帮助排便的功效，是最适合准妈妈的减重食物。

＊ 多吃蔬菜少吃水果

可以选一些口感好的蔬菜（如黄瓜、西红柿、樱桃萝卜）当作水果来吃，或者与少量水果混合在一起打成蔬果汁或做成蔬果沙拉食用。这样可以减少从水果中摄入糖分的机会，有利于控制体重。

＊ 用煎、烤、清炖代替红烧

做肉菜时，采用红烧的办法很容易摄取过多热量，用煎、烤、清炖等方式来烹调就好很多。但是要注意不要用明火烤肉，而是用烤箱，并避免烤焦，否则会产生致癌物质，反而对准妈妈不利。

* 用柠檬当调味剂

用柠檬汁来调味，减少油、盐、糖、酱油、沙拉酱等调料的使用，也可以限制热量摄入，避免额外增重。

❀控制体重的小窍门

* 每天量体重

每天量一次体重，将测量结果制成体重变化曲线图，不断提醒自己避免吃进过量食物导致超重。

* 自己动手做点心

实在忍不住吃东西的欲望时，可以自己动手做些低脂、低糖、高纤的小点心，如粗粮饼干、水果蛋糕、土豆泥等，既填了肚子，又不至于摄入过多热量。

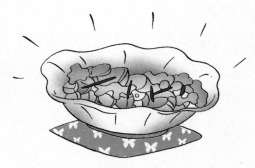

* 清淡饮食

如果第一天吃得比较油腻，接下来几天不妨以吃清淡食物为主，控制热量摄入。

* 肚子饿时外出散步

非正餐时间感到肚子饿，可以到室外散散步，分散注意力，减少吃零食的次数。

* 记饮食日记

记录每天正餐和零食的食物种类和数量，检视自己是否吃得过量。

细节提醒

可以提前制作一个饮食记录表，每天逐项填写即可。

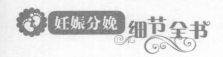

孕期看电视要有节制

孕中期准妈妈的精神变好，少数上班族准妈妈已经开始休产假，于是看电视就成了许多准妈妈的主要消遣。这里要提醒准妈妈一句，长时间看电视对准妈妈和胎宝宝都不利，看电视一定要注意控制时间。

＊长期看电视的坏处

❶ 影响准妈妈下肢血液循环。看电视极易久坐，这会影响准妈妈下肢的血液循环，加重下肢水肿情况，或导致下肢静脉曲张。

❷ 影响休息。看电视过多必定缩短准妈妈的休息时间，夜间看恐怖、紧张、悲剧性节目还会影响准妈妈的睡眠，使准妈妈精力不济。

总之，为了准妈妈的健康和胎宝宝的正常发育，最好少看电视。

怎么吹空调更健康

准妈妈通常比一般人更怕热，夏季来临时，准妈妈往往喜欢待在有空调的房间里。空调使用不当会给准妈妈和胎宝宝造成很大伤害，吹空调一定要注意科学。

＊吹空调可能造成的危害

❶ 热伤风。温度设置过低会造成室内外温差过大，准妈妈从室内走到室外时会因为不适应气温急剧变化而患"热伤风"，出现流鼻涕、鼻塞、发热、头痛等症状。

❷ 着凉。孕妇毛孔比较疏松，容易受风，稍有不当就会使准妈妈着凉。

❸ 感染。空调是很容易积尘的电器，积尘和尘土中的细菌、螨虫容易使准妈妈受到感染导致头痛、头晕、浑身乏力，引起鼻炎、咽喉炎等呼吸道疾病，影响孕期的身体健康。

＊怎样使用空调才科学

❶ 如果长时间不开机，使用前要彻底清洁。

❷ 温度定在25℃～28℃，室内感觉微凉就可以了。

❸ 避免坐在可以直吹到空调的地方。

④ 经常开窗换气。建议开机1～3小时后关机，打开窗户将室内空气排出后再使用。

⑤ 关闭空调后不要马上走出空调房，等室温稍微回升，身体相对适应再走出房间。

⑥ 晚上最好穿一件薄棉长袖上衣。

⑦ 及时清洗空调水箱等死角，预防细菌和病毒感染。

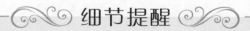

细节提醒

建议准妈妈不要在身体出汗多时吹风扇或空调，因为此时全身皮肤的毛孔疏松，汗腺大张，马上吹电扇或者空调，就会使得邪风进入人体内，容易伤风感冒。要等到汗收了之后再吹。

安全使用微波炉

微波炉的电磁辐射强度也是家电中最强的，它所产生的电磁辐射是其他家电的几倍。

低强度微波会对胎宝宝产生不良影响，长期接触高强度的微波有可能会影响到胎宝宝的发育。

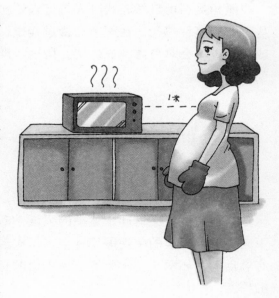

*使用微波炉要注意什么

① 使用安全性高的产品。使用微波炉，请挑选正规厂家生产的产品。如果家中的微波炉已经很旧了，则应检查它有没有微波泄漏的危险。检查时，可以把一张纸夹在微波炉的门缝里，关上门后看能不能把纸拽出来。如果能被拽出来，说明微波炉可能存在辐射泄漏问题。

② 注意安全距离。尽管合格产品在炉门紧闭的情况下基本上不会有

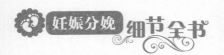

辐射，为保证安全，微波炉运行过程中，准妈妈还是要远离微波炉，至少要离它1米远。

❸ 别急着打开炉门。微波炉运行过程中坚决不要打开炉门。停止运行后，最好等5～10秒钟再打开炉门。

细节提醒

不要将微波炉放在卧室里，如果住的是那种大开间，建议准妈妈在不使用微波炉时拔掉电源。

❀照相频繁会影响胎宝宝吗

有的准妈妈担心怀孕期间照相会对胎宝宝产生不良影响，其实是没必要的。

照相是利用自然光或灯光把进入照相机镜头的人像或景像投射到底片上，使底片感光。在整个拍摄过程中，照相机不会产生射线，自然光或灯光也不会对身体造成危害。所以，准妈妈和胎宝宝都不会因照相而受到影响。

❀孕中期运动要注意什么

* 做足准备工作

运动前先和医生沟通，请医生根据自己的身体条件判断是否适合做运动，适合做什么运动，运动的强度、时间、频率等，最好在医生指导下制订一个科学的孕期锻炼计划。每次运动开始前最好先做些低强度的有氧运动，如散步、扩胸等，让自己的身体状态达到能够适应运动负担的程度。

* 选择安全的运动项目

准妈妈做运动时要牢记"安全第一"原则，避免做强烈的腹部运动，避免做爆发性的运动（如羽毛球、网球等）、跳跃性运动或需要冲刺的运

动，避免做和别人有身体接触的运
动。潜水、骑马等也不适合准妈妈。

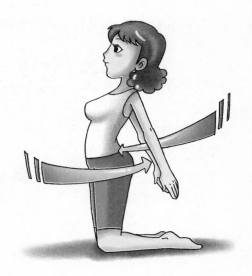

* 不贸然增加新项目

如果怀孕前没有运动习惯，孕
期最好从事散步等轻松的活动，不
要随便增加新的运动项目，以免身
体无法承担，增加受伤风险。

怀多胞胎，有高血压、心脏
疾病、前置胎盘或有早产现象的
准妈妈不适合做运动，最好不要
勉强自己。

* 循序渐进

从简单、轻松、短时间的运动开始，逐步增加运动量，不要一开始
就做到计划中规定的运动量。

* 不要运动到出汗

孕期运动的目的在于调整身体状态，舒展肢体，调节身心，不需
要像运动员训练一般完成"任务"。对准妈妈来说，运动过程中感到轻
松、舒适，运动结束后不感到累，才是最佳的运动状态，最好不要运动
到出汗、身体感觉疲惫的地步。

如果准妈妈在运动过程中出现阴道出血、有液体流出，腹部突发疼
痛、胸痛、呼吸困难、严重或持续头痛或头晕等现象，一定要立即停止
运动并马上去医院检查。如果停止运动半小时后仍然有宫缩现象，最好
休息两天，不要坚持运动。

细节提醒

一般来说，准妈妈在运动时，脉搏不要超过140次/分，体温不要
超过38℃，时间以30～40分钟为宜。运动开始时要根据自己感觉的舒
适程度及时调整，找到适合自己孕期一系列的运动组合。

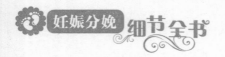

❀适度游泳可减轻孕期不适

　　游泳是非常适合准妈妈的有氧运动，不但可以促进准妈妈的血液循环，帮准妈妈锻炼身体，改善心情，还可以减轻怀孕所带来的种种不适。准妈妈游泳前可先征询医生的意见，以确定个人情况是否适宜游泳，避免发生意外。

＊ 孕期游泳的好处

　　① 消耗多余热量，帮准妈妈控制体重。

　　② 增强准妈妈体质，促进胎宝宝发育。

　　③ 改善情绪。

　　④ 缓解或消除腰背痛、便秘、痔疮、四肢浮肿、静脉曲张等孕期不适。

　　⑤ 锻炼准妈妈的肺活量，使准妈妈在分娩时可以长时间憋气，缩短产程。

＊ 怎么游

　　一般情况下，准妈妈每周可以游泳1～2次，每次可以游500米左右。运动强度以每次游泳后，心跳每分钟不超过130次，运动后10分钟内能恢复到锻炼前的心率为宜。如果超出了这个标准，胎宝宝可能受到危害。

＊ 应注意的细节

　　① 选择卫生条件好、人少的游泳池。

　　② 最好在保持恒温的室内游泳池游，水温以29℃～31℃为宜，并要注意避开阳光的直射。

　　③ 下水前要先做热身运动。

　　④ 下水时要戴上泳镜，上岸时要注意擦干身体，避免感冒。

　　⑤ 不要跳水，不要仰泳。

　　⑥ 身边要有人陪伴，游泳场所要有救生员。

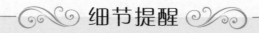

细节提醒

　　有过流产、早产史，阴道出血，经常腹痛、患妊娠高血压综合征和心脏病的准妈妈都不适宜游泳，应采取别的锻炼方式。

❀孕中期无须完全禁止性生活

　　孕早期和孕晚期避免性生活是对的，因为这两个阶段进行性生活都很容易给胎宝宝带来不利影响。但是孕中期不需要完全禁止性生活。

　　孕期进行健康而适度的性生活是允许的，还能大大增进准妈妈和准爸爸的亲密感情。况且进入孕期后，由于性激素的作用，准妈妈的生殖器官血流更加丰富，血管充血而粗大，容易受伤和出血。阴道变得湿润而容易进入，生殖器和乳房更加敏感，双方的性生活更容易取得和谐与快感。害怕性生活对胎宝宝造成危害是没有科学根据的。胎宝宝生活在一个壁很厚的子宫腔里，周围又有羊水帮助减轻外界的刺激与震荡，所以适当的性生活不会对胎宝宝造成伤害。

　　不过，准妈妈和准爸爸应该了解孕期准妈妈的身体变化，性生活须以安全为上，不可因性生活而影响妊娠。尤其是准爸爸，必须对准妈妈的孕期变化有更多的了解和理解支持。

❀ 细节提醒 ❀

　　如果准妈妈因为心理上的原因，不愿意进行性生活，准爸爸也不可责怪，准爸爸可以在沟通中慢慢培养准妈妈的情绪。

❀孕中期怎样安全过性生活

　　孕中期（怀孕第4~7个月）胎宝宝与母体的连接比较紧密，流产风险较小，可以适当地过一些性生活，但一定要有所节制。

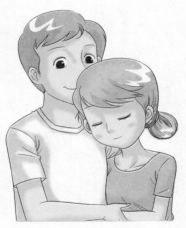

* 选择安全的体位

　　前半期，性生活以正常位（女性仰卧，两腿屈曲分开）与伸展位（女性仰卧，两腿伸展分开）为宜。后半期，性生活以后侧卧位（男女双方向同一侧侧

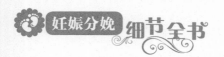

卧，男性在女性之后）为妥。性交时应避免男方在上面压迫准妈妈的腹部，对胎宝宝造成影响。

* 不过度刺激准妈妈身体

怀孕期间的性行为不宜过于剧烈，准爸爸不要刺激准妈妈的乳头。准妈妈也要注意自身的行为和情绪调节，不要过度兴奋，以免引起子宫收缩。

* 事前做好清洁

恢复性生活时，准爸爸务必将包皮垢及龟头冲洗干净，避免使准妈妈的阴道遭受病原微生物的侵袭，诱发宫内感染。准妈妈也应做好外阴清洁，避免感染。

细节提醒

并不一定非要进行性生活才能性满足。夫妻双方可以回顾一下以前经常一起做的除了性生活以外的事情，用美好的回忆、温柔的亲吻、拥抱、秘密的情话来达到情感上的满足。

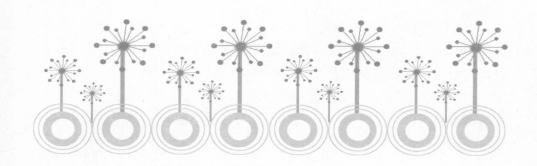

完美胎教细节

❀艺术胎教：手指画

手指画所需要的工具和材料都非常简单，专用手指画颜料，加上纸和笔，最好配上工作罩衫和袖套就行了，这种绘画方式简单好玩，特别容易上手，不用学什么复杂的绘画技法。

材料：专用手指画颜料（在各大网上商城和儿童玩具店可以买到）、纸、笔。

功效：手指画对色彩感知、右脑图像思维能力的锻炼十分有益。鲜艳色彩的情感魅力能有效激发你和胎宝宝的积极情绪，手指画的艺术效果会让你充满成就感，有助于建立胎宝宝自信与乐观的天性。

* 可爱小动物手指画技法

❶ 同样的方法在纸上按下手指印。

❷ 发挥想象力，用笔在手指印上画出各种可爱的小动物形象。

* 漫画人物手指画技法

❶ 手指蘸上喜欢的颜色，在纸上按下手指印。

❷ 用笔在手指印上勾勒出各种人物表情。

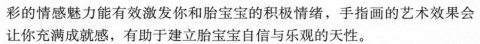

细节提醒

手指画的颜料一定要选择安全无毒的，气味浓烈的颜料要避免使用，以免对胎宝宝产生不利影响。

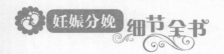

❀ 语言胎教：朗读《当世界年纪还小的时候》

当世界年纪还小的时候

当世界年纪还小的时候，我们叫它天堂。那时人类、动物、植物、山谷刚刚才到。它们互相打招呼。我叫夏娃。您呢？我叫亚当。您呢？我叫狮子。您呢？我叫枣椰树。您呢？我叫水母。您呢？我叫鳟鱼。您呢？我叫蜻蜓。

亚当问夏娃：对不起，您知道我们现在在什么地方吗？

在天堂，夏娃回答。

天堂？没听过，亚当喃喃自语。

他们两个人就在一个特大的花园里散步，他们穿过长着青苔的湿地，又经过松软的沙地。他们向四周打招呼。那是一个美丽的清晨，大象们扇动着大耳朵，玫瑰花散发着浓郁的香味。

我看，我们是这里唯一的人类，我们应该结婚，夏娃说。

结婚的意思是说，我们两个人永远在一起。但是，我们必须先相爱。事情就是这样开始的。您赞成我们相爱吗？

相爱？！没听过，亚当说。

夏娃拥抱住亚当，给了他一个长吻。过了一会儿，夏娃喘息地说：这就是相爱。亚当再一次把嘴唇挪向夏娃，夏娃继续吻着亚当。

过了很久，已经是中午了。亚当说：我赞成我们相爱，它还蛮适合我的。

当他们再次喘息时，已经是晚上了。现在，我们可以用"你"互相称呼了，夏娃建议说。

亚当回答：好啊！亲爱的夏娃。

世界就这样开始了。

（文/于尔克·舒比格，译/林敏雅）

❀ 细节提醒

闲下来的时候，给宝宝轻声朗读一下这个充满了小惊喜、充满了童话色彩的小故事，告诉宝宝：自从他到来，爸爸妈妈感到更加的幸福。

❊艺术胎教：绘本《借物小人阿莉埃蒂》

有一些故事，它不复杂，也无悬念，却能穿过你的眼球、耳朵，深深地让疲乏的内心生出感动，让你进入恬静的感觉之中，那些简单真挚对话后的余音，清新的画面，悠扬的音乐，仿佛时间的流逝不存在一样。

将宫崎骏的这个绘本推荐给准妈妈，准妈妈可能从中获得许多感悟，除了勇敢与沟通，还有父亲的鼓励、母亲的呵护、大哥哥的信赖，有喜欢你和你喜欢的人……

故事里，身高只有一支铅笔那样长的少女阿莉埃蒂，与她的小人家族，在日常生活中必须跟老鼠作战，还必须要躲过杀虫剂和捕蟑屋等各种不同的危险，小人家族要通过种种努力，才能获得生存或者更好的生活。

他们必须"借用"许多人类的日用品来生活，又不能被人类发现他们的存在。一天，一个在乡间老宅中休养的小男孩翔发现了阿莉埃蒂，他们成了朋友，好心的翔为小人族提供帮助，但被管家发现了，管家想尽办法对付小人族，不得已，小人族必须逃离现在的家，移居到野外展开新生活。

翔帮助了阿莉埃蒂，赢得了信任，也找到了自己的慰藉，阿莉埃蒂对这位人类大哥哥无限感激，最终，小人族一家勇敢地走上了去往新家园的路。

∽∾ 细节提醒 ∽∾

与这个绘本同名的电影也很值得一看，画面非常优美，可以购买或者租借来看。

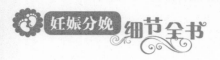
# 本月异常情况

出现妊娠纹，肚皮瘙痒难忍

正常情况下，人体腹部的皮肤弹性纤维与腹直肌有一定的弹力，并可在一定限度内自由伸缩。但是当准妈妈怀孕超过3个月时，增大的子宫突出于盆腔，向腹腔发展，腹部开始胀大，皮肤弹性纤维与腹部肌肉开始拉伸，当拉伸超过一定限度时，皮肤弹性纤维就会发生断裂，这时，皮肤弹性纤维断裂的地方就会出现瘙痒，甚至疼痛感。当皮肤弹性纤维断裂程度加深时，就会出现淡红色或紫红色的不规则纵形裂纹，即妊娠纹。

怀孕时肚皮瘙痒，普遍是妊娠纹所致。肚皮瘙痒时，准妈妈千万不要乱抓，因为一旦抓破，就可能导致感染，可以涂抹润肤霜或橄榄油来缓解不适；饮食忌多油、多糖。日常要多喝水，不要用过热的水洗澡，不要过多使用香皂、肥皂进行清洁。可以适当使用碱性小的洗面奶、浴液。

出现妊娠纹的时间不同的准妈妈会有不同的表现，大部分准妈妈会在孕晚期出现，也有一些准妈妈在孕中期出现。

妊娠纹并不可怕，一般在产后颜色会慢慢变淡。准妈妈不必紧张。

如果除瘙痒外，准妈妈皮肤上还出现红色丘疹、风团块、红斑和水疱等，就要怀疑是"肝内胆汁淤积症"，应及时就医。

细节提醒

准妈妈在购买和使用去除妊娠纹的产品时，最好向医生咨询一下，看有无推荐，不要盲目选择。

❀贫血

由于妊娠的血容量增加，血液会相对稀释，准妈妈会出现贫血，另外，由于胎宝宝发育也需要吸收铁，孕期准妈妈可能会出现缺铁性贫血，尤其是多胎妊娠和患胃肠道慢性疾病的准妈妈贫血可能会更早出现。

准妈妈贫血可能会引起早产，影响胎宝宝氧供、发育。孕期贫血，如果补充不够及时，也会对产后恢复造成一定影响。

准妈妈要坚持孕期检查，排除贫血可能，如果发现有贫血现象，要在医生帮助下进行治疗。日常饮食中也要注意多食用一些可以防止贫血的食物，如黑木耳、红枣、红豆、动物性肝脏、蛋黄、蔬菜、水果等，这些能起到防止缺铁性贫血的作用。

细节提醒

贫血严重的准妈妈在医生指导下服用一定铁剂也是必要的。

❀头痛、头晕

睡眠不足、睡眠质量不好、疲劳过度、环境嘈杂、孕期抑郁等都有可能使准妈妈产生头痛头晕的症状。

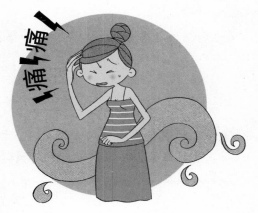

如果是轻微的偶发的头痛、头晕，要注意保持休息，适当运动、呼吸新鲜空气。在室内待的时间较长时，要注意开窗换气，保持空气流通。如果是由于孕期抑郁所致，要及时解决心头烦恼，保持愉悦心情。

如果头痛、头晕持续发作、比较严重，要及时到医院就诊，排除疾病的可能。

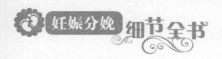

❀腰背酸痛

造成准妈妈腰酸背痛的原因有很多，比如身体重心随胎宝宝的成长逐渐往前挪，因此加重了腰椎、尾椎的负担，使肌肉承受太多不当的拉扯；体内多余的水分流至骨盆部位静脉时，使得腰部神经与脊椎未能得到充足氧分也会造成腰酸背痛。此外，怀孕期间激素的变化使关节变松等也易致使腰背酸痛。

孕期的背痛是不能完全预防的，准妈妈能做的就是在日常生活中多注意，尽量减少背痛的程度和频率。

**减缓腰背酸痛的方法*

① 不要站立太久、长时间走路或提重物。长时间需要站立或走路的准妈妈可使用托腹带。

② 变动姿势时，最好能用双手支撑，减轻腰部的负荷。要特别注意不要立即站起来，避免受伤。

③ 不要穿高跟鞋，以减轻脊柱的负担。

④ 要减轻腰部的负担，准妈妈站立时尽量不要提太重的物品。

⑤ 尽量不要爬楼梯。

⑥ 捡拾东西时尽量弯曲膝盖蹲下来再进行下一步动作，避免直接弯腰悬空去捡。

⑦ 多休息。时常抬起脚对背部也是有好处的。

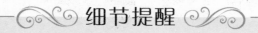
细节提醒

严重的腰酸背痛可以借助药物治疗迅速获得缓解，但是准妈妈应尽量避免用服药、打针的方法治疗。预防胜于治疗，准妈妈平时注意保持正确的姿势和多做运动就能有效避免腰酸背痛的发生。

Part 5

孕5月：可爱的胎动

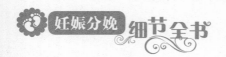

胎宝宝的生长发育细节

怀孕17周

本周胎宝宝的心脏发育几乎完成，搏动有力，每分钟120~160次。其他的脏器也在不停地锻炼和完善。

现在的胎宝宝还没有囤积太多的脂肪，皮肤也因为下面没有脂肪层，看起来呈透明状，可以清晰地看到底下的血管、肋骨。

胎宝宝的听觉从17周开始发育，此时他就像一个小小"窃听者"，还可以通过羊水的传导，逐渐听到准妈妈身体内部和外面世界的声音，甚至偶尔还会做出反应。

胎宝宝的骨骼开始变硬，保护骨骼的卵磷脂也形成并覆盖其上，通过B超可以隐约看到胎宝宝排列整齐的脊柱。

越来越强健有力的身躯给了小家伙活动的自由，他的动作越来越多，也越来越协调，经常会抓着自己越来越粗壮的脐带玩耍，还会拳打脚踢。

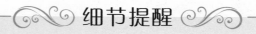

细节提醒

当感觉到第一次胎动时，可以记录下时间，去医院体检时请告诉医生。如果没有感觉到胎动，也不要着急，有的准妈妈需要到孕20周左右才能有所察觉，此时的胎动并不规律，可以当作乐趣和参考，还不能作为监测胎宝宝健康与否的标准。

❀怀孕18周

随着胎宝宝越来越爱动，胎动会越来越频繁，如果这时做B超，可能会看到胎宝宝做吮吸、踢腿、抓脐带等动作。

听觉能力已经发育得不错了，小胎宝宝会经常微眯着眼，倾听妈妈身体里的肠鸣声、血流声以及心跳声，或者外部人们说话的声音，以后听觉还会更发达，此时，触觉和味觉已经非常发达。

胎宝宝此时的脑发育已趋于完善，大脑神经元树突形成，大脑的两个半球不断扩张，逐渐接近仍在发育的小脑，小脑两个半球也正在形成。胎宝宝此时的大脑具备了原始的意识，但是还不具备支配动作的能力，因为中脑还没有充分地发育。

细节提醒

胎宝宝对钙的需求在逐渐增大，准妈妈可能会因为缺钙而出现腰酸、腿痛、手脚发麻、腿脚抽筋等不适，这时需要注意补充钙和维生素D，适当晒晒太阳有助于钙的吸收。

❀怀孕19周

进入怀孕第19周，胎宝宝的身体表面逐渐被一层白色的脂肪覆盖，这是胎脂。胎脂对胎宝宝有保护作用，保护他的皮肤不受羊水的浸润，使之不至于发生皲裂、硬化或擦伤。此时，胎宝宝的皮肤增厚了，并且变得红润有光泽。

胎宝宝的十二指肠和大肠开始固定，具备了一定的消化功能，胃通过不断地吞咽羊水，逐渐增大。整个消化器官开始最初的运行。

本周胎宝宝的最大变化是感觉器官开始分区域迅速发展，到了本周末他的味觉、嗅觉、触觉、视觉、听觉等都在大脑中占据了专门的区域。另外，他的大脑神经元之间的连接开始增加。

调皮的胎宝宝除了睡觉就是运动，不时动动小手、踢踢小腿，如果有强烈的阳光照射到腹部，他会用手去挡，一刻也不得闲了，大多数的准妈妈都已经感觉到胎动。

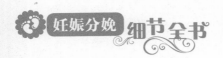
❀ 怀孕20周

此时的子宫对不大的胎宝宝来说还比较宽敞，胎宝宝会像鱼一样在子宫里慢慢游动，嘴巴不断开合吞咽羊水，眼珠子也不停地转来转去。

骨骼发育开始加快，他的四肢、脊柱已经进入骨化阶段，此时需要较多的钙、磷和维生素D。消化道的功能在进一步完善，其腺体开始发挥作用，胃内也出现了分泌黏液的细胞，肠道内的胎便也开始积聚。

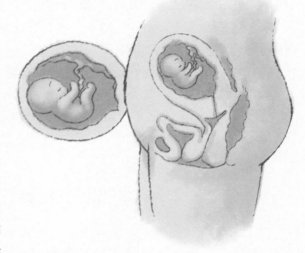

女孩已经在卵巢里产生了600万个卵细胞，而男孩的外生殖器也已有了明显特征。另外，此时的胎宝宝大脑具备了记忆功能，这是一个很让人惊喜的变化。胎宝宝已能听到外界较强的声音，能够像新生儿一样时睡时醒，他会逐渐形成自己的作息规律。

细节提醒

从胎动的频率可以看出，胎宝宝醒着时，胎动多而有力；胎宝宝睡眠休息时，胎动少而弱。

准妈妈的身体变化细节

静脉曲张

随着孕期的增加，准妈妈的子宫越来越大，压迫骨盆腔静脉和下腔静脉，使得下肢血液回流受阻，造成静脉压升高，曲张的静脉也会越来越明显。根据研究统计，约有1/3的准妈妈会产生严重程度不等的下肢静脉曲张。而且在怀孕时期，曲张的静脉不只出现在双腿，在身体其他部位，如颈部及会阴部也可能会出现。

静脉曲张的症状很明显，表现是在接近准妈妈皮肤表面的地方凸出来，有时呈蓝色或紫色，看起来弯弯曲曲的。事实上，痔疮就是直肠部位的静脉曲张。

静脉曲张，可能并不会让准妈妈有什么不舒服的感觉，或者只是稍微的有点不适而已。有时候，准妈妈可能会感觉到腿部沉重、疼痛，静脉曲张部位周围的皮肤也可能会有发痒、抽痛或灼热感。这些症状通常在晚上会加重，特别是在站立得太久的情况之下。

对大多数的准妈妈而言，静脉曲张的情况会在生产后好转，逐渐回复正常，所以不用太过惊慌。而且，根据研究发现，孕期静脉曲张并不会影响准妈妈和胎宝宝的健康。在非常罕见的情况之下，如果有下肢静脉压痛、发热、红肿等情况，或同时合并有发热、心跳加速、呼吸困难等情形，需要迅速就医。

细节提醒

越是到了孕后期，准妈妈越是要注意适时运动，不能久坐或久站，睡觉时用枕头等垫高腿部，穿宽松柔软的鞋子，尽量让自己舒适些。

❀妊娠纹出现

到孕中期，受增大的子宫影响，皮肤弹性纤维与腹部肌肉开始伸长，当超过一定限度时，皮肤弹性纤维发生断裂，于是会出现妊娠纹。

当然，并不是每一位准妈妈都会有妊娠纹，而妊娠纹的严重程度也因人而异，它因个人的体质、遗传基因、孕期体重增加的程度不同而有所不同。

❀可以感觉到胎动

很多准妈妈在本月清晰地感觉到了胎动，如果胎宝宝的动作幅度不大，通常胎动的感觉会不那么真切，他动来动去的感觉像小鱼在蠕动，又像胃里发出的咕噜咕噜声，但当他动作很有劲时，准妈妈会真实地感觉到他拳打脚踢时子宫壁上的痛感，并且能够确信，这就是胎动。

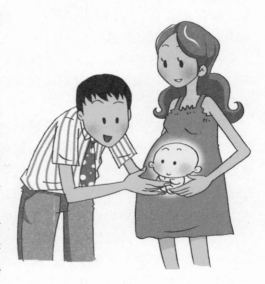

因为此时的胎宝宝时睡时醒，可以感觉到的胎动也时频繁时稀少，胎宝宝醒着的时候，胎动比以往更加活跃。

细节提醒

这个时期准妈妈可以和准爸爸一起，多与胎宝宝玩乐，说话、唱歌、看书、讲故事、抚摸、听音乐、做体操等，一家人的胎教时光会很快乐的。

❀身体明显丰满

在这个月，准妈妈的体态相比以往会明显丰满起来，体重可能已经增加了好几千克，膨大的乳房和隆起的腹部让准妈妈的身体重心越来越往前，腰酸背痛是适应这种变化的自然症状，由于腹部的突出，腹部韧带拉伸越来越多，所以有些准妈妈会不时感到腹部有一阵阵的撕扯般的疼痛感，这种疼痛的感觉在走路的时候更明显。

❀❀ 细节提醒 ❀❀

准妈妈此时应注意保护自己，尽量穿有一点点跟的平底鞋，起坐、拿东西的时候都要放慢速度，小心从事。

❀性欲增强

由于胃口大开，精神高涨，精力恢复，不少准妈妈出现性欲增强的现象，这是由于体内雌激素大量增加，导致盆腔内血流量增多，使性欲提高，并更易达到高潮。

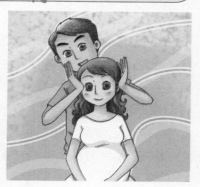

❀❀ 细节提醒 ❀❀

在孕中期性生活时，准妈妈一定要注意保护乳房和乳头，尽量不要给予刺激，因为此时乳头由于激素的作用变得更为敏感，性生活时的刺激很容易引起子宫收缩。

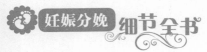

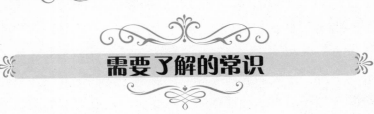

需要了解的常识

❀准妈妈可以享受的孕期权利

* 产假至少休98天

2012年5月份新颁布的《女职工特殊劳动保护条例》规定，女职工生育享受98天产假，其中产前可以休假15天；难产的，增加产假15天；生育多胞胎的，每多生育1个婴儿，增加产假15天。这就意味着，准妈妈在生育前后至少可以休98天产假。

* 准爸爸也有产假

这里说的准爸爸的产假其实指丈夫护理假。丈夫休护理假一般为晚育的准爸爸所享受，具体天数各地有所不同。大多数省份的《人口与计划生育条例》中都规定了晚育者丈夫休护理假的时间，一般在7~10天，有的地方可达一个月。

* 不被降低工资和不被辞退的权利

新颁布的《女职工特殊劳动保护条例》规定，用人单位不得因女职工怀孕、生育、哺乳降低其工资、予以辞退、与其解除劳动合同或者聘用合同。

* 哺乳假

新颁布的《女职工特殊劳动保护条例》规定，用人单位应当在每天的劳动时间内为哺乳期女职工安排1小时哺乳时间；女职工生育多胞胎的，每多哺乳1个婴儿每天增加1小时哺乳时间。对哺乳未满1周岁婴儿的女职工，用人单位不得延长劳动时间或者安排夜班劳动。

* 产假津贴

女职工产假期间的生育津贴，对已经参加生育保险的，按照用人单位上年度职工月平均工资的标准由生育保险基金支付；对未参加生育保险的，按照女职工产假前工资的标准由用人单位支付。

* 带薪产假

任何时候，准妈妈在工作时间请假去做产检都不应遭到无理拒绝，而且单位还要付给准妈妈工资。也就是说，准妈妈可以享受带薪产检的权利。

细节提醒

如果准妈妈在孕产期间遇到了不公平待遇，可以先和单位的人力资源部门进行协商。在协商不成的时候，再考虑通过法律途径来解决。

20～24周进行第一次B超排畸

怀孕第20～24周是B超排畸检查的时间，准妈妈最好及时到医院检查。如果由于某些原因在这个时间段内无法检查，最晚应该在怀孕28周前到医院检查，及时了解胎宝宝的发育情况，避免在不知情的情况下孕育畸形儿，给准妈妈和家庭带来不必要的负担。

* 检查项目

B超排畸检查的项目包括：

❶ 常规胎宝宝检查。包括胎宝宝大小、胎盘位置、羊水量等。

❷ 胎宝宝器官检查。主要包括含头颈（脑室、脉络丛、透明中隔）、胸廓（心脏的空四腔室）、腹部（肠胃、肾、膀胱、脐带与腹壁连接处）、脊椎、四肢等部位的检查，检查有无无脑、脑积水、脊柱裂、肢体畸形、先天性心脏病等。

❸ 鼻、唇部检查。检查有无唇腭裂等。

* 有些畸形检查不出来

说起B超排畸，许多人认为只要做了就能检查出所有畸形，其实这存在误区。

胎宝宝的畸形种类繁多，除了能被超声检查检测到的有明显形态改变畸形，一些没有明显形态改变的染色体异常和不伴有胎宝宝结构异常的畸形（如听力障碍、智力障碍、视力障碍、代谢性疾病等），B超排畸检查是查不出来的。此外，每一次的超声检查只能了解胎宝宝在检查时的状况，检查过程中还会受到母体情况、孕周、胎位、羊水量、胎宝宝活动、胎宝宝骨骼声影等多种因素影响，如果时机不恰当，许多器官或部位可能无法显示或显示得不清楚，也使B超排畸检查存在一定的漏诊率。

所以，准妈妈千万不要以为做了一次B超排畸检查就万事大吉了，按时参加孕期的每一次产检，发现异常及时进行深入检查，才是最妥当的做法。

细节提醒

多媒体彩超可以通过电脑合成技术，把胎宝宝的图像在电脑屏幕上显示出来，不但图像更加清晰，检查结果更加准确，准爸妈也可以趁机一睹胎宝宝的模样。准妈妈可以保留下这张宝宝在你肚子中的影像，留作纪念。

哪些准妈妈需要做羊膜穿刺

羊膜穿刺主要是对准妈妈羊水状况的检查。通过羊膜穿刺，医生可以进一步确认胎宝宝是否有染色体异常、神经管缺陷以及能被羊水状况反映出来的遗传性代谢疾病。

*检查时间

怀孕第16～22周是进行羊膜穿刺最适宜的时间。这个阶段准妈妈体内的羊水容量适宜，羊水中胎宝宝脱落细胞的活性较佳，容易培养成功，有利于做染色体核型分析。

*检查过程

在超声波探头的引导下，医生用穿刺针穿过腹壁、子宫肌层及羊膜，从羊膜腔抽取20～30毫升羊水，在实验室里进行一周左右的染色体培养，根据培养结果诊断胎宝宝是否畸形或患有某些遗传性疾病。

＊哪些准妈妈需要做

① 年龄大于35岁。

② 曾经生育过异常婴儿（如脑积水等）。

③ 有不明原因的胚胎停止发育现象。

④ 唐氏筛查结果为"高风险"的准妈妈。

⑤ 怀孕早期服用过药物，却不知道所服用的药物对妊娠有没有影响的准妈妈。

⑥ 怀孕早期接触过有毒物质、放射线。

⑦ 家族中其他女性有过孕育畸形或有先天性疾病婴儿的历史。

＊需要注意些什么

① 检查前三天停止过性生活。

② 检查前最好洗个澡，保证身体清洁。

③ 检查前10分钟排空小便。

④ 本人有过敏史，检查前一周内如果有感冒、发热、皮肤感染等异常，应在进行检查登记时告诉医生。

⑤ 做完检查后至少静坐2小时再起身活动。

⑥ 做完检查的当天不宜长途跋涉。

⑦ 做完检查后24小时内不洗澡，避免穿刺部位沾水。

⑧ 做完检查后三天内多休息，避免剧烈运动和过重的家务劳动，不要搬运重物。

⑨ 做完检查后2周内杜绝过性生活。

⑩ 如果出现腹痛、腹胀、阴道流水、阴道出血、发热等症状，立即到医院请医生诊治。

细节提醒

现在的羊膜穿刺一般在B超引导下进行，可以避开胎宝宝和胎盘，不会伤到胎宝宝。正规医院的医生操作比较规范，消毒措施严格，一般也不会引起宫内感染。

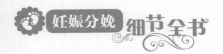

正常的B超检查对胎宝宝无害

从原理上分析，B超是超声波传导，不存在电离辐射和电磁辐射，对人体组织没有什么伤害，对胎宝宝的影响非常轻微，准妈妈因为担心胎宝宝受影响而拒绝照B超是不必要的。

但是，不能因为无害就没节制地照，照太多次会增加准妈妈的压力，同时也可能打扰到胎宝宝的休息。同时，如果声波在某一固定部位密集，又持续很长时间的话，就会有热效应，可能对人体组织产生不良影响，影响细胞内的物质（包括染色体）的正常生理功能。因此，世界卫生组织指出，只有在必要时才运用超声，如无充分理由，胎宝宝不应该受到照射。

所以，如无必要，不要经常性地做B超检查。

整个孕期至少需做4次B超

怀孕之后，B超检查就成了准妈妈的"必修课"。

* 孕期一般至少做4次B超检查

为了及时发现宫外孕和胎宝宝发育异常，孕期中准妈妈有必要进行一些B超检查，其中，以下4次检查是必须做的：

第一次：怀孕第7周左右进行，检查有无宫外孕。

第二次：怀孕第20～24周进行，检查胎宝宝发育状况，确定有无形体畸形、脊柱发育异常和心脏病等。

第三次：怀孕第28～32周进行，检查脑积水等孕早期、孕中期无法查出的疾病。

第四次：怀孕第37～39周进行，检查胎宝宝发育状况，胎盘、羊水、胎位等情况，检查有无脐带绕颈，为分娩做准备。

* 其他需做B超检查的情况

除了以上的4次常规检查，有些特殊情况需要通过B超检查为诊断提供依据，这些情况包括准妈妈阴道出血、不明原因的腹痛，胎宝宝宫内发育迟缓，胎心异常，提前破水，胎位不清晰等。这些情况往往提示着胎宝宝和准妈妈身体的异变，严重时甚至危及母子生命，做B超检查对医生来说实属不得已的选择，如果遇到这些情况，准爸妈应该抱着理解的心态，配合医生把检查做好。

❀胎动

胎动其实在孕12周末就已经比较频繁，只是动作轻微，准妈妈感觉不到。经产妇大约在孕16周或者更早些时候察觉，初产妇则要到18～20周察觉，但不会超过孕5月。如果进入孕5月胎动仍没有出现，就需要到医院检查。

在孕18～20周时，胎宝宝每天的胎动次数平均为206次，到了孕28～32周时，胎动明显活跃且频繁，达到高峰，每天可达570次，但是到32周以后，胎宝宝逐渐占满整个子宫空间，并逐渐下降到盆腔，活动空间变小，运动受到限制，胎动次数明显减少。次数无论多少，只要胎动规律，有节奏，变化不大就是正常的。

细节提醒

准妈妈不需要时时刻刻关注胎动，以免增加自己的压力。除非胎动出现了较大改变，比如突然停止、明显频繁或伴随其他异常时，才需要警惕。

❀胎动异常要警惕

胎宝宝只有受到不当刺激，才会出现胎动异常。

➊ 准妈妈高热时，胎宝宝缺氧，胎动会减少。

➋ 当准妈妈的腹部受到突然的严重外力撞击时，胎动会出现突然加快的情形。因此，准妈妈要注意安全，减少大运动量的活动，并少到人群拥挤的地方。

➌ 如果准妈妈有高血压、严重外伤或短时间的子宫内压力减少，胎动会突然加剧，随后很快停止。这种情况多发生在孕中期以后。患有高血压的准妈妈要定时检查，并根据医生的建议安排日常生活起居。另

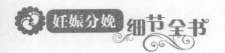

外，要注意安全，避免不必要的外力冲击和刺激。

另有一种情况是胎动突然变得急促，然后又突然停止，这很可能是出现了脐带绕颈或打结，使胎宝宝缺氧导致的。无论哪种胎动异常都需要及时找医生帮忙。

细节提醒

胎动异常重在预防，因为这个时间段如果胎动异常甚至引起胎宝宝生命危险，医院也不能进行催产。

胎宝宝的身长与周期

胎宝宝的大小正常与否要在怀孕周数正确的前提下才能得知，因此首先要确认怀孕周数。

月经周期规律：对于月经正常的孕妈妈，怀孕周数从最后一次月经的第一天算起。

月经周期紊乱：这时必须以超声波测量胎宝宝大小，再以"胎宝宝身长+6.5=怀孕周数"这个公式来计算怀孕周数。但这个公式只适用于怀孕4个月之前，此后要改用测量头围、腹围来推测怀孕周数。

一般，胎宝宝的大小是与怀孕周期成正比的，虽然不同周期胎宝宝的大小不同，但是只要胎宝宝身长与周期相符就是在正常范围内。

还有一种简便的方法可以用来粗略计算胎宝宝的身长：

妊娠20周前：身长=妊娠月数的平方（cm）

妊娠20周后：身长=妊娠月数×5（cm）

细节提醒

一些准妈妈因为担心胎宝宝过大或过小而产生焦虑，其实这是不必要的，只要检查胎宝宝是健康的，就没什么问题。

营养与饮食细节

❧ 钙的需求量大增

本月是胎宝宝骨骼成形的关键时期，准妈妈对钙的需求量大增，日常饮食可能无法满足该需求。因此，从本月开始，准妈妈可以在产科医生或者营养师的指导下适当补充一些含钙营养素制剂。

* 孕期缺钙的危害

孕期缺钙，不仅会引起母体相关疾病，并发妊娠高血压，新生儿也易发生骨骼病变、生长迟缓、佝偻病以及新生儿脊髓炎等。

准妈妈缺钙严重，可致骨质软化、骨盆畸形而诱发难产。但补钙要适量，补钙过量会造成胎宝宝娩出困难。

细节提醒

一般饮食进补不会导致钙摄入过量，钙摄入过量主要是针对补充钙剂而言的。

❧ 坚持食用奶制品可补钙

奶类是天然钙质的极好来源，只要不是妊娠反应过大的准妈妈，都可以通过饮用牛奶来补充一些钙。

一袋250毫升的牛奶可补充250毫克的钙。准妈妈每天喝2袋牛奶即可。其中一袋应该在晚上睡前喝，这样可以维持半夜血钙正常，防止腿抽筋。

有的准妈妈可能有乳糖不耐反应，即喝了牛奶之后会发生腹泻，遇到这种情况可以用酸奶来代替牛奶。酸奶是鲜奶经过乳酸菌发酵制成的，在营养价值上和鲜牛奶一样，而且相对而言，酸奶中的钙、磷等矿

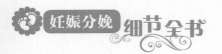

物质更容易被人体吸收。酸奶还含有益生菌群，对肠道非常有好处，准妈妈适当饮用可以加强肠胃的消化吸收功能，缓解孕期便秘症状。

细节提醒

牛奶与酸奶都不宜空腹饮用。

❀如何选择钙制剂

选择钙制剂要从品牌、钙制剂的体积、种类、吸收率等多方面入手。

❶ 应该选择由国家卫生部门批准的、品牌好、信得过的优质钙产品。注意查看产品的外包装，主要查看生产日期、有效期限以及生产批号等。

❷ 钙制剂的体积则不宜大，也不宜太小。准妈妈因妊娠反应或者腹部逐渐增大导致的食欲下降，太大则难以服下，过小又会增加服用次数，对肠胃都会造成刺激。

❸ 常见的几种钙制剂钙元素的含量差别很大，它们依次为碳酸钙含40%、碳酸氢钙含23.3%、枸橼酸钙含21%、乳酸钙含13%、葡萄糖酸钙含9%。其中，碳酸钙中元素钙含量最高。

❹ 研究表明，各种钙剂在人体的吸收率为28%～39%，最高不超过40%，其余的从粪、尿及汗排出。如果厂商宣传吸收率过高，则是虚假的广告。

❺ 有些准妈妈服用钙剂后会造成胃肠道胀气、大便不通，加重便秘和不适。建议这类准妈妈选择枸橼酸钙。因为它可在空腹时摄入，剂量大，吸收率和生物利用度高，不会中和胃酸，不会引起胃肠胀气和便秘。

细节提醒

购买钙制剂后，最好咨询产检医生如何服用。

❀准妈妈怎样补钙更高效

准妈妈补钙时，需要注意钙的摄入量和人体对钙的吸收能力。

❶ 准妈妈在饮食中应有意安排富含钙质的食物摄入，多吃一些虾皮、腐竹、黄豆及绿叶蔬菜等含钙量丰富的食物，并且保证每天两袋牛奶的摄入量。

❷ 补钙的同时还要注意补充磷。如果磷摄入不足，钙磷比例不适当，尽管补充了足够的钙，钙的吸收和沉积并无明显增加。海产品中磷的含量十分丰富，如海带、虾、蛤蜊、鱼类等，另外蛋黄、肉松、动物肝脏等也含有丰富的磷。

❸ 铁对钙的吸收有一定的抑制作用，同样钙对铁的吸收也不利，如果准妈妈有缺铁性贫血，那么补钙与补铁的时间最好隔开。

❹ 准妈妈平时要多晒太阳。如果准妈妈多晒太阳，就能得到足量的维生素D，从而使胎宝宝的骨骼和牙齿变得更结实，肌肉变得更强壮。准妈妈最好选择在上午或午后晒太阳，要避开正午的阳光以免晒伤皮肤。

❺ 钙容易与草酸、植酸等结合，影响钙的吸收，因此补钙最佳时间应是在睡觉前、两餐之间。注意要距离睡觉有一段的时间，最好是晚饭后休息半小时即可，因为血钙浓度在后半夜和早晨最低，最适合补钙。

❻ 可乐饮料、酒精、菠菜等食物中含植酸、草酸和鞣酸，可与钙离子结合成不溶性的钙盐，影响钙的吸收。准妈妈要尽量少食用。

❼ 不要过多地摄入食盐，否则会增加钙从尿中的流失量。每日不宜超过6克。成人摄入0.5克盐／日，尿中的含钙量不变，若增加为5克，则尿中的含钙量显著增加。

细节提醒

在两餐之间服用钙制剂可避免食物中不利因素的影响，有利于钙的利用，而且分次服用钙剂比集中服用的效果更好。

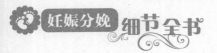

维生素D是补钙好搭档

维生素D可以促进钙的吸收，提高补钙的效率。如果准妈妈只顾着增加高钙饮食或钙补充剂的摄入，却不注重维生素D的补充，往往容易造成"钙补了很多，效果却很差"的情况。

补充维生素D最好的办法是晒太阳。一般情况下，成人每天接受30分钟的户外光照（不擦防晒霜，暴露40%以上的皮肤），就能合成足够的维生素D。

细节提醒

炖骨头汤时最好在汤里加一些醋，再炖两小时以上，这样可增加汤中钙的含量。

适量补充维生素A

孕中期和孕晚期的准妈妈每天所需维生素A的量大约为1000微克。

* 维生素A的功效

维生素A又名视黄醇，是人体内一种十分重要却又无法自行合成的必需营养素。维生素A可以促进人的生长发育，帮助人提高免疫力，维持人的正常视力和上皮组织健康。胎宝宝发育的整个过程都需要维生素A。如果准妈妈在怀孕期间缺乏维生素A，不仅可能导致胎宝宝发育不良或死胎，使宝宝出生后出现中枢神经、眼、耳、心血管、泌尿生殖系统异常，还可能使准妈妈失明（维生素A严重缺乏时才会出现）。

* 含维生素A丰富的食物

动物肝脏、蛋黄、胡萝卜、红薯、南瓜、番茄、柿子中的维生素A含量比较高，准妈妈可以根据自己的情况适当地选择食用。

* 注意不要过量

由于维生素A可以在人体内蓄积，如果补充太多，很容易引起维生素A过量，使准妈妈出现维生素A中毒，并使胎宝宝受到连累。一些研究表明，准妈妈在孕期摄入过量的维生素A（10000～15000国际单位），胎宝宝出生后患唇裂、腭裂、耳部、眼部及泌尿系统缺陷的概率要大大高于不过量补充维生素A的准妈妈。为了保证安全，准妈妈每天所摄入的维生素A不能超过1000微克。

＊补充维生素A的注意事项

❶ 与存在于动物性食品中以视黄醇的形式存在的维生素A相比，存在于胡萝卜、南瓜等植物性食物中的以β－胡萝卜素（维生素A原）形式存在的维生素A可以通过人体代谢将多余的部分排泄出去，是更加安全的补充方法，准妈妈最好采用这种方式进行补充。

❷ 维生素A属于脂溶性维生素，准妈妈在补充维生素A时适量摄入一些脂肪，可以促进维生素A的吸收。

❸ 维生素E、卵磷脂等抗氧化剂有利于维生素A的吸收，可以和维生素A一起补充。

❀ 适当补充维生素E

孕中期准妈妈对维生素E的需要量是每天14毫克，比一般人每天多摄入2毫克左右。

＊维生素E的功效

维生素E又名生育酚，是一种具有多种生理功能的重要营养素。维生素E具有很好的抗氧化性，可以防止体内的脂肪化合物发生氧化。在孕育方面，维生素E可以帮准妈妈维持正常的生育能力，预防流产和早产。如果准妈妈在孕期体内缺乏维生素E，不但很容易早产，孕

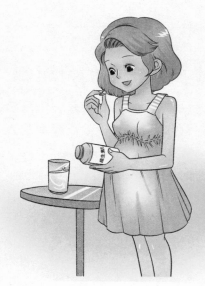

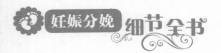

育弱智、残障和出生后患溶血性贫血症的宝宝的概率就会大大增加。

* 含维生素E丰富的食物

小麦胚芽油、棉籽油、玉米油、菜籽油、花生油、芝麻油等食用油脂（橄榄油的含量比较少），莴苣、黄花菜、卷心菜、菠菜等绿叶蔬菜，杏仁、榛子、胡桃等坚果，猕猴桃等水果，土豆、甘薯、山药等根茎类食物，猪油、猪肝、瘦肉、乳类、蛋类等食物中都含有维生素E，准妈妈可以根据自己的情况有选择地食用。

* 注意不要过量补充

由于维生素E补充过量容易使人中毒，准妈妈会出现血压升高、头痛、头晕、视力模糊、疲劳、呕吐和腹泻等症状，所以一定要按照医生的指导在安全的剂量范围内补充，千万不要过量。

细节提醒

维生素E属于油性物质，可以帮助准妈妈锁住皮肤及嘴唇中的水分，并且比较安全，冬天气候干燥的时候，准妈妈可以把维生素E涂在自己的嘴唇、脸、手及其他裸露在外面的皮肤上，预防干裂。

保持少食多餐的好习惯

到了孕中期，时不时袭来的饥饿感让准妈妈不知不觉就会多吃，饭量一般都会自动增加，并不需要刻意为之，就能够摄入足够的营养了，体重也会平稳增长。

有的准妈妈本身饭量较小，怀孕后也没有增加多少，但这未必就会缺乏营养，只要每次产检胎宝宝发育正常，准妈妈也没有什么不适症状，且总体上体重在增加，就没必要强迫自己增大饭量。如果违背自己意愿，强迫进食，不但会造成消化系统的负担，还会引起自己对食物的反感。另外也不要太担忧胎宝宝营养不良，孕期的营养分配是先满足胎宝宝，再满足准妈妈，所以除非营养极端不良，才会影响胎宝宝发育，那时候准妈妈的身体肯定已经出现营养不良的症状了。

细节提醒

如果胎宝宝发育的确迟缓，但又实在吃不下去，可以喝些孕妇奶粉，或者在医生指导下，合理服用一些补充维生素、微量元素的营养素制剂，集中补充营养。

怎样吃可以预防孕期失眠

睡眠不佳的准妈妈可以这么做：

* 睡前喝杯牛奶

牛奶中含有两种催眠物质，其中一种是能够促进睡眠的以血清素合成的色氨酸，另外一种则是具有类似镇静作用的天然吗啡类物质。但牛奶中的色氨酸很难被大脑吸收，如果在牛奶中加些白糖，其"催眠"效果就明显增加。具体方法是在每100毫升牛奶中加5～8克糖，即5%～8%的浓度，也可按500毫升牛奶加25克糖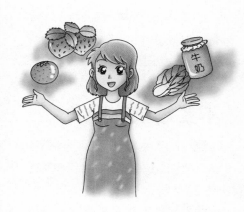左右计算。最好不要加红糖，因为红糖中含有一些草酸，会影响人体对牛奶中蛋白质的吸收。睡前喝一杯热牛奶可以让准妈妈睡得更熟。

* 晚餐可食用小米粥

小米可以起到安神的作用，这是因为小米含有较高的色氨酸（每100克小米色氨酸含量高达202毫克），具有镇静作用。同时，小米富含淀粉，进食后能使人产生温饱感，可以促进胰岛素的分泌，从而增加脑内色氨酸的含量。将小米熬成稍稠的粥，睡前半小时适量进食，有助于

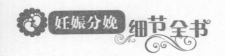

睡眠。

* 可吃些镇静安神的食物

　　葵花子含多种氨基酸和维生素，可调节脑细胞的新陈代谢，改善脑细胞的抑制机能。嗑些葵花子，可促进消化液分泌，有利消食化滞、镇静安神、促进睡眠。同类食品还有蜂蜜、莲子、核桃、红枣、豆类、百合、食醋等，在睡前食用可改善睡眠。

* 多吃含铜食物

　　矿物质铜和人体神经系统的正常活动有密切关系。当人体缺少铜时，会使神经系统的抑制过程失调，致使内分泌系统处于兴奋状态，从而导致失眠。含铜较多的食物有乌贼、鱿鱼、蛤蜊、蚶子、虾、动物肝肾、蚕豆、豌豆和玉米等。

细节提醒

　　如果失眠严重到必须用药的程度，要谨遵医嘱，勿盲目服用，避免药物对胎宝宝造成不利影响。

不要过量吃甜食

　　甜食不单纯限于吃起来甜的物质，精制碳水化合物也属于甜食中的一部分，准妈妈应当避免过多食用如白糖、红糖、糖浆、葡萄糖等精制碳水化合物，这些食物若食用过量会使血糖平衡失调，而像大米、面粉、豆类、土豆等属于非精制碳水化合物，这些食物中含有一定量的植物纤维，可避免糖分摄取过量。日常饮食一定要注意做到优质适量，均衡营养。

* 过量吃甜食的危害

　　准妈妈爱吃甜食可能出现糖尿病症状，需要饮用大量的水，而饮水过量会增加心脏和肾脏的负担，并影响其他营养物质的摄入。

　　甜食摄入过多还会使准妈妈体内的血糖骤然升高又很快下降，不利于胎宝宝的生长发育。此外，还易引起妊娠糖尿病，继而引发各种感染，如果血糖浓度持续增高可导致胎宝宝成为巨大儿，不利于孕妇和胎宝宝的健康。

因此，准妈妈应注意控制甜食的摄入量，要少食用糖类及含糖量高的蛋糕、水果派、饼干、果酱、加糖的起泡饮料、加糖的水果汁、巧克力、冰淇淋等食物，也控制体重的过快增长。

*用红糖代替白糖

准妈妈食糖量应控制在每日50克之内为宜，在需要使用白糖时，可用红糖代替。

红糖性温，味甘，具有益气补血，行血活血，健脾暖胃，化食散热的功效，可有效防治准妈妈孕期贫血。

红糖是未经提纯的蔗糖，其中保存了许多对准妈妈有益的成分。如所含的钙、铁元素都比较丰富，红糖还含有胡萝卜素、核黄素、烟酸和其他微量元素，这些成分都是孕妇十分需要的营养成分。

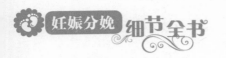

日常护理与生活细节

❀缺钙时身体会有什么特征

缺钙的一些常见症状有小腿抽筋、牙齿松动、妊娠期高血压综合征、关节或骨盆疼痛。如果准妈妈发生了以上症状的一种或者几种，应及时求助产科医生，确认是否缺钙，以及制订治疗方案。

*小腿抽筋

小腿抽筋一般在怀孕5个月时就可出现，往往在夜间容易发生。但是，有些孕妇虽然体内缺钙，却没有表现为小腿抽筋，容易忽视补钙。

*牙齿松动

钙是构成人体骨骼和牙齿硬组织的主要元素，缺钙能造成牙齿牙釉质发育异常，抗龋能力降低，硬组织结构疏松，如果准妈妈感觉牙齿松动，可能是缺钙了。

*妊娠期高血压疾病

缺钙与妊娠期高血压疾病的发生有一定的关系，如果准妈妈正被妊娠期高血压困扰，那么就该警惕自己是否缺钙了。

*关节、骨盆疼痛

如果钙摄取不足，为了保证血液中的钙浓度维持在正常范围内，在激素的作用下，准妈妈骨骼中的钙会大量释放出来，从而引起关节、骨盆疼痛等。

❀别为妊娠纹、妊娠斑忧虑

*妊娠斑：产后会自行消失

妊娠斑的出现是怀孕后孕激素、雌激素水平上升导致皮肤中的黑色素细胞的功能增强的结果，产后准妈妈体内的孕激素、雌激素水平下降，黑色素细胞的功能随之减弱，妊娠斑自然会消失，不需要治疗，更不需要担心。

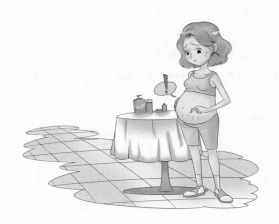

孕期避免阳光直射面部。选用不刺激皮肤的护肤品，不浓妆艳抹，保持情绪稳定，都有助于减轻妊娠斑的严重程度。

中医活血化瘀、疏肝理气、滋阴补肾等方剂内服，西医使用外用脱色剂除斑，都对妊娠斑有较好的疗效，但是这些治疗都不宜在孕期做，可等到哺乳期过后进行。

* 妊娠纹：产后变淡，整形治疗可彻底消除

怀孕后，准妈妈肾上腺分泌的肾上腺皮质激素增加，皮肤弹力纤维和胶原纤维的韧性降低，一旦受到外力牵拉就会出现不同程度的损伤或断裂，于是就出现了妊娠纹。妊娠纹在产后会随着准妈妈体内激素水平的下降而逐渐变淡、变细，颜色也将从显眼的紫红色、粉红色变成白色或银白色。

妊娠纹可在产后通过激光、脉冲光等整形治疗手段来彻底清除，但是这些手术最好等到哺乳期结束再做。

细节提醒

妊娠斑和妊娠纹的消退需要有一段生理过程，不要因为着急就盲目祛斑或者选择不可靠产品与技术试图快速祛斑。

自制天然祛斑面膜

怀孕后，由于体内激素变化，准妈妈容易出现恼人的妊娠斑。本月，准妈妈不妨尝试自制面膜来改善脸部斑块。

* 蜂蜜燕麦面膜

原料：燕麦粉1大匙，蜂蜜2小匙，纯净水适量。

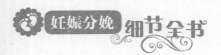

制作步骤与使用方法：

❶ 将燕麦粉与蜂蜜混合。

❷ 加入适量的纯净水搅拌均匀即可。

❸ 清洁面部，将调制好的面膜均匀涂抹于脸上，15分钟后，再用温水将脸洗净。

功效：补水滋润，具有温和的深层清洁功效。比较适合干性、缺水性的肌肤使用。

* **草莓西红柿面膜**

原料：鲜西红柿1个，鲜草莓2个。

制作步骤与使用方法：

❶ 将西红柿洗净，撕去外皮；草莓去蒂洗净。

❷ 西红柿切小块后把草莓西红柿一起放入搅拌机，榨成汁后浸入面膜纸。

❸ 洁面后将浸泡好的面膜纸贴在脸上，保持20分钟，之后用清水清洗干净。

功效：补水保湿、清热解毒，具有美白肌肤的功效。

细节提醒

新鲜水果虽然比较安全，少有化学成分，但准妈妈还是不宜频繁使用，因为水果中含有的果酸等物质容易对皮肤形成刺激，尤其是本身皮肤很容易过敏的准妈妈，很容易因为受到果酸等的刺激而产生面部问题。建议准妈妈在尝试如柠檬等刺激性水果面膜前，最好取适量液体在手臂内侧进行测试，如15分钟后没有过敏反应，才可以使用。

控制妊娠纹生长的方法

体重增长过速是导致妊娠纹产生最大的推手，可以说增长越快，妊娠纹越深，因此避免体重增长过速，避免皮肤过度拉伸和断裂太严重是预防和减轻妊娠纹的根本。孕中期每个月增长不能超过2千克，最好不要出现体重暴增的现象。

* 合理饮食

要合理安排饮食，含糖分多的甜食和水果最好不吃，谷物类主食少吃，避免热量过剩，都转化成脂肪、变成赘肉。可以多吃些富含维生素C和蛋白质的食物，有助于重建皮肤的胶原纤维，增加皮肤弹性。

* 加强保养

洗澡后在容易长妊娠纹的部位涂上橄榄油或婴儿油，轻轻按摩，可增强皮肤弹性，对妊娠纹有一定的预防效果。需要说明的是，在产后3个月仍然坚持按摩，效果比单单在孕期按摩要好很多。但是，不要滥用各种除妊娠纹的按摩油，其中的成分很难确定是否对胎宝宝有害。

* 坚持运动

运动可增强皮肤弹性，并减少赘肉，这样皮肤组织就不那么容易被撑裂，妊娠纹自然不太容易产生。

通过指甲观测身体健康

身体的一些健康状况会在指甲上有一定的反映，准妈妈平时多注意观察指甲上的微妙变化，便可预测身体的一些基本情况。常见的症状有以下几个：

* 出现凹痕

如果准妈妈的指甲上出现凹痕，那么可能缺钙就比较严重了。孕期摄钙不足会造成肌肉痉挛、抽筋，骨头酸痛，还可导致准妈妈骨质疏松，引起骨软化症。此时，准妈妈要注意多食用一些含钙高的食品，如牛奶、奶酪、鸡蛋、豆制品、海带、紫菜、虾皮等。

* 甲色苍白

如果准妈妈的指甲形状像一个小匙子，甲色苍白，那么就有贫血的可能。准妈妈要关注孕期检查报告，如果确实有贫血情况，可遵医嘱口服贴剂，也可以食补。

* 指甲无光

如果准妈妈的指甲无光并且全部是白色的，这可能是妊娠合并有肝部疾病的征兆。准妈妈常会觉得手脚发凉、精神很差、易疲劳，而且皮

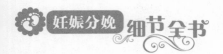

肤容易干燥、粗糙，毛孔粗大。平时饥饱不匀的不良饮食，会引起消化液分泌异常，导致肝脏功能的失调。所以白指甲的准妈妈孕期检查时别忘了化验肝功能。

* 指甲发黄

如果准妈妈的指甲发黄，很容易折断，如做家务的时候轻轻碰撞一下，指甲就会整片整片地往下掉，那就要警惕有没有妊娠糖尿病了。妊娠糖尿病将危及大人和胎宝宝健康，普通人患糖尿病的明显症状是多饮、多食、多尿和消瘦，准妈妈却可能没有什么明显症状，不易被发现，所以更应及时到医院就诊，说明情况，看是否有必要做抽血筛查和糖耐量试验。

将隐形眼镜改为框架眼镜

长期佩戴隐形眼镜，加上孕期身体的特殊变化，容易出现角膜损伤、溃疡性角膜炎等不利状况，还可能引起视力减退，甚至失明。

怀孕期间，准妈妈体内的孕激素、雌性激素分泌旺盛，体内激素水平大大高于孕前，这会使准妈妈出现水肿症状，角膜也是很容易发生水肿的部位之一。

角膜肿大后，准妈妈再去佩戴隐形眼镜，就会使镜片和角膜紧紧贴在一起，引起镜片透气性降低，影响角膜的营养供给。如果长期持续下去，就会引起角膜缺氧、角膜损伤或出现影响视力的新生血管，使准妈妈患溃疡性角膜炎的可能性大大增加，严重时还会引发视力减退，甚至失明。

如果必须戴眼镜，准妈妈最好选择不会和角膜进行直接接触的框架眼镜。遇到非佩戴隐形眼镜不可的情况，准妈妈可以选择一次性使用的日抛型隐形眼镜，并注意在佩戴时洗净双手，以防感染。

到了孕期的最后3个月（孕8～10月），准妈妈最好禁止任何类型的隐形眼镜，改戴框架眼镜。

细节提醒

尽量少进行眼部化妆，不要进行近视眼手术。避免室内过于干燥，不要用手揉眼睛，避免角膜刮伤及感染。

❀按摩可缓解眼睛疲劳

怀孕期间，准妈妈的泪液分泌会减少，同时泪液中的黏液成分增多，这些变化会让准妈妈经常性地感觉到眼睛干涩、疲劳、不舒服。

按摩正确的穴位可以帮助准妈妈消除眼部疲劳，刺激容易老化的眼睛肌肉，恢复活力。

*按压眉间法

拇指腹部贴在眉毛根部下方凹处，轻轻按压或转动。重复做3次。眼睛看远处，眼球朝右—上—左—下的方向转动，头部不可晃动。

*按压眼球法

闭着眼睛，用食指、中指、无名指的指端轻轻地按压眼球，也可以旋转轻揉。不可持续太久或用力揉压，20秒钟左右就停止。

*按压额头法

双手的各三个手指从额头中央，向左右太阳穴的方向转动搓揉，再用力按压太阳穴，可用指尖施力。如此眼底部会有舒服的感觉。重复做3～5次。

细节提醒

用力眨眼，闭眼，也能消除眼睛疲劳。

❀不要盲目使用眼药水

准妈妈眼睛难受时最好不要随意使用任何药物，如果确实需要，要由医生指导用药。

大部分眼药属抗菌消炎药，有的也含一些激素，对胎宝宝不利，如含氯霉素的眼药水，使用后可能导致新生儿产生严重的不良

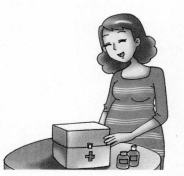

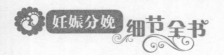

反应，因为氯霉素具有严重的骨髓抑制作用。含四环素的眼药水容易导致胎宝宝畸形。

细节提醒

在孕期尤其要注意避免盲目使用眼药水。

❀准妈妈外出购物安全守则

进入孕5月之后，准妈妈的身心日渐稳定，只要一切健康，出门购物是没有问题的。逛街走路等同于散步，也是一种很好的锻炼。但在出门逛街的时候，准妈妈要注意下面几点：

❶ 不要在人流高峰时间出去搭乘公交车出行。

平时出行逛街最好有家人陪同，那样不仅可以帮忙提重物，还可以保护准妈妈的安全。

❷ 逛街购物要有计划，预先列好清单。

买齐所需物品之后就离开人多的场所，减少在一些拥挤场所的逗留时间。尽可能避开人流高峰，免受拥挤之累。在逛街途中可选择一些街心花园或人静境幽处休息一会儿。

❸ 气候恶劣（寒潮、大风、大雨、大雾）时，不要上街购物，以免因身体笨重及不便而发生摔伤或扭伤，或因滑倒而引起流产或早产。在流感和其他传染病流行时，也不要到人群过于拥挤的地方去。

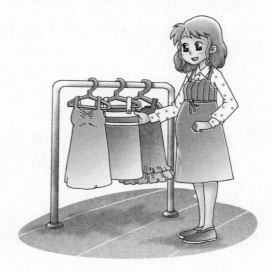

❹ 购物时间最好不要超过两个小时。行走速度不宜快，更不要

穿高跟鞋。

　　❺ 不要在刚装修完毕的商场或商店停留过久，以免接触装修材料产生的化学污染物。

　　❻ 逛完街后回到家里应当及时洗手、洗脸，换下外衣。购回的物品要合理存放，外包装要妥善处理。也可坐定后闭目养神或听听音乐，以消除躯体疲劳，缓解紧张情绪。

准妈妈如何安全健康过冬

　　在冬季，准妈妈首先要注意穿着保暖，其次注意保持卧室温度恒定，防止受寒。为了保暖需要紧闭门窗，但因此可能会忽略房间的通风，空气缺氧，使准妈妈感到身体不舒服，对胎宝宝发育也不利。为了能开窗换气，又避免室内过于寒冷，可以选择在天暖的中午或早晨多开窗子，换入新鲜空气。

　　此外，即使在冬季，准妈妈也不可整天闷在室内，应选择好的天气到室外做适宜的运动，并接受阳光照射，比如在室外散步，做轻度的体操等，可使肌肉筋骨活动，血液流通畅快，而且可以吸收新鲜空气。

　　冬季雪天或冰冻的情况较多，此时就是常人也行动不便，准妈妈在外出时更要特别注意，防止摔跤。上下班最好有人相陪。穿鞋也要格外注意，要穿防滑鞋。

　　准妈妈要少到人多拥挤的地方，避免被传染感冒病毒。

需要穿专门的孕妇装了

　　怀孕5个月之前，准妈妈身体会发生一些变化，但肚子还不算太大，可以穿宽松一点的平常衣服，进入第5个月后，随着子宫的增大肚子也渐渐大起来，这时准妈妈选择穿专门的孕妇装，可以让准妈妈和胎宝宝更舒服，而且现在孕妇装种类繁多，款式多样，一件漂亮的孕妇装可以帮助准妈妈装点出好心情。

选择一套合适的孕妇装需要注意以下几点：

❶ 穿脱容易。

孕妇装首先要穿脱容易，方
便准妈妈起居。

❷ 裙装不宜过长。

裙装造型比较容易修饰不
断变化的体形，而且造型优美，
也比较舒适，是很多准妈妈的
首选。但选择裙装时要注意衣裙
不宜过长。过长容易显得身体笨
重，走路时不留意也容易被突出
物挂到或者绊倒。现在的孕妇装
款式越来越多，准妈妈可以选择
中长度衣裙或者裤装等。

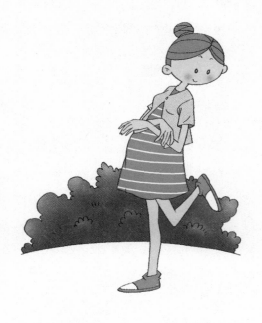

❸ 不同季节选择适宜面料。

夏季较热，以棉质品、麻织品较好；春秋天气属于过渡期，天气趋
热或渐凉，以毛织物、针织品等为宜。冬季需要保暖，也需要轻便性，
可以选择呢绒或者带有蓬松性填料的服装。服装还要根据个人身体状况
选择，如果准妈妈很怕冷，可以选择更为保暖的服装，但不要太闷热、
太厚或者太硬。

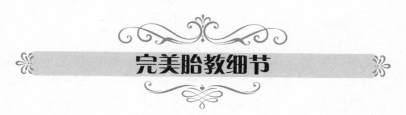

完美胎教细节

艺术胎教：电影《小鞋子》

中英文名：小鞋子/天堂的孩子/Children of Heaven
地区时间：伊朗/1999
影片类型：家庭/亲情
影片时长：89分钟

* 内容简介

生长在贫穷家庭的哥哥帮妹妹取修补好的鞋子时，不慎将鞋子弄丢，为了不被爸爸妈妈责罚，他与妹妹达成了一个"秘密协议"：两人替换着穿自己的鞋子上学，并一定为妹妹买双新鞋。

为了赚钱买鞋，哥哥和爸爸一起进城打工，可是爸爸却意外受伤，令买鞋计划失败。这时，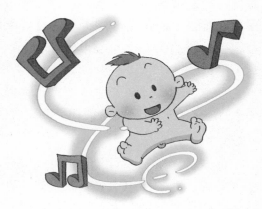哥哥看到全市长跑比赛季军的奖品是一双运动鞋的消息，于是毅然决定参加比赛，可是，赛场上，哥哥却不小心成了冠军，再次与鞋子失之交臂。哥哥最终能为妹妹买到鞋子吗？池塘里金红的小鱼争相吻着伤心的哥哥因为跑步而受伤的脚，而此时，爸爸的车筐里正放着两双新鞋，高兴地向家的方向走去。

细节提醒

电影里的伊朗小孩长睫毛大眼睛，善良美好，看电影的时候准妈妈肯定不时会想起自己腹中的宝宝，他长大也会是这样美好可爱吧。

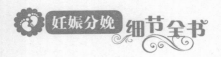

❀语言胎教：读《夏洛的网》

《夏洛的网》是一部经典童话，作者E.B.怀特（1899—1985）生于纽约蒙特弗农，毕业于康奈尔大学。多年来他为《纽约人》杂志担任专职撰稿人。怀特是一位颇有造诣的散文家、幽默作家、诗人和讽刺作家。

* 一只蜘蛛和一头猪之间的故事

在朱克曼家的谷仓里，住着一群小动物，其中有一只蜘蛛名叫夏洛，还有一头名叫威尔伯的猪，正是在这个谷仓里，这只蜘蛛和这头猪建立了真挚的友情。

然而，威尔伯未来的命运却是成为熏肉火腿，作为一只猪，他只能悲痛绝望地接受这种命运。好朋友夏洛却坚信她能救小猪，她吐出一根根丝在猪栏上织出了被人类视为奇迹的网上文字，这让威尔伯在集市上赢得了特别奖和一个安享天年的未来，小猪得救了，但夏洛的生命却走到了尽头。

没有威伯，夏洛的网就不会那么独一无二的完美；没有夏洛，威尔伯永远也不会闪光。友谊的意义及价值也就在这里。

* 精彩书摘

他（给小猪送饭的人）再看一眼时，看到了一样东西让他不觉放下手中的桶。瞧，在网中央，整整齐齐地织着几个大字，这是一句话。它（夏洛织的网）写的是：王牌猪！

❀❀❀ 细节提醒 ❀❀❀

夏洛和威尔伯之间奇特而温馨的友情感染了无数的人，相信你和胎宝宝也会被这种纯真的友谊而感动，当有感于朋友间无私的关爱与生命中纯粹的友善时，说不定会让你羡慕威尔伯有个夏洛，夏洛有个威尔伯呢！

本月异常情况

❀下肢静脉曲张

准妈妈肚子大起来以后，活动量会日渐减少，久坐、久站缺少运动很容易导致下肢静脉曲张，具体表现为腿部肿胀，下肢静脉犹如蚯蚓状弯曲或结节成团，皮肤发紫，特别是踝和小腿内侧更为严重。

下肢静脉曲张是一种治疗起来比较麻烦的疾病，最好的方法还是防患于未然，坚持穿长筒袜可以减轻静脉曲张。

长筒袜可帮助血液进入较大且较深处的静脉，能以适当的压力，让静脉失去异常扩张的空间，在长期穿着后，所有因静脉曲张引起的不适，包括疼痛、抽筋、水肿等，都将随着静脉逆流的消除与静脉回流的改善逐渐消除。

❀皮肤瘙痒

除了蚊虫叮咬、皮炎、湿疹、各种癣病、过敏等外在因素引起的发痒外，大部分孕期皮肤瘙痒是由内分泌改变引起的。这种发痒只能暂时缓解，难以彻底消除，但在分娩后可自行消失，用不着治疗。

还有些准妈妈肚皮发痒主要是肚皮扩张引起的，涂抹无香味的保湿乳液或按摩霜，可减轻这种痒感。

* **怎样缓解孕期皮肤瘙痒**

热敷发痒处可在一定程度上解除发痒之苦，但最好在医生指导下进行。用加了食醋的热水擦洗痒处，或取花椒10～15粒加水煮沸，待水变温后擦洗患处，也可以减轻瘙痒之苦。

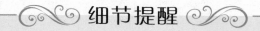

细节提醒

皮肤瘙痒时不要乱服药，特别是西药，以免影响腹中胎宝宝。

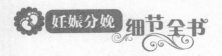

❀ 头发易干易断、掉发

怀孕后，由于激素的变化头发也会发生很大变化，可能变得更好，但也可能变得糟糕。准妈妈此时可能会出现头发易干、易断的情况，而且头发也掉得很多。

出现这些问题时可以这么护理：

❶ 如果头发性质变化较大，要更换洗发用品，宜选择温和适合自己的洗发水。

❷ 适当使用一些营养品质高的护发素，可以起到营养发质、保护头发的作用。

❸ 可经常洗头，保持头发和头皮的清洁。

❹ 饮食中注意摄入一些对头发有好处的食物，如核桃、芝麻、瘦肉、新鲜蔬果等。

❀❀❀ 细节提醒 ❀❀❀

如果掉发特别严重，要及时就医问诊。

❀ 指甲易脆易断

怀孕导致体内的内分泌环境发生变化，准妈妈的指甲这一阶段可能会长得很快，而且也变得不如原来结实，稍微碰一下就会折断；有的准妈妈的指甲会变得凹凸不平；有些准妈妈的指甲可能会与上截然相反，怀孕后指甲情况可能会比孕前还好。这些都是正常现象。通常指甲脆弱的问题会在产后自愈。

孕期护理指甲可以这么做：

❶ 经常修剪指甲，不要留得过长。过长的指甲容易受到伤害，也容易藏污纳垢，如果不慎抓破皮肤，可能会导致感染。洗手后可以经常涂抹护手霜，保持手部的湿润。如果指甲很干，可以在早晨和晚间涂抹适量的凡士林，起到滋润的作用。

❷ 做家务时，如果要接触清洁剂，应该戴上有防护作用的橡胶手

套，避免对手部的刺激与伤害。

❸ 日常注意多喝水，饮食要均衡，确保毛发、指甲等这些"小零件"健康生长。

～✦～ 细节提醒 ～✦～

　　有些准妈妈为了保持指甲美丽，就去涂指甲油，认为可以使指甲变得更为坚固。这是错误的认识。指甲油所含的色素及其他有毒物质很容易影响到胎宝宝的生长发育，而且涂指甲油后，掩盖了指甲的真正色泽与情况，不利于医生判断指甲问题是否由其他原因造成。

乳房可能分泌乳汁

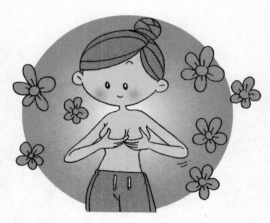

　　怀孕进入第5个月，可能会有乳汁分泌，不过量只有一点点，像是分泌物的感觉，每次碰一下或者挤一下乳头，就会出来一些透明状的像水一样的液体，随着孕期增加，这种情况可能会更频繁。

　　从怀孕开始，乳腺就已经在激素的作用下增长了，到了孕中期这种增长的速度会加快，有一些准妈妈会在孕中期就有乳汁分泌，这是很正常的，建议不要用手去挤乳房。

～✦～ 细节提醒 ～✦～

　　分泌乳汁会随准妈妈年龄的增高和怀孕次数的变多而增高，有时少女也会分泌，这是正常的现象，不用担心。

❀脚部肿胀、干燥

怀孕后身体负担加重，所有的重量都放在脚上，因此准妈妈的双脚很容易出现肿胀、干燥、疼痛问题。孕期护脚要注意：

❶ 温水洗脚，以30℃～40℃为宜，双手轻轻画圈。温水洗脚可以洗去脚底污垢、角化脱落物及微生物，让血管膨胀，促进血液循环，同时也可以补充脚部皮肤流失的水分。

❷ 洗脚后可以涂抹一些足部护理霜，滋润脚部皮肤。

❸ 双手轻轻按在脚部，以画圈的方式从上至下轻轻揉捏，按摩力度不要太大。按摩可以加速脚部血液循环，加强皮肤营养，也可以缓解脚部与腿部的浮肿现象。

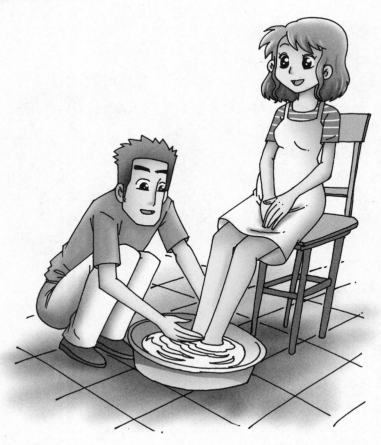

Part 6
孕6月：肚皮上的
"舞蹈"

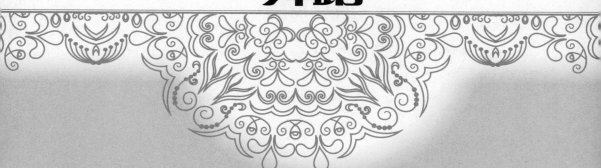

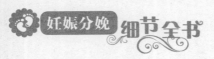

胎宝宝的生长发育细节

怀孕21周

现在，胎宝宝身体的基本构造进入最后完成阶段，从外观上看，鼻子、眼睛、眉毛、耳朵、嘴巴都各就各位，形状已经完整，整个身体看上去也是非常协调。

胎宝宝在时刻注意着外界的声音，外界比较突然的大的声音如关门时发出的巨响、瓷碗打碎的声音、夫妻之间的争吵和刺耳的电话铃声等，可能会惊醒睡眠中的胎宝宝，并使他做出较大的反应，要注意不要让这类声音打扰他。

有意思的是，胎宝宝的味觉器官正逐步完善，味蕾已经形成了，所以他现在也有味觉了，准妈妈应该注意不要偏食，多品尝各种食物的味道，这对宝宝出生后形成不偏食的饮食习惯有一定的帮助。

细节提醒

吸吮拇指是胎宝宝喜欢玩的游戏，运气好的话，照B超的时候也许可以看到胎宝宝吸吮拇指的可爱模样。

怀孕22周

目前，虽然胎宝宝的身体已经比例协调，但是因为脂肪较少，只占到全身重量的1%，皮下脂肪也很薄，全身皮肤红而多皱，所以整个身体显得皱皱巴巴，像一个小老头。只有等胎宝宝体重上升到一定程度，皮下脂肪才会将皮肤绷紧，让胎宝宝呈现出圆润光滑的可爱模样。对于现在的胎宝宝来说，最重要的任务就是从准妈妈那里摄取丰富的营养，增加体重，并使身体各器官发育得更完善。

虽然宝宝真正出牙要等到出生后6～7个月，但长牙的准备已经做好，恒牙牙胚也逐渐发育，牙尖出现在了牙龈内。胎宝宝的生殖系统逐渐发育。内脏器官一直都井然有序地在工作中不断完善着，为了适应子宫外的生活，胎宝宝现在开始用胸部做呼吸运动了，一切都很完美。

如果听到喜欢的音乐，他会变得更加活跃，他喜欢听来自外界的音乐、谈话，特别是准妈妈温柔的声音。

细节提醒

准妈妈应避免停留在这些噪声较大的环境中，以免影响胎宝宝的听觉。

怀孕23周

由于皮下脂肪尚未完全产生，所以胎宝宝看上去比较瘦弱，但体重已经在快速增加了，所以看上去比以前圆润些，皮肤呈现半透明，透过皮肤可以清晰看到毛细血管，血管的红色使整个身体都呈现出红色。另外，肺部的血管也正在形成，呼吸系统正在快速建立，呼吸能力在不断的吞咽锻炼中进一步增强。

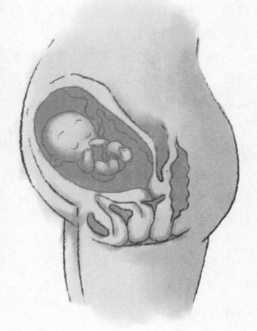

胎宝宝的视觉能力也在进步发育，视网膜逐渐形成，具有了微弱的视力，可以模糊地看见东西。准妈妈可以多吃一些含维生素A丰富的食物，帮助胎宝宝视力发育。

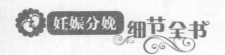

现在胎宝宝的心跳每分钟有120～160次，非常有力，如果准妈妈的腹壁较薄，直接将耳朵紧紧贴着腹部，就可以比较清晰地听到胎心搏动。

怀孕24周

相比于上个孕周，在本周胎宝宝体重增加较多，但看上去仍然很瘦，皮肤表面的小皱纹还是很多。

胎宝宝肺部血管更加丰富，肺部负责分泌表面活性物质（一种有助于肺部肺泡更易膨胀的物质）的肺部细胞也正在发育，呼吸功能越来越完善。如果胎宝宝在此时出生，在医生精心照料下也不是完全没有可能存活，但存活的可能性较小。这时候，胎宝宝会咳嗽了，他咳嗽时，你能感觉到肚子里像有个小人在打鼓一样。

胎宝宝的大脑发育进入了成熟期，大脑内部数百万神经正在发育，数目已经接近成人，并且连接成形。神经鞘也已逐渐形成，有保护的作用。因而大脑功能也有了进一步发育，逐渐对各种感官传递过来的信号都有了意识，能够区别苦味、甜味，对听觉、视觉系统接收到的信号都有感受，这时可以多给他一些锻炼，各种胎教都可以进行，促进大脑发育。

此时胎宝宝的动作形式并没有多少变化，手仍然喜欢抓脐带、触摸四周，当手漂浮到嘴边的时候，就会含住吮吸一会儿。无论外貌还是举止都已经非常像新生儿了。

细节提醒

到本周，胎宝宝胎动更加明显，准妈妈可以试着和腹中的胎宝宝做游戏，也可以一边跟胎宝宝说话，一边用手摸摸肚子，或轻轻推一下，看他有什么反应。

准妈妈的身体变化细节

❀ 心慌气短

子宫一天天增大，向上挤压脏器，这导致准妈妈心率加快，有时候会感觉心慌气短。这时，准妈妈可能觉得呼吸比以前要急促多了，特别是上楼梯的时候，走不了几级台阶就会气喘吁吁的，这是因为日益增大的子宫压挤了肺部，这种情况以后还会更加明显，等胎宝宝入盆后会好起来的。此时，有的准妈妈此时行动仍然像往常一样敏捷，这属于个人体质差异，如果感觉良好，可以不必刻意保养。

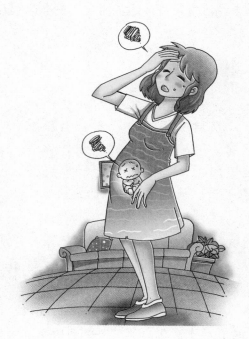

❀ 油脂分泌旺盛

随着孕期的推进，准妈妈的汗液和油脂分泌变得越来越旺盛，脸上、身上容易出油，有的准妈妈脸上还会长出少量痤疮。长了痤疮不要擅自使用消痤疮作用的洗面奶、药膏等，以免其中的成分影响胎宝宝，只需注意多用温开水洗脸即可，这些痤疮一般在分娩后就会自行消失，不必太过忧虑。

❀行动变得笨拙

　　孕期已经过去了一半，如果孕前体重在正常范围内，现在准妈妈已经增重了4～6千克，肚子增大到已经分不出哪里是腰，哪里是肚子了，腹部明显地突出，从外观上看，已经有十足的孕妇相了。这个阶段，准妈妈的体重增加会很迅速，每周会增加350克左右，往后准妈妈的身子会越来越沉重，身体的负担让不少准妈妈觉得自己变得笨拙了。

❀胃灼热

　　这个月子宫底会升到肚脐以上，虽然准妈妈自己不会有什么感觉，但随着子宫的增大，胃肠被迫向上推移，致使胃肠蠕动速度降低，从而使胃的排空变慢，所以准妈妈会常常有上腹饱足感和胃灼热感。

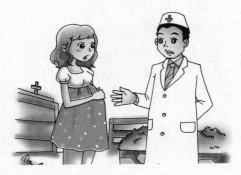

细节提醒

　　建议准妈妈每餐不要吃得过饱，少食多餐会舒服一些，饭后散步将有助于消化，多吃一些润肠通便的食物，如各种粗粮、蔬菜、黑芝麻、香蕉等，促进肠蠕动，利于消化。

需要了解的常识

✿24～28周部分准妈妈需要做"糖筛"

　　孕期糖尿病如果防治不当，是非常危险的，容易引发乳腺炎、肾盂肾炎等疾病，对胎宝宝也有威胁，可能出现巨大儿、发育迟缓等，严重时还会出现胎停育，因此准妈妈一定要重视糖尿病的筛查。有以下情形的准妈妈更要如此：

❶ 年纪超过30岁；

❷ 孕前有糖尿病或在以往妊娠中患过糖尿病；

❸ 直系亲属中有人患糖尿病或者患过妊娠糖尿病；

❹ 生育过体重等于或大于4千克的巨大儿；

❺ 孕前体重超标或孕后体重增加过于迅速，增加过多。

　　糖尿病检查的时间听从医生安排。高风险者在第一次检查时就会被要求做筛查，普通风险的通常安排在孕24～28周时，低风险者可能不需要做检查。

　　妊娠糖尿病可以通过控制饮食改善，如果饮食控制达不到目标，还可以通过注射胰岛素控制病情，所以不要为此太紧张。

细节提醒

　　孕期准妈妈如果喜欢甜食，准爸爸要负起监督责任，不能让准妈妈进食太多甜食，糖果、巧克力、蛋糕等尽量少吃，含糖量较高的水果也不能多吃。

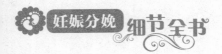

✿妊娠糖尿病筛查的做法

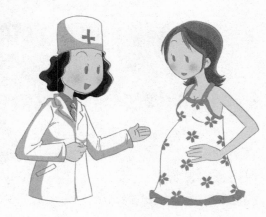

❶ 检查前12小时需要空腹，所以头天晚餐后最好不要再吃东西了，第二天上午空腹到医院做即可。做检查时需要将50克葡萄糖粉溶于200毫升温水中，在5分钟之内喝完，1小时后检测血糖水平，如果测量值大于7.8毫摩尔每升，则判定糖筛异常，需要进一步做糖耐检查。

❷ 糖耐检查是先空腹12小时后测1次血糖水平，正常标准值为5.6毫摩尔每升，然后将75克葡萄糖粉溶于200毫升水中，5分钟内喝完，1小时后、2小时后、3小时后分别抽血检测1次血糖值，标准值分别为1小时后10.3毫摩尔每升、2小时后8.6毫摩尔每升、3小时后6.7毫摩尔每升。测量值共4个，若4个监测值有两个值超过标准，就会被诊断为妊娠糖尿病。

❀ 细节提醒 ❀

妊娠糖尿病一般会在分娩后自行痊愈。只是有一点需要注意，患妊娠糖尿病的准妈妈在产后5年内患糖尿病的概率很高，需要密切注意，定期做体检。

✿高层次超声波检查

孕20～24周，医院会建议准妈妈进行产检超声波，看看胎宝宝器官发育的状况。

高层次超声波的黄金诊断期在20～24周，之后胎宝宝会长大，器官也会越来越大，骨骼会越来越钙化，超声波能透视看到的状况也会随之降低。

当然，并不是每一个准妈妈都需要照高层次超声波的，只有一些特殊族群才会建议照高层次超声波，例如有危险因子的准妈妈（有慢性疾病包括高血压、糖尿病、有免疫系统问题、遗传性的家族疾病、高龄产妇、前一胎曾发生问题者等状况），才会建议照高层次超声波。

而且，初级超声波大概都是检查胎盘位置对不对，羊水量正不正常，胎宝宝大小、头围、腹围以及看一下脸、嘴巴、四肢有无重大缺陷。很少人需要照高层次超声波。一般超声波至多可筛查60%的缺陷，而高层次超声波至多能筛查80%的胎宝宝重大缺陷。

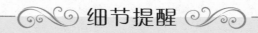

细节提醒

从超声波如看到胎宝宝有些许异常如兔唇、多指症，有些准妈妈就想终止妊娠。其实，如果仅有兔唇，而没有合并其他染色体异常的话，胎宝宝的健康是没有问题的，生下来之后可以进行手术处理，长大后几乎看不出来曾是唇裂儿。

去哪里上产前培训班

上产前培训班可以提前了解孕期的生理状态、心理状态以及分娩的相关知识，学会照顾自己、保护胎宝宝，并弄明白面对紧急情况该如何处理等，益处多多。

* 到哪里上产前培训课程

医院：产检医院一般都会安排几次产前培训，这类培训专业性强，发布的信息也较权威，除了孕产知识传授，还有一些本医院孕产方面的技术、运作程序以及收费情况等，方便你在选择时做到心中有数。医院的产前培训也有弊端，就是上课人多，而且大多数采用录像、电影或幻灯片形式讲授，针对性差，不能满足个性化需求。

社区：有些社区也设立一些公益性的、免费的产前培训课程，你可以打听一下本社区是否有。这样的产前培训气氛很友好，通过交流你可

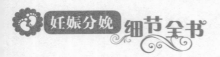

以有更多、更直接的收获。

商业课程：有些商业机构专门组织产前培训课程，这类课程设计个性化比较强，可以针对你的需求选择。

另外，还有些生产与孕产相关产品的公司如婴幼儿用品公司也会组织产前培训的课程，其内容与产品密切相关，更关注产品的推广，可去可不去。

＊ 怎样参加产前培训

各个医院的产前培训，时间安排都不同，一般产检医生会告诉你时间和地点以及需要携带的证明，没听清及时询问。如果你想参加商业课程，首先要做的是确认其专业资格，因此建议你还是先去参加医院的课程，医院课程教给你的专业知识可以为你选择商业课程提供依据。社区的产前培训时间很不固定，需要提前打听。

参加产前培训的时候，准爸爸其实是主力军，因为准妈妈有可能因为精神不济而昏昏欲睡，所以准爸爸一定要集中精神。

细节提醒

建议准爸爸尽量抽时间陪准妈妈去做产检。一方面出现异常情况时，心中有数不至于慌乱；另一方面也可以在产检过程中更直接感受到胎宝宝的成长，成为终生难忘的经历。

营养与饮食细节

❧铁元素的需求量不断增加

进入本月之后，随着胎宝宝的不断生长发育的需要，以及准妈妈自身血容量的不断增加，对矿物质铁的需求量不断增加。为了避免出现缺铁性贫血，准妈妈应注意及时补充铁质。

准妈妈及胎宝宝在妊娠期和分娩时总共需要铁约1000毫克。其中350毫克用于满足胎宝宝和胎盘的需要，450毫克用于满足孕期红细胞增加的需要，剩余部分用以补偿铁的丢失。整个孕期，准妈妈膳食中铁的供给量应由一般成年女性的每日18毫克提高到每日28毫克。

❧细节提醒❧

做菜时尽量使用铁锅、铁铲，这些传统的炊具在烹制食物时会产生一些铁溶解于食物中，形成可溶性铁盐，容易让肠道吸收铁。

❧是否需要服用补铁制剂补铁

世界卫生组织推荐，准妈妈可自怀孕起每周服1次补充铁剂，直至产后哺乳后停止；如果在服用药剂时，已患缺铁性贫血，则可多增加一倍的量，每周1次，连服12周后改为正常量。准妈妈注意，补充铁剂千万不要过量，因为过量的铁会影响锌的吸收利用，同时还有其他不良反应。

同时建议准妈妈在日常饮食中增加富含

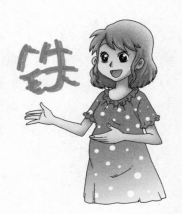

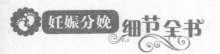

铁的食物，铁是构成血红蛋白和肌红蛋白的原料，参与氧的运输，在红细胞生长发育过程中构成细胞色素和含铁酶，参与能量代谢。准妈妈膳食中的铁摄入量不足可造成缺铁性贫血。

含铁的食物比较多，如动物肝脏、蛋、豆类、菠菜、茄子以及桃、梨、葡萄等水果。所以准妈妈要保证营养的均衡，饮食尽量多样化。

细节提醒

很多准妈妈在服用医生开的铁片后拉黑便，这是正常现象，停药后即可恢复。另外，准妈妈在服含铁片或者胶囊时可能会引起便秘，如果不是很严重，也不用担心。如果出现胃痛的现象，可以尝试口服液态铁剂，这对胃的刺激相对小些。

补铁剂要怎么选择

一般情况下，医生检查出来准妈妈有贫血症状时，都会直接开补铁剂，如果医生没有给开或者检查的医院不代开，准妈妈一定要选择大的医药企业生产的补铁制剂，同时咨询医生服用量和服用频率。

准妈妈需要特别注意的是，如果你在服用多元维生素制剂，一定要咨询医生，因为多元维生素制剂里面含有铁，过量补充对身体不利。

控制饮食，预防营养过剩

进入孕中期，准妈妈已经摆脱了孕早期的恶心、呕吐、没食欲的早孕反应，胃口会迅速好转。此时，胎宝宝也开始进入了迅速发育的时期，所以，相对于孕早期而言，准妈妈在孕中期的饮食量会相应增多，也会变得比较容易饥饿。除此之外，很多准妈妈还有一个误区，认为怀孕后大力补充营养越多越好，认为这样有助于孕育出健壮又聪明的宝宝，因此饮食常常变得不加节制。

* 营养过剩的危害

但孕期补充营养是有限度的，过度地补充只会使准妈妈出现营养过剩，增加准妈妈患妊娠糖尿病、妊娠高血压综合征的风险。

此外，过度补充营养还有可能使准妈妈孕育出过于巨大的胎宝宝，增加难产的风险。

* 怎样预防营养过剩

预防营养过剩，最简单的方法就是控制饮食。

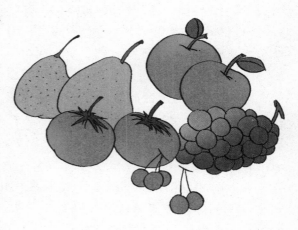

❶ 合理补充蛋白质。

准妈妈每天需要补充100克左右蛋白质，只要每天吃1～2只鸡蛋或喝两杯牛奶，再加上适量的肉类和豆制品，就可以获得足够的蛋白质，不必通过吃十几个鸡蛋来补充。

❷ 优化饮食结构。

准妈妈每天需要适当地吃一些主食、肉类和蛋、奶制品，此外还需要多吃芥蓝、西蓝花、豌豆苗、小白菜、空心菜等绿色蔬菜，为自己补充足够的膳食纤维、胡萝卜素、维生素C、钙、铁等营养素。

❸ 科学地吃水果。

准妈妈在孕期可以吃一些水果，但以每天不超过300克为宜。因为水果中的含糖量很高，吃得太多容易摄入过多的热量，使准妈妈发胖。

❹ 少吃高盐、高糖及刺激性食物。

❺ 多吃蒸煮食物，少吃煎炸食物，以免摄入过多油脂。

❻ 少量多次，合理进食。

为了避免一次性吃得过多，准妈妈可以一天吃5～6顿饭，每次要少吃一点，切忌饥一顿饱一顿，一次吃得过量。

此外，准妈妈还要参加一些强度不太大的运动，或做一些不使自己太劳累的家务活，以促进体内的新陈代谢，消耗多余脂肪，维持体内的营养平衡。

如何判断是否营养过剩

判断准妈妈摄入的营养是否过剩，最直接的方法就是看准妈妈体重的增长速度是否过快。

孕早期的3个月中，准妈妈大约每月会增加1.2千克体重；孕中期的4个月中，准妈妈每一周都会增加0.35~0.5千克体重，整个孕中期增重1.4~2千克；到了孕晚期，准妈妈的体重增加会呈现先上升、后减缓的趋势，孕9月体重增加会减缓，孕10月体重会停止增加（甚至会轻一些），整个阶段大约增重4千克。

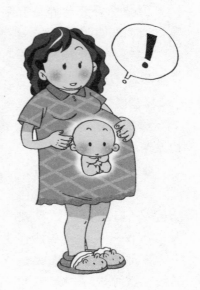

怀孕期间，准妈妈最好每月称1次体重，并及时和以前得到的结果进行比较。如果准妈妈的体重增加超出平均值太多，就很可能是营养过剩，最好去医院就诊，在医生指导下进行调整。

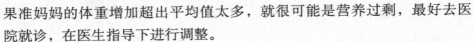

均衡营养，避免"低体重儿"

出生体重低于2500克的新生儿称为低体重儿，对孕妇与胎宝宝自身都有不利影响，也对优生不利。

怀孕第8~38周的时间里，准妈妈营养不良或因疾病因素都可能导致胎宝宝发育迟缓，在出生时体重过低。

低体重儿与正常婴儿相比皮下脂肪偏少，保温能力较差，其自身呼吸机能和代谢机能都比较弱，容易感染疾病，死亡率比体重正常的新生儿要高得多。低体重儿还可能会出现脑细胞数目偏少，影响到日后的智力发展。

因此，准妈妈要合理膳食，并保证规律的作息与良好的心态，在避免巨大儿的同时，也尽量避免足月低体重儿的发生。

造成低体重儿的原因很多，但主要原因还是孕妇摄入的营养不足，特别是维生素、蛋白质的供应不充足。准妈妈可以根据前文提供的蛋白质、各类维生素的补充建议调配饮食。此外，准妈妈一定要避免挑食、偏食的毛病，保证每日摄入足够的营养，为胎宝宝的生长发育提供有力支持。

最近有研究表明，孕期补充足量叶酸也能够有效避免低体重儿的产生。因为叶酸有助于胎宝宝新细胞的生长和保养，对胎宝宝发育和基因的形成至关重要。日常饮食中可经常食用一些富含叶酸的食物，如菠菜、生菜、芦笋、龙须菜、豆类、酵母、动物肝脏及苹果、柑橘、橙子等。

细节提醒

为避免低体重儿的发生，坚持定期产前检查也是必要的。通过产前检查，及时掌握胎宝宝的生长发育情况，如果发现异常，可根据医生建议进行及时调整。

职场准妈妈上班间隙可吃些零食

进入怀孕第6个月，每天为准妈妈准备一些合适的零食是很有必要的，尤其是职场准妈妈，因为上班能量消耗比较大，在上班的间隙可以补充一些零食。

由于职场准妈妈饮食时间与饮食量可能不如在家里随意，因此这里特别为职场准妈妈提供了一份可以在不同的时间段食用的零食建议，以供参考：

❶ 8：30～9：30

可食用麦片、奶茶。选择麦片时最好选择低糖的，冲泡时适量加入一些牛奶，保证营养的同时还改善了味道。

❷ 9：30～10：30

吃点苏打饼干。苏打饼干含有的油脂相对少一些，食用起来更健康。

❸ 12：30～13：00

可喝一些酸梅汤等解暑饮品。最好在饭后半小时喝，以免引起胃酸。

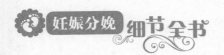

④ 14：00～14：30

补充一些新鲜水果。新鲜水果是不可缺少的健康零食，既能补充营养，还可提高身体的免疫力。

⑤ 15：00～16：00

果干或坚果。果干和坚果中含有不少微量元素及矿物质，对母体与胎宝宝都有益。最好选择经过脱水处理制成的果干，如地瓜干等，这类零食热量低一些。

细节提醒

　　不要在电脑旁吃零食，也不要边看文件边吃零食。因为这样不卫生，也不利于消化。每次吃零食的量不要太多，最好在两餐之间吃，离正餐远一点儿，这样就不会影响正餐的进食量。

❀工作餐怎样吃更营养

　　上班族准妈妈吃工作餐时一定要善于"去粗取精"，选那些营养、健康的食物来食用。如果周边就餐环境不是很理想，就尽量自带食物。食物要注意多样化，如果工作餐比较单调，就应该把早餐和晚餐做得更丰富些，以满足一天的营养需求。

　　此外，可以多带些有营养的零食在两餐之间食用，如坚果、牛奶、酸奶、新鲜水果等。容易饥饿的准妈妈要记得带些全麦饼干或者面包之类的食物，饿了就吃点。

　　除了以上所述，还有两点比较重要：

❶ 不要边工作边进食，吃饭要细嚼慢咽，比较容易消化。

❷ 定时进餐。上班族吃饭经常不定时，午餐一等就往往等到下午两三点，导致午餐变成热量高、较无营养的零食。一旦养成习惯，会造成恶性循环。假设下午3点吃午餐，正常晚餐时间又没有食欲，一拖再拖，连生物钟都会跟着受到影响。

❀每周吃1～2次海带

海带富含碘、钙、磷、硒等多种人体必需的微量元素，其中钙含量丰富，含磷量比所有的蔬菜都高。海带还含有丰富的胡萝卜素、维生素B_1等维生素，有美发，防治肥胖症、高血压、水肿、动脉硬化等功效，故有"长寿菜"之称。

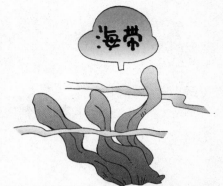

海带不仅是准妈妈最理想的补碘食物，还是促进胎宝宝大脑发育的好食物。这是因为准妈妈缺碘使体内甲状腺激素合成受影响，胎宝宝如不能获得必需的甲状腺激素，会导致脑发育不良、智商低下。即使出生后补充足够的碘，也难以纠正先天造成的智力低下。

最适合准妈妈的海带吃法是将海带与肉骨或贝类等清煮做汤，此外，清炒海带肉丝、海带虾仁，或将海带与绿豆、大米熬粥，凉拌也是不错的选择。

建议准妈妈在孕期应保证每周吃1～2次海带。

❀❀❀ 细节提醒 ❀❀❀

用海带煮汤时需注意：海带要后放，不加锅盖，大火煮5分钟即可。

炒海带前，最好先将洗净的鲜海带用开水焯一遍，这样炒出来的菜才更加脆嫩鲜美。海带性寒，对于准妈妈来说，烹饪时宜加些性热的姜汁、蒜蓉等，而且不宜放太多油。

❀可以降低血压的吃法

本月是妊娠高血压综合征的高发期，准妈妈可通过"一减少、二控制、三补充"的合理饮食来进行预防和调理。

❶ 减少动物脂肪的摄入。炒菜最好以植物油为主，每日20～25克。

❷ 控制食物的摄入总量。准妈妈摄入热能应以每周增加体重500克为宜。

③ 控制钠盐的摄入。有妊娠高血压综合征的准妈妈每天食用钠盐量应限制在3～5克。

④ 补充蛋白质。及时摄入优质蛋白，如牛奶、鱼虾、鸡蛋等，每日补充的蛋白质量最高为100克。

⑤ 补充含钙丰富的食物。最好多吃含钙丰富的食品，如奶制品，也可适当补充钙剂。

⑥ 补充锌、维生素C和维生素E。妊娠高血压综合征的准妈妈血清锌的含量较低，维生素C和维生素E能降低妊娠高血压综合征的反应，需要适当补充。

夏天怎么吃可以开胃解暑

在妊娠期，准妈妈由于新陈代谢旺盛，产热本就比常人多，体温约升高0.5℃，因此，夏季准妈妈比一般人更怕热。而一旦赶上三伏天，则高温天气很容易使准妈妈脱水或中暑而影响胎宝宝发育。那么，夏天准妈妈怎样吃才能消除暑热，补充营养呢？

早餐应该品种丰富，量充足；中午应该荤素兼备，膳食平衡；晚上尽量清淡，不要吃得太多。将绿色蔬菜、胡萝卜、白萝卜、小黄瓜等，作为凉拌的材料制作菜肴，能够补充所需要的维生素，也能增强食欲。

* 推荐菜谱

早餐	蛋花、豆奶、面包、香蕉
中餐	京酱肉丝、香菇肉汤、凉拌萝卜丝、西瓜
晚餐	西红柿蛋汤、凉拌豆腐、香瓜（建议：如果胃口不好，可以少量多餐）

除了正餐之外，准妈妈还可以多吃些水果加餐，可以起到清热解暑、生津解渴的作用。

细节提醒

对于夏季胃口不好的准妈妈来说，不妨将一些水果入菜来增强食欲，菠萝、柠檬、柳橙都适合作为烹煮食物的原料。如果喜欢，也可以加醋以增添菜色美味。

❧常吃甜食容易得糖尿病吗

孕期吃甜食过多，影响最大的首先是准妈妈的身体健康。吃进去的糖分，主要靠胰腺中胰岛分泌的胰岛素分解，准妈妈在孕期如果摄入的糖分过多，分泌胰岛素不足以分解糖分的话，多余的糖就会积蓄在体内，久而久之就会患糖尿病。所以说，准妈妈若吃了过多甜食，会增大患妊娠糖尿病的风险。

此外，甜食的热量也比较高，准妈妈在孕期虽然需要增加热量摄取，但是过量摄取就会造成肥胖，还会导致腹中胎宝宝过于肥大，导致分娩时间延长。准妈妈偏好甜食，胎宝宝出生后也会偏好甜食，到了长牙期，甜食对胎宝宝来说是非常不利的。

但也不能因噎废食。毕竟糖作为一种营养丰富的食物，对于准妈妈的身体和胎宝宝的发育都是非常重要的。建议那些喜欢吃甜食，一时口味调整不过来的准妈妈，要适当、适时地减少吃甜食的量和次数，注意均衡营养分配，不要爱吃甜的就全吃甜食。

❧❧ 细节提醒 ❧❧

不管吃任何食物，都要把握一个量的问题。凡事都是过犹不及。尤其在怀孕期间，准妈妈的身体处于高负担、高运转的状态，更要注意饮食的全面，不能过于偏好某一种食物。

❧患糖尿病的准妈妈该怎么吃

患妊娠糖尿病的准妈妈除了要加强孕前检查，配合医生积极治疗外，在饮食上也要特别注意，一定要保证营养，吃得健康。

* 注意热量需求

孕初期不需要特别增加热量，孕中、后期必须依照孕前所需的热量，再增加300千卡/天。由于体重减轻可能会使母体内的酮体增加，对胎宝宝造成不良影响，故孕期中不宜减重。

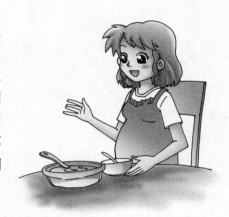

* 少吃多餐

为维持血糖值平稳及避免酮血症的发生，餐次的分配非常重要。因为一次进食大量食物会造成血糖快速上升，且母体空腹太久时，容易产生酮体。而且糖尿病准妈妈可能会有"加速饥饿状态"，也就是说每顿吃不多，但是容易饿的情况，所以更强调少量多餐，如每天吃4～6顿比较好。

* 注重蛋白质摄取

如果在孕前已摄取足够营养，则妊娠初期不需增加蛋白质摄取量，妊娠中期、后期每天需增加蛋白质的量各为6克、12克，其中一半需来自高生理价值蛋白质，如蛋、牛奶、深红色肉类、鱼类及豆浆、豆腐等黄豆制品。最好每天喝至少两杯牛奶，以获得足够钙质，但千万不可以牛奶当水喝，以免血糖过高。

油脂类食物要注意。烹调用油以植物油为主，减少油炸、油煎、油酥食物，以及动物的皮、肥肉等。

* 多摄取食物纤维

在可摄取的分量范围内，多摄取高纤维食物，如以糙米或五谷米饭取代白米饭、增加蔬菜的摄取量、吃新鲜水果而勿喝果汁等，如此可延缓血糖的升高，帮助血糖的控制，也比较有饱足感。但千万不可无限量地吃水果。

细节提醒

有些糖尿病准妈妈在怀孕期间过分强调营养，结果吃得太多太好，体重增加过多，这样对血糖控制，特别是产后血糖控制不利。糖尿病准妈妈要勤测体重，使整个怀孕期间体重的增加量控制在10～12千克。

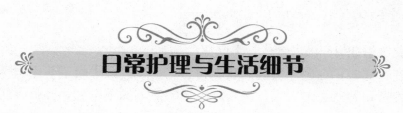

日常护理与生活细节

❀孕中期旅行要注意什么

进入孕中期，胎宝宝情况稳定，此时可以安排一些适当的旅行。但外出难免会对准妈妈存在一定不利因素，所以准妈妈要旅行时，应做好多方准备，确保旅途安全。

* 制订合理的旅行计划

行程安排上一定要留出足够的休息时间。若行程难以计划和安排，有许多不确定的因素，最好还是不去为好。

* 途中要有人全程陪同

最好是由准爸爸、家人或好友等熟悉你的人陪伴前往。

* 随身携带药品

适宜孕妇服用的常用药品，如果是有特殊身体情况，旅行前一定要咨询医生意见。一些治疗外伤的药水药膏、创可贴等可以酌情携带，但一定要了解是否适合孕妇。

* 运动量不要太大或太刺激

如不要玩过山车、自由落体、高空弹跳等，如果是爬山，不要选择坡度较陡，难以行走的地方，应以修身养性，轻微适量运动为衡量标准。

* 旅途中随时注意身体状况

若有任何身体不适，如下体出血、腹痛、腹胀等，应立即就医，不要轻视身体上的任何症状而继续旅行，以免错过最佳诊治时机。

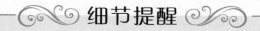

细节提醒

旅游前最好先咨询产科医师，以确定是否适合旅游。

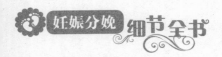

❀旅途中的衣食住行细节 ·····

旅途中准妈妈的衣食住行需要注意以下几方面：

衣：衣着以穿脱方便的保暖衣物为主，也可戴上帽子、围巾等，以预防感冒；若所去地区天气炎热，帽子、防晒油不可少；多带一些纸内裤可以应急。

食：避免吃生冷、不干净的食物，以免造成消化不良、腹泻等突发状况；奶制品、海鲜等食物容易变质，若不能确定是否新鲜，最好不要吃。

住：避免前往海岛或交通不便的地方；蚊蝇多、卫生差的地区不可前往。

行：坐车、搭飞机一定要系好安全带，而且要在落座前找好洗手间的位置；不要搭坐摩托车或快艇；登山、走路要注意不要太费体力，一切宜量力而为。

❀坐火车要注意什么 ·····

* 最好坐卧铺的下铺

卧铺可以使准妈妈得到良好的休息。卧铺车厢的乘客相对较少，准妈妈被挤、压、撞到腹部的概率也会大大降低。而下铺可以让准妈妈避免爬上爬下，造成危险。如果没有订到下铺火车票，到火车上了，可以跟相邻铺位的人说明情况，置换一下火车票，通常同车厢的旅客都会理解并同意的。实在不行也可以找列车长帮忙安排一下。

* 避开节假日

节假日乘火车的人非常多，容易使准妈妈的腹部被撞、挤、压，车厢内的空气也会变得不新鲜，很容易发生意外，最好避免此时乘火车。

* 不时走动走动

久坐不动不但容易使准妈妈疲劳，也容易引起下肢浮肿和静脉曲张，所以，即使是在火车上，坐30~60分钟也有必要站起来在车厢里走动走动，促进血液循环。

❧乘飞机时要注意什么

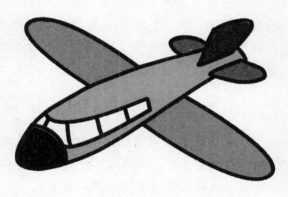

只要身体健康，孕期也可以乘坐飞机出行，但为避免飞行途中出现流产、早产等状况，准妈妈怀孕3个月前和7个月后最好不要坐飞机，否则容易使自己处于无法获得救助的危险境地。另外，大多数航空公司有禁止怀孕满32周以上的女性乘坐飞机的规定，有的公司则要求搭乘飞机的准妈妈出示医疗证明，准妈妈如果有乘坐飞机出行的计划，最好提前了解准备搭乘的航班的相关信息，以免打乱自己的行程安排。

如果处在可以乘飞机的孕期时段，又没有高血压等疾病，乘坐飞机是比较安全的。但是，飞行途中需要注意以下与安全有关的事项。

* 系好安全带

飞机起飞、降落和急转弯时都会产生巨大的惯性作用力，使人体出现快速位移，如果此时没有系安全带，很容易使人因为撞到座位、摔倒、被甩出座位而受伤。飞行过程中如果遇到湍流，剧烈的颠簸也很容易将不系安全带的乘客抛到机舱顶部再摔到地板上，坐飞机而不系安全带，危险可想而知。

为保护腹部，准妈妈系安全带时应稍作调整：腰部护带应放在腹部下方，绝不能放在腹部前面或上方，以免因飞机颠簸而撞到腹部。如果所乘飞机配有肩部安全带，最好系好肩部安全带。腹部安全带应系得略松，肩部安全带可以系得略紧一些。

* 穿好护腿袜

怀孕期间乘飞机可能增加准妈妈患深静脉血栓和静脉曲张的风险。乘飞机时，准妈妈最好穿上专用的护腿长袜（不要穿紧身裤袜，否则将增加准妈妈患阴道炎的风险），保护并促进自己的血液循环，预防静脉曲张。

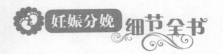

* 不可久坐不动

在飞机上久坐不动会导致准妈妈下肢浮肿，出现静脉曲张，还可能出现腿抽筋。所以，准妈妈坐飞机时最好选择靠近走道的座位，坐一会儿就要站起来活动一下，或坐在座位上伸展一下肢体，使血液循环保持畅通。

细节提醒

乘飞机安检用的机器发散出来的是超声波，并非电离辐射，所以基本上是安全的。为求安心，准妈妈可以要求女性安检人员进行贴身检查，这样就可以避开安检机器了。

准妈妈坐私家车需要注意的问题

① 坐私家车出门时，为了尽可能避开交通堵塞，事先要做好路况调查；

② 车内应保持适宜的温度，绝对禁止吸烟；

③ 为避免日光直射，要安装防晒窗帘或者粘贴可以缓和阳光照射的车窗防爆膜；

④ 为防止疲劳，可以在脚下铺一块踏垫以便将鞋脱掉，或者准备一双软拖鞋；

⑤ 后背椅可以准备一些舒适的靠垫；

⑥ 在车内播放一些喜欢的音乐，以免单调无聊。

细节提醒

担心安全带束缚子宫的顾虑其实是多余的，无论是开车还是坐车，系好安全带都可以在车辆急刹车时使准妈妈受撞击的力量减小。

❁温柔按摩可助消除妊娠纹

准妈妈腹部的妊娠纹可以通过按摩得到有效的预防或淡化，准爸爸可以亲自服务。

为了保护腹中的胎宝宝，在做腹部按摩之前，准爸爸一定要做好如下准备：去掉手上的戒指、手表等物件，洗净双手，擦干，把手搓热，然后在准妈妈的腹部抹上一层按摩霜或按摩油，用指尖轻柔地做缓慢的环行运动，就像在给皮肤搔痒，要避免过度强烈的拉扯。

橄榄油对于消除妊娠纹是一个不错的选择。坚持做轻柔的腹部按摩，可以增加皮肤弹性，配合橄榄油或者婴儿油等使用，可以有效预防妊娠纹生成或淡化已形成的细纹。

❁做产检时顺便看一下乳腺

激素水平变化也会导致一些疾病，如乳腺炎或乳腺癌，孕期是这类疾病的一个高发期，但其症状容易被视为正常妊娠反应而忽视，所以建议准妈妈在怀孕期间至少能做一次乳腺检查，如果有异常可以及时清除。轻微的乳腺增生，但不觉得疼痛，可以不用处理，在哺乳后可以自行减轻甚至痊愈。但感觉疼痛就一定要治疗了。

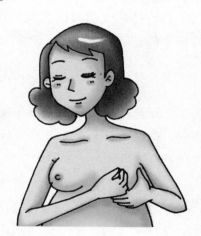

❧❧ 细节提醒 ❧❧

乳腺检查不在正常的产检项目内，准妈妈可以在做产检时另外挂一个号。

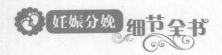

❀准妈妈鼻出血怎么办

准妈妈在孕期休息不好，营养不均衡，体内雌激素水平升高，致使血管扩张充血，鼻子内部的血管很丰富，血管壁也较薄，很容易出现鼻出血。

一旦发生鼻出血，千万不要慌张，可走到阴凉处坐下或躺下，抬头，用手局部捏住鼻子，然后将蘸冷水的药棉或纸巾塞入鼻孔内止血。如果不能在短时间内止住流血，则可以在额头上敷上冷毛巾，并用手轻轻地拍额头，从而减缓血流的速度。

鼻血止住后，鼻孔中多有凝血块，不要急于将它弄出，尽量避免用力打喷嚏和用力揉，防止再出血。

为了避免鼻出血经常发生，建议准妈妈不要抠鼻子或使劲揉鼻子。如果天气干燥，准妈妈应多吃苹果、梨、西瓜等滋阴的水果，但是血糖高的准妈妈不宜多吃，少食辛辣食物，保持大便通畅。也可每天用热水泡脚，预防鼻出血。

对内热较大的鼻出血准妈妈，可在咨询医师后，适当用些清热凉血的中草药栀子、金银花、菊花、黄芩，泡水喝或煎煮饮用。

❀细节提醒❀

如果准妈妈有严重的鼻腔感染，一定要在医生指导下用抗生素治疗，因为感染本身也会影响胎宝宝发育，青霉素、头孢类抗生素对准妈妈和胎宝宝是安全的。

❀坚持午睡对胎宝宝有益

睡眠时间的长短要依个人实际情况来决定，正常成人每天睡眠时间一般需要8个小时，而准妈妈因身体各方面的变化，很容易感到疲劳，睡眠时间要比平时多1～2个小时，最少的时候也应该保证8小时的睡眠时间，这是生理需要，睡眠是消除疲劳的主要方式。孕期睡眠不足会引起疲劳过度，使得机体抵抗力下降，不能对抗外来的细菌或病毒感染，从而引发各种疾病。

* 午睡的好处

准妈妈保证充足的睡眠时间能为胎宝宝创造一个良好的环境。怀孕时期，如果准妈妈能睡得很熟，

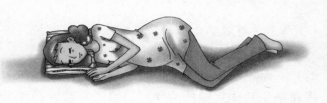

脑垂体会分泌出生长激素，这主要是为了胎宝宝成长而分泌的，是胎宝宝成长不可或缺的物质。这种激素也有帮助准妈妈迅速消除身心疲劳的效果。

因此，如果准妈妈发现自己白天变得很容易瞌睡，也是正常现象。白天感到瞌睡时就睡个午觉，可以很有效地消除疲劳和瞌睡感。工作中的准妈妈如果不能保证午睡，就要在工作间隙注意多休息。

怀孕6个月以后，准妈妈每天中午最好能保证1个小时的午睡时间，但最多不能超过2个小时。午睡时间从几点睡到几点，最好有个安排。

* 午睡姿势的讲究

午睡以选择卧床，并以侧卧位休息为佳。

到了怀孕第6个月，子宫增大到对周围脏器，包括心脏、肺脏、泌尿器官等都有所压迫或者推移的程度，影响胎盘和全身的供血等，对胎宝宝和准妈妈都不好，准妈妈采取侧卧的睡姿可有效缓解仰卧带来的压力与其他影响。

左侧卧是我们一直提倡的最佳孕期睡姿，但是并不是所有人都必须一直按此姿势休息，如果侧卧休息令准妈妈感到很不舒服，这时可以选择令自己舒服的姿势。不用因为不能保持左侧卧而感到担心与苦恼。

细节提醒

不要趴着睡觉或搂抱一些东西睡觉等，尤其是职场准妈妈要避免伏桌睡觉，避免腹部受压，影响胎宝宝。

❀职场准妈妈贴心叮咛

* 工作之余可以这么做

工作中需要提或搬运重物、需要长时间站立（一天持续站立超过3小时）、需轮值夜班、工作时间长或工作压力大的准妈妈，较容易出现早产和新生儿体重偏低的问题。因此，准妈妈在工作忙碌之余，一定要注意护理自己，保证安全，可以这么做：

❶ 工作期间要多摄取水分，尤其是高温环境工作者。

❷ 每隔1～2小时请先放下手边工作，活动一下。

❸ 连续工作4～5小时后，抽空眯一会儿或闭目养神15分钟。

* 必要时申请减少工作量

上班族准妈妈遇到下列情况时，应申请适度减少工作量：

❶ 阴道出血。

❷ 羊水过多。

❸ 怀有双胞胎或多胞胎。

❹ 产检时发现有早产迹象，注意卧床休息。

❺ 胎宝宝过小时，应多卧床休息。

❻ 出现胎盘前置情况。

❼ 曾有早产、多次流产经历。

❀6个月是拍大肚照的好时机

胎宝宝越来越大，与准父母见面的时间也越来越近，这是一段对准父母和胎宝宝来说都无比珍贵的时间，从某种意义上说，大肚照和婚纱照一样有特别的纪念意义，因此，准妈妈不妨去拍大肚照，为自己和宝宝留下美好的回忆。

* 本月是大肚照最佳拍摄时间

拍孕妇照最好选择在孕25～30周时进行，太早了肚子还没有凸出来，太晚了肚子太大，行动不方便，容易发生意外，而且肚形也不好看。孕36周之后就不要再拍了。

＊拍照注意事项

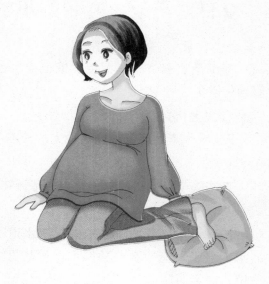

❶ 选择专业拍孕妇照的影楼并提前预约协商，选择在没有其他顾客的时间段里拍摄，不然要等很长时间，体力上支撑不住。

❷ 在春天或夏天拍摄，这样服装的选择范围会大一些，如果是在寒冷的冬季，露出肚子拍摄时就很容易着凉。

❸ 最好带上自己的化妆品和孕妇装，影楼里的化妆品和服装有太多人使用和穿着过，不能保证干净、卫生。

❹ 拍摄当天去影楼前要洗澡、剪指甲，并在肚子上涂抹润肤油，这样肚子会好看些。

❺ 准妈妈的抵抗力偏弱，尽量不要涂指甲油，妆也要化淡一些。有些影楼为了追求效果，会要求在你的肚皮上画彩绘，所用的颜料往往是化学用品，质量也无法保证，因此最好不要画，以免间接影响到胎宝宝。

❻ 拍摄时间不要太长，也不要设计高难度动作，以免引发意外。别忘了让准爸爸也一起合拍几张温馨照。

❼ 大肚照和个人写真不一样，你要表现出快为人母的幸福感和美好感，千万不要太酷、太有个性了。

细节提醒

大肚照不一定非要去影楼拍，自己在家一样可以拍，而且不受环境限制，想怎么拍就怎么拍。拍完后在电脑里"PS"一下，不比影楼里拍的差。而且自己拍的真实自然。

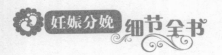
夏日防止蚊虫叮咬的小妙招

* 穿浅色衣服

穿深色衣服（如深蓝色、棕色或黑色）的人容易被叮咬，穿浅色衣服则可避免这种情况。

* 补充B族维生素

B族维生素经新陈代谢会使人的汗液产生特殊的气味，可以驱蚊。

* 勤洗澡

勤洗澡可以减少汗味，防止蚊子循味而来，叮咬准妈妈。

* 搞好居室卫生

检查家中瓶瓶罐罐、地漏、下水道、花盆等易积水的地方，有盖子的盖上盖子，能换水的勤换水；不乱扔垃圾，用有盖的垃圾桶；家中水生植物要定期换水。

* 利用橘红色光线防蚊

室内安装橘红色灯泡，或用橘红色玻璃纸套在灯泡上，蚊子会因惧怕橘红色光线而逃离。

* 使用蚊帐

蚊帐既可防蚊又不会产生任何有害物质污染，对于准妈妈来说是最安全，也是最好的防蚊工具。少用蚊香、杀虫剂，其中某些物质可能对胎宝宝产生不良影响。

夏日出门要注意防晒

孕期的皮肤相对比较敏感，而且容易产生色素沉着，如果不注意防晒，容易留下色斑，甚至被晒伤。

* 怎样选择防晒霜

阳光特别强烈的时候仅仅靠遮阳伞是无法完全阻挡紫外线的，还需要防晒霜的帮忙。准妈妈挑选防晒霜要特别注意，不要选择含化学成分的防晒霜，那里面通常含铅、铬等元素，对胎宝宝有不良影响。而要选择含物理成分的防晒霜，天然、不含铅，对胎宝宝没有影响。不过，不管涂的是哪种防晒霜，一回到家中就应该立即将防晒霜洗掉。

* 出门前少吃光敏感食物

　　所谓光敏感食物，是指在阳光照射下会加速皮肤色素沉积的食物，如芹菜、香菜等。日晒强烈的季节，建议准妈妈在出门前少吃这类食物，可以吃一些富含维生素C和番茄红素的食物，因为它们具有分解黑色素的作用。

细节提醒

　　准妈妈出门最好避开上午10点到下午3点这一阳光强烈的时间段。出门时，一定要做好防晒准备工作。

有益于调节情绪的腹式呼吸法

　　呼吸有胸式和腹式两种方式，胸式呼吸时，只有肺的上半部分在工作，几乎4/5的肺泡都在休息。相较于胸式呼吸，腹式呼吸法对肺部的利用率更高，能让肺部的功能发挥到最高，因而呼吸也更有效。

　　腹式呼吸时，更多的氧气进入身体，供应给胎宝宝的氧气就自然增多，这自然能让胎宝宝发育更充分，而且腹式呼吸时，腹部的起伏可以对子宫起到按摩作用，间接的羊水运动再把按摩力度施加到胎宝宝身上，让胎宝宝也像得到按摩一样舒服。

　　另外，腹式呼吸法对镇静神经、消除紧张不适也很有效。当你做腹式呼吸的时候，精神会比较集中，现在练习练习，在你处于分娩阵痛中的时候，可帮你成功转移注意力，忽略疼痛感。

* 腹式呼吸怎么做

　　我们平时都是胸式呼吸，胸式呼吸是吸气的时候胸部膨大，呼气时胸部回缩，腹式呼吸也是一样的道理，尽量深呼吸，在吸气时腹部膨大，在呼气时腹部收缩。如果掌握不了技巧，你可以将手放在腹部，感觉腹部变化，也可以用眼睛看着腹部起伏，只要腹部变化符合腹式呼吸特点即可。

　　练习腹式呼吸的时候你可以坐在沙发或地板上，背后靠个靠垫，让

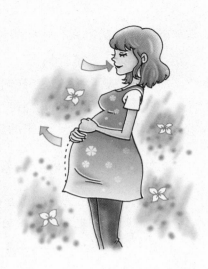

身体放松，然后把注意力集中在呼吸上，呼吸节奏缓慢而深沉，用鼻子慢慢吸气，边吸气边在心里数数，数到5以后，用嘴小口呼气，数10个数后开始下一轮呼吸。吸气的时候，让自己感觉气体被储存在腹中，呼气时感觉气体从腹中缓缓溢出。

练习腹式呼吸时，一定要注意呼气的节奏，呼气的速度要比吸气慢，就像上面方法中所述，呼气时间是吸气时间的两倍，这样做可以提高呼吸功能。

细节提醒

练习腹式呼吸的时候要形成规律，最好每天早中晚各1次，一天共3次。在你感觉到肚子已经大到无法进行腹式呼吸的时候，就可以不做了，转而去做扩张胸部呼吸功能练习。

提早练习凯格尔运动帮助分娩

凯格尔运动可以增强骨盆底肌肉的弹性，不但能预防和治疗孕后期时不时发生的尿失禁，而且会促进分娩顺利进行。骨盆肌肉有力对分娩非常有益，还有个好处就是可以增加阴道肌肉的弹性和敏感度，从而提高性生活的满意度，对产后恢复也很有效，对准妈妈来说再合适不过了。

骨盆底肌肉很好找，准妈妈可以在排尿的时候轻松找到它：当排尿排到一半的时候忍住不尿，这时候起作用的就是骨盆底肌肉，准妈妈能清楚地感觉到它在哪里。

*凯格尔运动的做法

❶ 排尿练习：排尿时，中途随意停止4～5次，这可以帮你准确找到骨盆底肌肉。这是凯格尔运动的初级阶段。

❷ 延长时间：找到骨盆底肌肉后，你可以一天练习4次，每次重复10下收缩与放松骨盆底肌肉，每收缩1下，就开始数数，从1数到5之后放松，以后慢慢延长每次收缩和放松的时间，同时增加每组收缩放松的动作，每天仍可以做4次，每次收缩都从1数到10，每次50下收缩与放松。

❸ 提高强度：能控制收缩骨盆底肌肉的时间越长，就说明这些肌肉的弹性越高，随着练习时间延长，你可以将每次收缩的时间再延长，延长到每次收缩能持续15～20秒的时候，你的凯格尔运动就达到了高级阶段。这对骨盆底肌肉的锻炼效果是非常好的。

另外，要注意做凯格尔运动的时候有收缩的动作还要有放松的动作，不要一直收缩不放松，那样肌肉会更紧张，与促进顺产的愿望就南辕北辙了。

细节提醒

凯格尔运动是一项特别隐蔽的运动，你随时随地可以做，而且并不讲究姿势，接电话、看电视甚至工作、开会、与人谈话的时候都可以做，一点都不难，贵在坚持。

❀ 洗头发变得费劲怎么办

怀孕后，由于皮脂腺分泌旺盛，头皮屑、出油等问题也会加重，一天不洗头就会又痒又油，又由于肚子越来越大，洗头发也变得越来越费劲。

* 根据发质洗头

中性发质：2～3天洗1次头即可，洗得太勤反而对头发不好。购买洗护发用品时也不需要特别挑选去油或滋润配方的。可以使用婴幼儿专用的洗发水，这类洗发水性质比较温和，且含有不掉泪配方，对皮肤和头发的刺激相对较小。

干性发质：建议使用温和的洗发水，并使用护发素进行润发。另外，还要拉长洗发时间间隔，3～5天洗1次头即可，否则容易使头发变得更加干燥。

油性发质：可1～2天洗1次。洗头发时不要将洗发水直接倒在头发上，

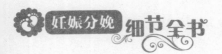

而是要在手中揉出泡沫后再用来清洗头发，护发素也不要涂抹在发根部位。

＊省力的洗发姿势

随着肚子的逐渐增大，准妈妈就不适合再弯着腰洗头了。这时可以坐在带有靠背且坐下来后膝盖可以弯成90°的椅子上，头往前倾，用喷头慢慢地冲洗头发。如果自己动作不便，可以让准爸爸帮你洗。

＊洗发步骤和动作

先要倒着把头发梳通，梳理时切忌用力拉扯，然后用清水冲洗头发上的灰尘、污垢。洗发时将适量洗发水倒在手上，加水揉搓出泡沫；均匀涂抹在头发上，用指腹轻轻按摩头皮，不要用指尖抓挠，按摩后停留5分钟，然后用温水冲洗干净。

＊去理发店洗头

去理发店洗头的好处是可以躺在那里，而且不用自己动手，可以省不少力气。最好自己携带洗护发用品，不用理发店的洗发水。

洗完头后不要用吹风机吹干，而要用毛巾尽量擦干头发，若是在理发店洗的，则等全部晾干后再走。

细节提醒

不少准妈妈发现怀孕后头发增多了，且变得浓密亮泽，这是因为体内雌激素增多，使头发的生长期延长，脱落速度延缓，所以这时候的头发很多都是超期"服役"的。

完美胎教细节

根据胎宝宝性格选择胎教音乐

这个阶段是对胎宝宝进行音乐胎教的良好时机，因为胎宝宝的听力几乎和成人接近，他的身体能感受到音乐节奏的旋律，体会到美感。

准父母在选择胎教音乐时，也可以参考以下胎宝宝的性格，主要是根据胎动的类型来确认音乐类型。

这一时期胎宝宝的特质会有所显现，比如有的胎宝宝"淘气"，有的"调皮"，也有的"文静"，只要多多留心，就可以掌握一些胎宝宝的性格。

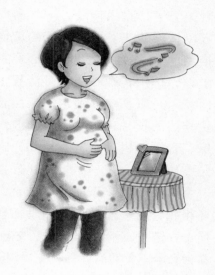

通常，活泼好动的胎宝宝喜欢听一些节奏缓慢、旋律柔和的乐曲，如《勃兰登堡协奏曲》《摇篮曲》等；文静、不爱活动的胎宝宝则喜欢听一些轻松活泼、跳跃性强的儿童乐曲、歌曲，如《铃儿响叮当》《牧童短笛》等。

除此之外，《踏雪寻梅》《雪绒花》《牧童短笛》《唐僧骑马咚咚咚》《走跑歌》《大蜗牛》等也适合本月聆听。

细节提醒

如果能和着节奏，将音乐表达的内容与和胎宝宝玩耍结合起来，将对胎宝宝的生长发育起到明显的效果，从而收到更好的胎教效果。

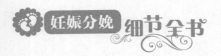

音乐胎教：琵琶曲《平湖秋月》

白居易形容琵琶："大弦嘈嘈如急雨，小弦切切如私语。嘈嘈切切错杂弹，大珠小珠落玉盘。"这首经典的琵琶曲秉承了传统乐曲一贯的情景交融的写意手法，有安神定气的作用。

* 《平湖秋月》赏析

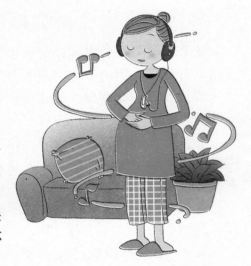

这首琵琶曲篇幅不长，旋律轻柔秀美，自由伸展，一气呵成。它以清新明快、悠扬华美的旋律来描绘平湖秋月的胜景。在乐曲声中，你仿佛看到皎洁秋月清辉下的西湖，一潭平静的湖水，映照着一轮皎洁的秋月，碧空万里，波光闪烁，青山、树、亭台、楼阁，在月光下仿佛披上了一层轻纱，好像是一个蓬莱仙境。乐曲起承转合，环环相扣，由静而动，又由动而静，借景抒情，寓情于景，情景交融，在听的过程中，仿佛将一幅画卷摊开在你和胎宝宝的面前，充分体现了中国传统的美学意境。

* 西湖胜景——平湖秋月

平湖秋月，是西湖十景之一，在西湖白堤的西边。秋天的月夜的西湖，恍若一幅素雅的水墨江南图卷，在其中眺望秋月，可以在恬静中感受西湖的浩渺，洗涤烦躁的心境。《平湖秋月》的乐曲相传就是吕文成在游览"平湖秋月"后所创作。此时的你无法远距离旅游，就在琵琶声中感受平湖秋月的胜景吧。

细节提醒

怀孕期间，准妈妈对那些旋律优美、节奏舒缓、曲调欢快的音乐会很有好感，而那些节奏强烈、音色单调的音乐则常常会受到排斥，因此，孕期准妈妈可以跟着自己的感觉挑选乐曲。

本月异常情况

❀ 身体浮肿

据统计约有75%的准妈妈，在怀孕期间或多或少会有身体浮肿情形发生。这是由于在整个怀孕过程中，准妈妈的体液会增加6～8升，其中4～6升为细胞外液，它们储留在组织中造成水肿。

* 孕期浮肿要区别对待

一般的孕期浮肿是正常现象，但是造成孕期浮肿的原因有多种，营养不良、贫血等都可能造成浮肿。如果浮肿已经发展到休息后也不能消退，甚至有其他不适症状，这可能是由其他疾病引发的，要及时去医院就医，不可置之不理。

* 如何判断浮肿是否超出了正常指征

最简单的方法是看浮肿有没有超过膝部，准妈妈休息后浮肿是否能够及时消退，如果浮肿蔓延至全身，久久不退，甚至同时伴有心悸、气短、四肢无力、尿少等不适症状时，一定要及时去医院进行检查。

* 如何缓解孕期浮肿

❶ 保持侧卧睡眠姿势，并保证充分的休息，这可以最大限度地减少早晨的浮肿。准妈妈每天卧床休息至少9个小时，最好中午也能躺下休息1小时。

❷ 要避免久坐久站，要经常改换坐立姿势。步行时间不要太久。坐着时可放个小凳子搁脚下，促进腿部的血液循环通畅。每坐一个半小时要站起来走一走，站立一段时间之后也应适当坐下休息。

❸ 注意保暖，但不要穿过紧的衣服。为了消除浮肿，必须保证血液循环畅通、气息顺畅，所以不能穿过紧的衣服。

❹ 挑选一双合脚的鞋子。鞋子不要太松也不要太紧，鞋底不要太薄也不要太厚，保证合脚舒适。

❺ 不要吃过咸食物。为了避免浮肿加重，准妈妈要吃一些清淡的食物，不要吃过咸的食物，每日摄盐量应控制在6克以下。浮肿较严重时，

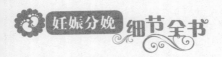

需适当控制水分的摄入。

⑥ 适当食用红豆、洋葱、薄荷、大蒜、茄子、芹菜、冬瓜、西瓜等利尿消肿的食物，可帮助身体排出多余水分，消除浮肿。

⑦ 同时还可以配合适当的按摩消肿。注意按摩时要从小腿方向逐渐向上，这样才有助于血液回流。

⑧ 适当运动，如散步、游泳等都有利于小腿肌肉的收缩，使静脉血顺利地返回心脏，减轻浮肿。

⑨ 准妈妈平时可以做一些简单的足部运动，比如每天晚上休息前，仰卧于地上，双腿高高竖起，靠在墙上，保持5～10分钟。这些简单的脚部运动可以消除紧张，促进血液循环。

细节提醒

准妈妈晚上睡觉时，可以把腿部垫高，这样第二天起床时，浮肿会消退不少。

后背发麻

孕中期，有的准妈妈常常会有后背发麻发紧的感觉，这主要是因为准妈妈的体形因为怀孕有了巨大的变化，脊柱神经根受到压迫导致的生理性"后背发麻"。

这种生理性发麻准妈妈不用过于担心，一般经过休息后症状会有所缓解。平时站立坐卧也要注意不要过长时间地保持同一个姿势，休息一段时间后要进行适当的运动，上班族准妈妈要避免长时间使用电脑。

细节提醒

如果经过休息、锻炼等方法调适，准妈妈"后背发麻"的症状持续存在，要及时就医，排除先兆流产和其他疾病，如糖尿病、脑部疾病等情况。

✿妊娠焦虑

　　妊娠焦虑症就是妊娠期准妈妈情绪不稳，时常忧心忡忡。不良的情绪对准妈妈和胎宝宝影响都不好，临床上也显示，妊娠期过度焦虑，对情绪调控不稳的准妈妈生出的孩子日后也常出现情绪问题，影响正常的心智生长。因此，准妈妈千万不要过度焦虑，万事都有解决方法，一定要轻松对待怀孕后遇到的种种问题。如果发现有妊娠焦虑的苗头，应及时就医治疗。

＊妊娠焦虑症的常见表现

　　❶ 焦急，常会感到紧张，有突发的、无从解释的惊慌失措，神经过敏，有时心脏突突地跳得使人发慌。

　　❷ 感到压抑、惶惶不安，忧愁或恐惧，常有惊恐性的幻想或空想，害怕自己有病或胎宝宝有病，或身边亲近的人有病，或担心胎宝宝将要死亡，或担忧或自我感到死亡逼近；很容易被激怒。

　　❸ 担心某些可怕的事情会临头；担心自己在他人面前出洋相或做出愚蠢的举动。

　　❹ 害怕自己会孤独，怕遭到家人非难，怕被遗弃，无人理睬。

　　❺ 怕分娩，有时甚至会神经质地发抖或害怕引起颤抖，或惊恐性发汗。

　　❻ 至于身体表现方面，会有：胸口疼痛、压迫或紧缩感；头晕目眩；便秘或腹泻；头痛、颈背部疼痛；疲乏、虚弱或稍微活动就筋疲力尽等。

＊有焦虑倾向时这么做

　　如果准妈妈发现自己有焦虑倾向，时常不开心，一定要及时向家人与医生寻求帮助。如果自己的表现与上述项目有吻合处，或者吻合的项目很多，就更加证明准妈妈正在受焦虑之苦，需要积极主动地及时去找人聊天。

　　如果是关于自己与胎宝宝生理上的担心，要找医生聊聊，让医生用专业知识做出判断，来帮助准妈妈走出焦虑困扰。

　　如果是对家庭、生活存有担心与疑虑，要及时找准爸爸及其他家人进行沟通，请他们倾听自己，帮助自己解决心头烦恼。

　　另外，准妈妈自己也要注意分散一下注意力，如看看电视电影、听听音乐、散散步、做做操等。还可以多找朋友聊聊天，要知道同一时间段怀孕的并不是只有一个人，很多准妈妈担心的问题也经常发生在别人的身上。与有相同境遇或者了解自己状况的朋友聊天，会让准妈妈的精神放松，头脑冷静。

切忌独自猜测、诚惶诚恐、沉默不语。

胎宝宝发育迟缓

胎宝宝宫内发育迟缓，也叫作胎盘功能不良综合征。是指孕37周后，胎宝宝出生体重小于2500克，或低于同孕平均体重的两个标准差。胎宝宝宫内发育迟缓不仅影响胎宝宝的正常发育，还影响儿童期及青春期的体能与智能发育。

导致胎宝宝宫内发育迟缓的主要原因如下：

❶ 遗传因素：40%的胎宝宝宫内发育迟缓来自双亲遗传因素，尤以母亲遗传影响较大。

❷ 营养因素：准妈妈营养不良，尤其是蛋白质和能量不足，或缺乏微量元素等。

❸ 慢性血管疾病：如妊娠高血压综合征，可影响子宫胎盘血流及其功能，胎宝宝因长期缺血和营养不良，造成宫内发育迟缓。

❹ 妊娠并发症：严重贫血、多胎妊娠、严重心脏症、产前出血等并发症状可导致胎宝宝宫内发育迟缓。

此外，准妈妈的年龄、生活环境等也是影响胎宝宝发育大小的因素之一。

细节提醒

确诊为胎宝宝宫内发育迟缓的准妈妈，不必过于惊慌，只需在医生指导下进行休养治疗即可。

Part 7
孕7月：为大脑发育加点"油"

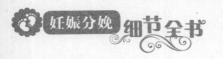

胎宝宝的生长发育细节

❀ 怀孕25周

在本周，胎宝宝大脑细胞迅速增殖分化，体积增大，这标志着他的大脑发育进入了又一个高峰期。在接下来的4周时间里，他的大脑沟回逐渐增多，脑皮质面积也逐渐增大，几乎接近成人脑。相应的，胎宝宝意识越来越清晰，对外界刺激也越来越敏感，准妈妈的任何动静都有可能引起他的反应，此时做胎教能得到比较明显的回应。

另外，胎宝宝的运动能力更强了，因而准妈妈能感觉到胎动次数明显增加。由于胎宝宝身体发育速度仍然很快，皮下脂肪虽然还不够多，但整个身体却显得饱满起来，子宫里的空间较前段时间已经有些小了，但整体上来讲还不影响他的活动，他仍可以伸胳膊、踢腿，翻身或者滚动。

细节提醒

如果上个月没有做糖尿病筛查，那么从现在开始到28周，产检时需要做一次妊娠糖尿病筛查，如果血糖偏高，要采取措施控制。

❀ 怀孕26周

胎宝宝的身体发育更充分了，体重增加也较多，身体比例十分匀称了。为了支持身体，他的骨骼更结实了，脊椎也越发坚固，不过现在还不足以支撑起胎宝宝的身体。子宫的空间相对较大，胎宝宝仍可以在里边尽情打滚。

胎宝宝听觉神经系统几乎发育完全，他除了可以听到准妈妈心跳的声音和肠胃蠕动时发出的咕噜咕噜的声音外，还能听到一些大的噪声，如吸尘器发出的声音、开得很大的音响声、邻家装修时的电钻声，这些声音都会使胎宝宝躁动不安，听到突然大的声音时，会做出弹跳或蠕动的动作。

此时胎宝宝的皮肤已经不是那么透明了，但是皮下脂肪仍然很少，皮肤上的皱纹还存在。另外，胎宝宝的脐带变得厚而富有弹性，外面包了一层结实的胶状物质，这样可以减少其缠绕打结，保持血流顺畅，维护胎宝宝安全。胎宝宝的十个手指头现在发育得非常完美，有时候会抓住自己的脚丫玩呢。

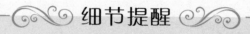

细节提醒

如果目前B超发现胎宝宝是臀位，并不需担心，他很可能不多久就调整成头位了。

怀孕27周

本周，胎宝宝发育得较大了，身体几乎可以碰到子宫壁，所以活动不那么自由了。

胎宝宝的耳部神经系统已经完成，听觉得到了进一步的发展，而此时准妈妈的腹壁变得较薄，趴在准妈妈的肚皮上甚至可以听到胎宝宝的心跳声，外界很多声音都可以传到子宫里，当声音传到子宫里，胎宝宝会分辨并记忆这些声音，他记忆最深刻的就是准妈妈说话的声音。

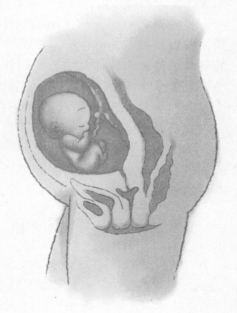

另外，嗅觉也已经形成，胎宝宝逐渐会记住妈妈的味道，听觉和嗅觉的记忆是宝宝出生后寻找妈妈的最基本依据。

胎宝宝的脑组织快速增长，大脑已经发育到开始练习发出命令来

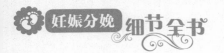

控制全身机能的运作和身体的活动程度，同时，神经系统和感官系统的发育也较显著。不过总体来说，各部分功能还不完善，发育的空间还很大，胎宝宝还在继续努力地成长着。

细节提醒

本月准妈妈可能会出现睡眠问题，休息不好，还总感觉心神不宁，这主要是由于准妈妈潜意识中对临近生产的畏惧心理造成的。准妈妈可以适当参加一些生产准备课程，多与其他的准妈妈进行交流，这样有助于保持良好的心态。

怀孕28周

本周，胎宝宝几乎已经快占满整个子宫空间，显得有点放不开手脚了，胎动的个性化越来越明显，文静的孩子胎动规律，胎动次数较少，活泼的孩子胎动频繁且没有一定的规律，完全依照自己的喜好而为。

这一周，胎宝宝的眼睛能够开闭自如，同时有了比较原始的睡眠周期，醒着和睡着的时间间隔变得比较有规律，睡觉时甚至会做梦，醒着的时候，他会不停地玩耍——踢踢腿、伸伸腰、拉一拉脐带……也经常会把大拇指或其他手指放到嘴里去吸吮。

此时大脑活动也非常活跃，大脑皮层表面开始出现一些特有的沟回，他甚至有了浅浅的记忆。胎宝宝的内脏系统构造已经几乎与成人无异，功能也在快速发育，包括呼吸功能，虽然还不是很完善，但是胎宝宝如果在此时出生，他可以依靠呼吸机辅助呼吸，逐渐学会自主呼吸，存活的概率非常高。

细节提醒

28周时候的准妈妈会偶尔觉得肚子一阵阵发硬发紧，这是假宫缩，不必紧张。这个月的准妈妈应避免走太远的路，而且站立的时间不宜过长。有时间的话，可以认真地记录下每一次有规律的胎动，为今后监护胎宝宝的发育提供一些帮助。

准妈妈身体变化细节

❀子宫底上升引起胸口憋闷

从外观上看，这时的准妈妈当真称得上是"大腹便便"。子宫底在本月已到达肚脐的上方，大约是在肚脐以上约8厘米的位置。如果从耻骨联合上缘测量其高度，为23～26厘米，由于子宫快速增长，从而向上挤压到内脏，准妈妈可能会感到胸口憋闷、呼吸困难。

❀心脏负担加重

随着胎宝宝的日渐成长，准妈妈的心脏负担也逐渐加重，血压开始明显升高，心脏跳动次数由原来65～70次／分钟增加至80次／分钟以上，这时候，准妈妈要谨防相对性贫血的出现。

❀腹部和乳房妊娠纹加重

腹部和乳房上的妊娠纹会更加明显，暗红的颜色也会逐渐加重，好像皮肤要被撑裂了似的。不过准妈妈不必太担心，分娩后这些妊娠纹会逐渐减轻。

❀眼睛不适、脱发

有的准妈妈还会感到眼睛不适，怕光、发干、发涩，更烦恼的是，还很容易感到疲惫。不过，这些问题是每一个怀孕的女性都可能遇上的，也都只是暂时的，需要引起注意的是脱发问题，如果只是少量脱发，可以不必在意，如果大量脱发，可能是因为贫血或营养不足引起的，要给予足够的重视，及时检查治疗。

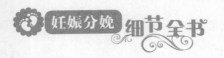

需要了解的常识

羊水指标是否正常

羊水指数在8～18厘米的范围之内属于正常状态，小于8为羊水过少，大于18则为羊水过多。

＊羊水过多或过少的预防

❶ 羊水过多时，要注意休息，少吃盐，并在医生的指导下服用健脾利水、温阳化气的中药。

❷ 羊水过少的准妈妈要加强产检，孕37周后至孕40周前计划分娩，降低羊水过少的发生率。

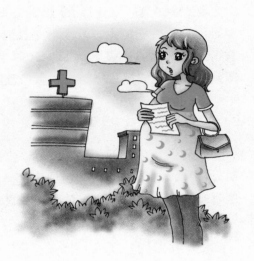

早产诱因与预防措施

怀孕满21周但不足37周的分娩叫早产。早产儿的存活率低，即使成活，也容易发生各种疾病，其后天的体质、智力等一般情况下都比不上足月儿。

＊早产常见诱因

❶ 准妈妈的年龄太小（小于20岁）或太大（大于35岁）。

❷ 有反复流产、人工流产、流产或引产后不足1年又再次怀孕的准妈妈。

❸ 双胎或多胎妊娠、胎位不正、胎宝宝畸形、前置胎盘等。

❹ 准妈妈子宫异常，如子宫畸形、子宫颈松弛、子宫肌瘤等。

❺ 妊娠合并急性传染病或某些内、外科疾病，如风疹、急性肝炎、心脏病、妊娠糖尿病、妊娠高血压等。

⑥ 过度劳累、孕晚期频繁性生活、过度吸烟酗酒、严重营养不良等生活环境因素。

＊预防早产的好习惯

① 及早进行产检，如果准妈妈患有心脏病、肾病、糖尿病、高血压等并发症，应积极配合医生治疗；有妊娠高血压综合征、双胞胎或多胎妊娠、前置胎盘、羊水过多症等情况的准妈妈，一定要遵医嘱，积极做好孕期的保健工作，及时发现异常，并尽早就医。

② 避免剧烈活动及增加腹部压力的动作，如弯腰。

③ 准妈妈心理压力越大，早产发生率越高，特别是紧张、焦虑和抑郁与早产关系密切，因此要进行心理调节，避免紧张、焦虑、抑郁等不良的情绪。

④ 休息时，取左侧卧位，以增加胎盘血流量，减少宫缩。

⑤ 孕32周以后要避免性生活，以防子宫受到刺激而产生宫缩。

⑥ 多吃含膳食纤维丰富的蔬菜、水果等，防止便秘，避免因排便过于用力而诱发早产。

⑦ 少吃生冷食物、隔夜饭或外出就餐，以免肠道感染；保持阴部清洁，避免生殖系统感染。

⑧ 孕晚期最好不长途旅行，避免路途颠簸劳累；不要到人多拥挤的地方去，以免碰到腹部；走路，特别是上、下台阶时，一定要注意一步一步地走稳；不要长时间持续站立或下蹲。

⑨ 如果出现下腹部反复变软变硬、阴道出血及早期破水等早产征兆时应马上卧床休息并及时就医。

拉梅兹呼吸法

练好拉梅兹呼吸法对加速产程、缓解阵痛很有帮助，建议准妈妈从本孕月开始进行练习，这样在分娩时就能轻松使用。练习的同时播放一些优美的音乐来让自己更放松，如果能让准爸爸陪你一起练习，那当然再好不过了。

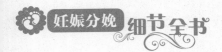

拉梅兹呼吸法练习步骤

	名称	使用时机	方法
步骤1	胸部呼吸	宫口开3cm，子宫每5～20分钟收缩1次，每次持续30～60秒时	用鼻子深吸一口气，随着子宫的收缩开始吸气、吐气，直到阵痛停止时再恢复正常呼吸
步骤2	嘻嘻轻浅呼吸	宫口开至3～7cm，子宫每2～4分钟收缩1次，每次持续45～60秒时	用嘴吸入一小口空气，保持轻浅呼吸，让吸入及吐出的气量相等，完全用嘴呼吸，保持呼吸高位在喉咙，就像发出"嘻嘻"的声音一样。当子宫收缩强烈时，需要加快呼吸，反之就减慢
步骤3	喘息呼吸	宫口开至7～10cm，子宫每60～90秒收缩1次，每次持续30～90秒时	先将空气排出后，深吸一口气，接着快速做4～6次的短呼气，感觉就像在吹气球，比嘻嘻轻浅呼吸还要更浅，也可以根据子宫收缩的程度调节速度
步骤4	哈气运动	阵痛开始时	先深吸一口气，接着短而有力地哈气，先浅吐4次气，接着大大地吐出所有的气，就像在很费力地吹一样东西
步骤5	用力推	宫口全开时	下巴前缩，略抬头，用力使肺部的空气压向下腹部，完全放松骨盆肌肉。需要换气时，保持原有姿势，马上把气呼出，同时马上吸满一口气，继续憋气和用力，直到宝宝娩出

❀练习拉梅兹呼吸法的窍门

准妈妈不妨让准爸爸帮助自己模拟分娩场景，提前"预习"一遍，让问题在"实战"中迎刃而解。

*做好练习准备

准妈妈穿着宽松舒适的衣服，盘腿坐（躺着也可以）在床上或地板上，保持身体完全放松，眼睛注视着同一个点，可以在面前放一幅画或自己喜欢的布娃娃，这样比较容易使眼睛集中焦点。

* 善用廓清式呼吸

在每个步骤开始和结束时，都做一次廓清式呼吸，方法是先用鼻子慢慢吸气到腹部，然后再用嘴像吹蜡烛一样慢慢呼气。

* 配合手部动作

将手轻轻放在下腹部，吸气时用手指轻轻从腹部外围往上做环形按抚；呼气时再用手指轻轻从腹部中心往下做环形按抚，每分钟做11～13次。配合这样的手部动作可以放松身体，并转移注意力，缓解生产时的疼痛及紧张情绪。

* 模拟子宫收缩期练习

子宫收缩初期：先规律地用4个 "嘻嘻轻浅呼吸法"、1个 "呼" 的呼吸方式。

子宫收缩渐渐达到高峰时：大约1秒做1个 "呼" 的呼吸方式。

子宫收缩逐渐减弱时：恢复使用4个 "嘻嘻轻浅呼吸法"、1个 "呼" 的呼吸方式。

子宫收缩结束时：做一次胸部呼吸，由鼻子吸气，再由嘴巴吐气。

* 合理把握时间

练习时不要急于求成，先慢慢地来，等到熟练时再加长每次呼吸的时间。如进行 "嘻嘻轻浅呼吸法" 练习时，可以先做20秒，然后再慢慢加长，直至每次呼吸能达到60秒。

细节提醒

如果自己无法掌握拉梅兹呼吸法的练习要领，可以到孕妇培训班，在专业人士的指导下学习，这样会学得更快，方法也更正确。

哪些情况下需要选择使用托腹带

并不是所有的准妈妈进入孕中晚期后都适合使用托腹带。托腹带的使用是需要一定条件的，如果准妈妈有以下情况，则建议使用托腹带：

❶ 有悬垂腹的准妈妈：有过生育史、腹壁非常松弛，容易形成悬垂

腹。准妈妈增大的腹部垂在腹部下方，几乎压住了耻骨联合，像个大西瓜似的悬在身前，这种情况下建议使用托腹带，以纠正悬垂腹的程度。

②　孕有多胞胎或者胎宝宝过大，造成取站姿时腹壁下垂比较剧烈的准妈妈可以使用托腹带。

③　连接骨盆的各条韧带发生松弛型疼痛的准妈妈，或者有严重的腰背疼痛的准妈妈可以使用托腹带。

④　腹壁被增大的子宫撑得很薄，腹部皮肤发痒、发木、色发紫，用手触摸甚至无感觉的准妈妈可以使用托腹带保护腹壁。

⑤　做过胎位纠正术的准妈妈，为防止胎宝宝又回到原位可以使用托腹带加以固定。

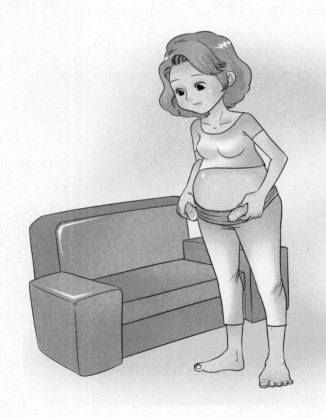

营养与饮食细节

✿远离会让胎宝宝大脑受损的食物

长期食用过咸、含味精较多以及含铅、含铝的食物，对胎宝宝大脑的发育都不利。

* 过咸食物

经常食用过咸食物不但会引起高血压、动脉硬化等疾病，而且会损伤动脉血管，影响脑组织的血液供应，造成脑细胞的缺血缺氧，导致记忆力下降、智力迟钝。

人体对食盐的需要量，成人每天在6克以下，儿童每天在4克以下。日常生活中准妈妈应少吃含盐较多的食物，如咸菜、榨菜、咸肉、豆瓣酱等。

* 含味精多的食物

准妈妈如果在妊娠后期经常吃味精会引起胎宝宝缺锌。世界卫生组织提出：成人每天摄入味精量不得超过4克，准妈妈和周岁以内的宝宝禁食味精。即使宝宝大了也尽量少给宝宝吃含味精多的食物。

* 含过氧化脂质的食物

过氧化脂质会导致大脑早衰或痴呆，直接有损于大脑的发育。腊肉、熏鱼等曾在油温200℃以上煎炸或长时间曝晒的食物中含有较多的过氧化脂质，准妈妈应少吃。

* 含铅食物

铅会杀死脑细胞，损伤大脑。爆米花、松花蛋、啤酒等含铅较多，准妈妈最好不要吃这类食物。

* 含铝食物

准妈妈经常吃含铝量高的食物，会造成胎宝宝出生后记忆力下降、反应迟钝，甚至导致痴呆。所以，准妈妈最好不要常吃油条、油饼等含铝量高的食物。

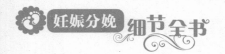

补脑食物怎样吃更营养健康

核桃：可以生吃，也可以和芝麻、白糖一同炒着吃，还可以捣碎了，在熬粥或炒菜时加入少许。但也不宜多吃，每天3～5个即可。

花生：最好的吃法是用水煮，这样可以最大限度地保留它的营养成分及药用成分。

洋葱：可以做主菜也可以做配菜，可以炒也可以熬汤，但要注意不要做得太熟。洋葱可以改善大脑供血供氧状况，具有醒脑益智的功效。

菠萝：可以生吃，也可以入菜，还可以将心掏空，填入糯米，制成菠萝饭。菠萝含有丰富的维生素C和锰，可以提高记忆力。

细节提醒

牛奶、蜂蜜、红糖、豆类、蛋类、黄花菜、动物内脏、骨髓、海产品等也是很好的补脑食品，准妈妈可以根据自己的爱好选择性地食用。

鱼怎样搭配和烹调营养又美味

民间有"吃鱼会变聪明"的说法，鱼类含有丰富的蛋白质、维生素A、维生素D及DHA等营养素，如果准妈妈能够正常进食鱼类等海产品，能获取身体所需的多种营养素，因此，鱼是准妈妈餐桌上必不可少的美味。但是，吃鱼要吃得既健康又营养，还是有讲究的。

* 烹调搭配

鱼和豆腐搭配可以使两者的氨基酸互补，还可以使钙的吸收率提高20多倍；做鱼时加入大蒜和醋，可以杀死鱼皮上的嗜盐菌，并可软化骨刺，促进钙、磷的吸收。

烹调淡水鱼时尽量采取水煮方式，同时要经常变换鱼的品种。

细节提醒

不要在一段时间内只吃一种鱼，还要注意不要吃生鱼，以免鱼身上的细菌和寄生虫进入体内。

准妈妈不爱吃鱼怎么办

有些准妈妈可能无论如何都无法接受鱼类食品，身体可能会因此缺乏蛋白质、脂肪、矿物质和维生素D、维生素A等。对于这类准妈妈，建议在日常饮食中适当增加以下食物的摄入量，以补充易缺乏的营养。

* 每天吃适量坚果

准妈妈可以每天吃3～5个核桃，坚果脂类含量丰富，可以作为不吃鱼准妈妈的一种营养补充剂。

* 做菜时多选用植物油

植物油如大豆油、菜籽油、橄榄油等是脂肪酸很好的来源，但要注意选用优质的植物油，避免选择有争议的转基因产品。

细节提醒

建议饮食结构很不合理的准妈妈食用适量鱼油以补充营养，在服用前一定要咨询一下医生。一般不建议饮食结构合理、身体健康的准妈妈随意服用鱼油。

吃桂圆对孕期不利

准妈妈怀孕后，由于养胎而阴血损耗，所以大多表现为阴血偏虚，阴血虚常会使体内滋生内热，出现大便秘结、口苦舌干、心悸燥热等情况。

而桂圆性温味甘，这种物性容易加剧以上情况。准妈妈吃桂圆后，不仅会增添胎热，而且易引起胃气上逆，出现呕吐，加重早孕反应、水肿和高血压，日久会动胎血，引起腹痛、出血等症状，导致流产或早产。所以，准妈妈要慎吃桂圆。

细节提醒

准妈妈若是在临产前喝一碗桂圆汤，则有增强体力、安定情绪的作用，有利于分娩。

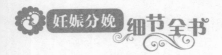

❀准妈妈不可随意服用鱼肝油

* 鱼肝油不是鱼油

鱼肝油和鱼油的区别是很大的，二者因成分所提取的部位不同，对人体的保健作用也不同。

鱼肝油主要是从无毒海鱼的肝脏中提取出的一种脂肪油，主要成分是维生素A和维生素D。鱼肝油可强壮骨骼，所以常被用来补钙。

鱼油则是鱼体内的全部油类物质的总称，它包括体油、肝油和脑油。主要成分是DHA和EPA，也称为人体必需脂肪酸。鱼油的主要功能是维系心血管系统的健康，预防动脉硬化、中风与心脏病。

准妈妈在购买时务必要分清楚二者的区别。

* 鱼肝油该怎么吃

如有需要，准妈妈应根据个人体质与体征，在医生指导下定量服用鱼肝油。

准妈妈不应靠服用鱼肝油为胎宝宝补充充足钙质，为胎宝宝补充钙质可以选择多吃肉类、蛋品、骨头汤等富含矿物质的食物。此外，准妈妈还应常到户外活动，接触阳光，这样在紫外线的照射下，可以自身制造出维生素D。

* 鱼肝油为何不可随意服用

鱼肝油中所含的维生素D，虽然可促进钙和磷的吸收，但积蓄过多则会引起胎宝宝主动脉硬化，影响其智力发育。而且长期大量食用鱼肝油，会引起食欲减退、皮肤发痒、毛发脱落、感觉过敏、眼球突出，血中凝血酶原不足及维生素C代谢障碍等。

同时，血中钙浓度过高，会出现肌肉软弱无力、呕吐和心律失常等，这些对胎宝宝生长都是没有好处的。有的胎宝宝生下时已萌出牙齿，这种早熟情况也与鱼肝油补充过度有关。

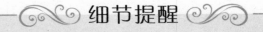

细节提醒

鱼肝油不能长期服用，如因治病需要，应按医嘱服用。

❀ 饮食要严格控盐防止浮肿

怀孕7个月之后，准妈妈一般都会出现腿部肿胀的现象，有的肿胀部位不只局限于小腿部，大腿也会肿胀，甚至还引起身体其他部位的肿胀。这是怀孕后期的正常现象，但酸胀可能会为准妈妈带来一定的不适。

由于钠摄入过量会加重水肿，建议准妈妈控制好食盐的摄入量，不要吃过咸的食物，改吃清淡的食物。孕中、晚期每日的食盐量控制在6克（相当于装满一啤酒瓶盖的量）以内即可。

准妈妈要尽量减少咸蛋、咸鱼、咸肉、香肠等食品的摄入。以咸蛋为例，每只咸蛋含盐量在10克以上，而准妈妈每日的摄盐量以6克为宜，因此，一只咸蛋的含盐量已超过准妈妈一天的需要量。此外，准妈妈每天还要食用其他含盐食物，盐的摄入量很容易超过需要量。这样会导致准妈妈高度浮肿，易触发妊娠高血压疾病。

还有一个好方法可以方便地控制食盐量，即在菜上桌时再放盐，这样盐的味道会比较突出，不会因难以把握而放得过多，此外，还可以用醋来代替盐，同样可以刺激食欲，同时也减少了盐的摄入。

细节提醒

切忌为了增加食欲而过多地摄入盐，但也不可为了减轻水肿完全不吃盐，那样对身体同样是不利的。

❀ 减轻孕期水肿怎么吃

孕期发生水肿属于正常反应，孕激素导致钠排量减少，也会加重孕期水肿的症状。

首先，不要因为水肿减少饮水量。准妈妈每天大约需要摄入2000毫升的水。要知道，大多数孕期水肿可不是因为准妈妈水喝多了。其次要保证蛋白质的摄入量（孕晚期需每天摄入100克蛋白质），并适量吃些利水消肿的食物。蔬菜和水果具有解毒利尿等作用，能缓解水肿，建议多吃。常见的利尿消肿食物有芦笋、大蒜、南瓜、冬瓜、菠萝、葡萄、绿豆等。

容易水肿的准妈妈应少吃或不吃难消化和易胀气的食物，如油炸的糯米糕、白薯、洋葱、土豆等，以免引起腹胀，使血液回流不畅，加重水肿。

下面给准妈妈推荐几道利水消肿的食物。

* 排骨冬瓜汤

准备：猪排骨250克，冬瓜150克，葱白1段，姜3片，料酒1大匙，盐、鸡精各适量。

做法：排骨洗净，剁成块，投入沸水中汆烫一下，捞出来沥干水；冬瓜洗净，切成比较大的块。将排骨块放入砂锅，加适量清水，加入生姜、葱白、料酒，先用大火烧开，再用小火煲至排骨八成熟，倒入冬瓜块，煮熟，加入盐、鸡精调味即可。

功效：冬瓜具有补虚消肿的功效，水肿的准妈妈可以适量食用。

* 荸荠鲜藕萝卜汤

准备：荸荠、鲜藕、白萝卜各200克。

做法：荸荠去皮，洗净切片；鲜藕、白萝卜洗净，切成薄片。将荸荠、鲜藕、白萝卜片一起放入锅中，加适量清水，煎成汁即可。

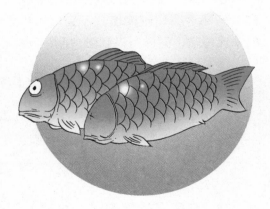

功效：这道汤水有利尿通便、消食除胀、降血压的功效，可常饮。

* 赤小豆鲫鱼汤

准备：鲤鱼250克，红豆100克，清水适量。

做法：将鲤鱼去鳞、去内脏，洗净，切成大块。红豆洗净，用冷水泡两个小时左右。鲤鱼和红豆一起放入锅中，加水煮熟即可（不加盐）。

功效：红豆有不错的利水功效，可帮助准妈妈减轻水肿。

肠胃胀气难受怎么吃

随着子宫的增大，肠胃的空间被挤占了，这就导致肠胃蠕动变慢了。肠胃蠕动变慢最大的表现就是消化能力减弱，准妈妈可能会常发生胀气、放屁的情形。要想缓解子宫膨大造成的胀气，可以配合适当的饮食调整，减轻肠胃的负担。

* 少量多餐

此时准妈妈不妨一天吃6～8餐，这样减少每餐的分量，可有效减轻腹部饱胀的感觉。另外，要控制蛋白质和脂肪的摄入量。还有，烹调时可添加一些姜片，以减少腹胀气体的产生。

* 细嚼慢咽

准妈妈在吃东西的时候应保持细嚼慢咽、进食时不说话、不用吸管吸吮饮料、不常常含着酸梅或咀嚼口香糖等，这样做可避免多余的气体进入腹部。

* 多喝温开水

建议准妈妈每天至少要喝2000毫升的水，充足的水分能促进排便，以免大便累积在大肠内，加重胀气情况。

* 避免食用产气食物

有些食物易产气，准妈妈胀气状况严重时，应避免吃这类食物，如豆类、蛋类及其制品、油炸食物、土豆等。另外，太甜或太酸的食物、辛辣刺激的食物也不宜食用，以免刺激肠胃，影响肠胃功能。

细节提醒

缓解子宫膨大造成的胀气，除了饮食调节，准妈妈还应该注意坚持运动，促进肠胃蠕动。

胃肠胀气准妈妈一日饮食参考

准妈妈可能会出现胃胀头晕、乏力、食欲不振等问题，这主要是因为肠胃消化不好，对主食的消化有点吃力。解决胃胀气难消化，准妈妈在保持每天正餐外，还可以参考下面的食谱：

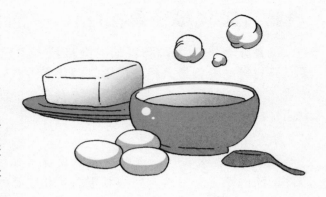

早晨：喝一碗五谷米浆。红豆、绿豆、黑豆、黄豆、小米、黄米、香米、糙米、大麦米、荞麦米、细玉米渣、黑芝麻、白芝麻。

以上任意四种食料混合榨浆，注意豆子要少放，以免不好消化。

上午：喝一杯蜂蜜牛奶。牛奶不烫嘴即可，不要烧开，以免破坏蜂蜜和牛奶中的营养，也可以加一点水稀释，顺便吃一个苹果。

下午：多喝白开水。

晚餐后：吃一个苹果、一把干果，最好选择松子、生核桃、榛子，睡前最好再喝一杯蜂蜜牛奶。

细节提醒

准妈妈要记得不要一次吃太多食物，或者突然改变饮食习惯和进食量，不规律的饮食很容易引起胃肠的不适。

有助于顺肠通便的食物

建议出现便秘症状的准妈妈经常食用一些有润肠通便功效的食物：

❶ 膳食纤维丰富的食物，可以促进肠胃蠕动，并且会产生较大量的食物残渣，对排便有促进作用。各种蔬菜、水果、粗粮都富含膳食纤维，是准妈妈每日餐桌上必不可少的食物。

❷ 含有油脂、果胶等有润滑肠道作用的食物，也可以预防便秘，如水果、芝麻、松子仁、蜂蜜、猪油等。

❸ 另外，水分摄入不足或进食太少，都会导致消化道干燥，从而引起便秘，所以准妈妈还要每天保证有一定的水分和食物摄入量。

高级补品没有那么奇效

很多人在孕期会吃海参、燕窝，甚至虫草等高级补品，但实际上高级补品可能没有传说中的那样奇效，因为高级补品造假利润高，一不小心甚至有可能买到假货。建议准妈妈对各类营养品最好抱有一颗平常心，一种食物营养价值再高，都比不上多种食物搭配而得。所以，还是适当搭配五谷杂粮、蔬菜、水果、牛奶、坚果为好，只要丰富了食物种类，营养是不会成问题的。

有些说法认为吃燕窝可以让准妈妈保护皮肤白皙，不长妊娠斑，并且也能让孩子以后的皮肤好，但是目前并没有证据表明燕窝的确有这样的功效。另外，燕窝的营养价值并不像传说中的那么高，其蛋白质中人体必需氨基酸只有一种，矿物质人体吸收不了，维生素含量也并不比其他水果更高。所以没有非吃不可的理由，有条件的准妈妈可以每周吃2~3次，共用量6~8克即可。

海参作为海产品，蛋白质质量较优，脂肪含量低，这是海产品的共性，想吃也可以，但最好不要把它的功效想得太神奇，有条件的准妈妈每周吃1次即可。

细节提醒

如果食用高级补品，一定要保证食物的来源可靠，以免被假产品伤了身体。

太瘦的准妈妈怎么进补

孕7月的准妈妈若体检后证明太瘦了，就要多补充营养丰富的食物了。

准妈妈摄入的营养是优先供给胎宝宝的，胎宝宝发育成长所需的营养全部取之于准妈妈，即使准妈妈体内营养不足，胎宝宝也会强行取得准妈妈体内储存的营养。所以，如果准妈妈太瘦弱，平时没有营养储存，又不能及时从食物中补足，除会导致自身更加虚弱外，还因本身缺乏营养而患病。如缺铁及蛋白质，引起贫血。维生素D、钙不足，引起腰

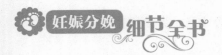

腿痛、牙齿脱落，严重者可引起骨质软化症，骨盆变形，造成难产。只有准妈妈身体健壮，并能充分摄入胎宝宝和自身所需营养，才能保证胎宝宝的健康发育，并保证自身的身体健康。

过于瘦弱的准妈妈，建议在日常饮食中，适当增加坚果、肉类等油脂含量较高的食物，有意识地增加饮食热量的摄入，达到逐渐强壮的目的。在烹调食物的时候，可以巧妙地添加些坚果、芝麻等高营养高热量的食物进去；蔬菜尽量炒来吃而不是凉拌；吃米饭时可以撒些芝麻；喝牛奶时可以撒些麦片等。

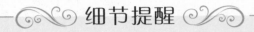

细节提醒

不可为了长胖而吃一些高热量却低营养的垃圾食品。

❀过胖的准妈妈如何健康减重

随着生活水平的日益提高，很多准妈妈怀孕以后都会大量地补充营养，体重在不知不觉中日益攀升。同时，在传统观念的影响下，长辈们总觉得准妈妈就是要胖，这样胎宝宝才能获取充足的营养，这也是造成准妈妈孕期容易肥胖的原因之一。实际上，肥胖对准妈妈来说有害无益。准妈妈过于肥胖不仅可导致分娩出巨大儿，还容易在孕期并发妊娠糖尿病、妊娠高血压综合征、剖宫产、产后出血情况增多等，危及母婴安全。

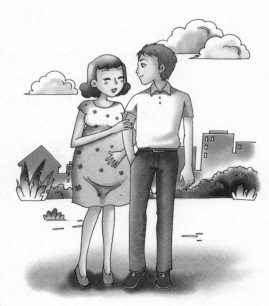

肥胖的准妈妈在日常饮食中要注意以下几点：

❶ 在保证营养均衡的基础上控制热量的摄入。主要控

制糖类食物和脂肪含量高的食物，米饭、面食等粮食均不宜超过每日标准供给量。动物性食物中可多选择含脂肪相对较低的鸡、鱼、虾、蛋、奶，少选择含脂肪量相对较高的猪、牛、羊肉，并可适当增加一些豆类，这样可以保证蛋白质的供给，又能控制脂肪量。

❷ 避免吃油炸、煎、熏的食物，多吃蒸、炖、烩、烧的食物，少食面制品、甜食、淀粉高的食物。

❸ 休息时间不宜过长，做到早起床，餐后室外活动20分钟以上，并进行一些力所能及的体力活动。

❹ 多吃蔬菜水果。主食和脂肪进食量减少后，往往饥饿感较重，可多吃一些蔬菜水果，注意选择含糖分少的水果，既缓解饥饿感，又可增加维生素和有机物的摄入。

❺ 养成良好的膳食习惯。肥胖的准妈妈要注意饮食有规律，并按时进餐。可选择热量比较低的水果做零食，不要选择饼干、糖果、瓜子仁、油炸土豆片等热量比较高的食物做零食。

细节提醒

过胖的准妈妈不能通过药物来减肥，而应在医生的指导下，通过调节饮食和加强运动来达到控制体重增长的目的。

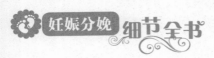

日常护理与生活细节

准妈妈节假日怎样过更健康

准妈妈在节假日里不能像其他人那样狂欢，在饮食与休息上尤其要多加注意。

∗ 要注意饮食

节假日朋友聚会多，准妈妈切忌暴饮暴食，或进食对妊娠不利的食物，以免对准妈妈自身和胎宝宝造成伤害。

∗ 要注意休息

在假期里，准妈妈可能会访亲会友，也许还会因为娱乐而熬夜，这样的后果会使准妈妈疲劳不堪。所以准妈妈要注意休息，避免长时间地站立和行走，保证每天有8个小时的睡眠时间。

∗ 要注意卫生

放假了，准妈妈可能想来个大扫除，但是准妈妈千万不要去清洁那些死角的卫生，如果准妈妈吸入了那些死角的灰尘，有可能会患上呼吸道疾病或发生过敏反应。

∗ 要注意运动

准妈妈在节假日里一定要注意适量运动，千万不要长时间地坐在沙发上看电视。不要因为放假而放弃了运动，一定要保持适量运动的好习惯。

∗ 要注意安全

在假期里大家都会出来购物，但是，准妈妈一定不要去人多拥挤的地方，以免被人群碰撞。如果准妈妈自己开车出门，一定要系好安全带，以保证安全。

∗ 保持室内空气流通

在节假日里，家里如果来了不少客人，也会有男性抽烟，所以在家里准妈妈一定要经常开窗通风，以保持室内空气的新鲜。最好是告诉亲友不要在家抽烟。

* 注意性生活

有的夫妻在平时可能处于两地分居的状态，现在两人终于可以团聚了，免不了卿卿我我。但是要提醒准妈妈，在恩爱时一定要注意分寸，孕期前3月和最后3个月尽量不要有性生活，孕中期性生活不要过于激烈。

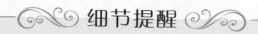

细节提醒

如果准妈妈在节假日里突然出现身体不适，或者突然出现腹部疼痛、阴道流血等症状一定不要拖延，要尽快去医院检查。

❀晒太阳要注意时长与强度

晒太阳可以补充维生素D，促进钙质的吸收。如果准妈妈长期在室内或地下工作，晒太阳就更加重要。孕期晒太阳准妈妈要注意这些事情：

❶ 孕后期跟孕早期一样，要避免暴晒，因高温可能增加早产、流产概率。

❷ 每天上午11时至下午3时是一天中温度最高的时候，这个时间段准妈妈最好避免晒太阳行为，待在阴凉场所较好。

❸ 晒太阳的时间最好选择在上午7时至9时，下午4时至6时，冬天每日晒太阳时长一般不应超过1个小时，夏天保持在半个小时左右即可。

❹ 一定强度的日光可以使皮肤受到紫外线的损伤，导致脸上的色素、色斑增多，还可能出现日光性皮炎，加重静脉曲张。所以，晒太阳不是越多越好。

❀侧卧是孕期最佳睡姿

随着子宫和胎宝宝的长大，准妈妈的睡姿显得越来越重要，特别是到了孕晚期，不良的睡姿不仅会影响到子宫的位置，还会增加子宫对周围组织及器官的压迫，影响子宫和胎盘的血流量。

* 对胎宝宝不利的睡姿

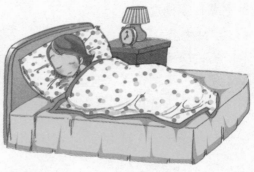

仰卧位：巨大的子宫会压迫下腔静脉，使回心血量及心输出量减少，从而出现低血压，这时你会感觉头晕、心慌、恶心、憋气等，并伴有面色苍白、四肢无力、出冷汗等症状。

俯卧位：俯卧会压迫腹腔，使胎宝宝间接受压，同时影响腹腔血液循环和脐带血循环，导致宫内缺氧。

* 侧卧是孕期的最佳睡姿

子宫是一个呈右旋转的器官，采取左侧卧的睡姿可以改善子宫的右旋程度，减轻子宫血管张力和对主动脉、髂动脉的压迫，增加胎盘血流量，改善子宫内的供氧状态，有利于胎宝宝的生长发育。特别是在胎宝宝发育迟缓时，采取侧卧位可以收到很好的治疗效果。

此外，左侧卧位可以减轻子宫对下腔静脉的压迫，增加回到心脏的血流量。回心血量的增加，可使肾脏血流量增多，改善脑组织的血液供给，有利于避免和减轻妊娠高血压疾病的发生，准妈妈可以左侧卧多一些。

* 使用靠垫让左侧卧更舒适

侧卧往往会使大肚子下面没有支撑而悬空，让你感到非常不舒服，这时就可以用靠垫来帮忙了。最好选择质地柔软且弹性好的靠垫，不要选择硬质海绵靠垫，因为它的变形度小，和你的身体及腹部曲线的贴合度比较差，用起来不舒服。侧卧时，将靠垫放置于肚子下，长度最好能够包覆整个腹部，这样就可以分散腹部重量，减轻背部的负担，还可以在背后也放置一个靠垫，用来调整侧卧时不安定的睡姿。

细节提醒

准妈妈可以选择自己喜欢的花色和面料，自己动手制作一款适合自己身体尺寸的靠垫，让孕期生活变得更加丰富有趣。

❀ 准妈妈多汗要注意日常保健

怀孕后准妈妈多汗是因为妊娠期血中皮质醇增加，肾上腺皮质功能处于亢进状态，再加上准妈妈基础代谢增高，自主神经功能改变，引起血管收缩功能不稳定，皮肤血流量增加，于是出汗增多。

出汗多的汗腺较多的部位有手脚掌面、腋窝、肛门、外阴及头面部。到妊娠晚期可能还会发生多汗性湿疹。这种现象可一直延续到产后数天。

孕期多汗，一般来说属正常现象，无须担忧，只要注意日常保健即可。准妈妈在保健上应注意以下问题：

❶ 多饮水，多吃水果，以补充因流汗失去的水分和电解质。

❷ 避免过多的体力活动，减少出汗量。

❸ 出汗影响身体卫生，准妈妈要常换洗衣服，宜穿宽松肥大利于散热的衣服，宜穿棉织品内衣以利于吸汗。

❹ 不要因为贪凉而过长时间地吹电风扇或空调。

❀ 孕期怎样保养头发

怀孕后准妈妈身体受到孕激素的影响，头发也会因此发生一些变化。由于孕激素有保护头发的作用，因而孕期有的准妈妈会发现头发突然比以前增多了，而且梳头时，头发也不像以前那样掉得厉害了。不仅如此，由于受到雌激素的影响，头发也会变得比之前更光洁、浓密、服帖，且很少有头垢和头屑。

孕激素也会对发质产生一定的影响，比如原本油性的头发可能变得更油腻，而原本干涩的头发也可能变得更加干涩。

孕期是保养头发的好时机，准妈妈如果能在这一时期好好打理自己的头发，可以将头发打造得更加秀美。

* 选用合适的洗发水

如果头发本来就比较干燥，则可选用成分温和的孕期专用洗发水洗头，并且应该减少洗头的次数，这样可以避免洗去过多自然分泌的油脂，洗完头后，还可以抹点润发保湿摩丝，以保持头发的湿润。

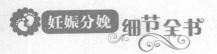

相反，如果头发是油性的，可适当增加洗头次数。

＊头皮按摩

洗头时，用手指肚轻轻按摩头皮，可促进头皮血液循环，平时也可以用洗头时的方式多按摩头皮，促进头部血液循环。

＊不用电吹风

经常用电吹风吹头发，头发会比较干燥且易开叉。准妈妈洗头可用干毛巾擦到不滴水，然后等待自然干。

＊用少许橄榄油

头发干枯的准妈妈可以将少许橄榄油在手心搓开后抹在发尾上。

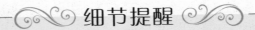

细节提醒

由于孕期身形特殊、行动不便，建议准妈妈以留短发为宜，坚持留长发的准妈妈最好能常把头发扎起来。

装点居室环境，换个好心情

在孕中期的最后一个月里，如果有需要的话，准妈妈可以重新布置一下居室的环境，给自己换个新鲜的好心情。

可对居室进行装饰，更换悬挂一些漂亮活泼的婴幼儿画片或照片，悬挂一些景象壮观的油画也是有益的，不仅能增加居室的自然色彩，还能使视野开阔。喜欢字画的准妈妈不妨在居室里悬挂一些隽永的书法作品，还可对居室进行一些绿化装饰，装饰风格以轻松、温柔的格调为主，无论盆花、插花装饰，均应以小型为好，不宜大红大紫，花香也不宜太浓。

细节提醒

准妈妈处在被装饰得温馨雅致的居室里，一定会有舒适轻松的感觉，疲劳感也较容易消失，喜悦与轻松感不请自来。

❧行动不便怎么照顾好自己

　　孕后期胎宝宝越来越大，有的准妈妈会觉得身体越来越笨拙，行动越来越不便。有时，有的准妈妈甚至连起坐、上卫生间这样的行为都会感到很困难，需要有人从旁协助。

　　面对这种行动不便，准妈妈应注意，除了必要的检查排除不利因素之外，要十分注意日常起居，以保证自身的安全。

　　❶ 准妈妈在家要少穿拖鞋或不穿拖鞋。拖鞋很方便，但是不容易跟脚。行动不便的情况下一不留神很容易摔倒。可以购买专用的孕妇家居鞋穿用。

　　❷ 上下楼要握住扶手防止身体前倾、跌倒，如果旁边有人，可请求搀扶获得身体的支持。

　　❸ 不要登高。如果需要拿高处物品，千万不要试图踮起脚尖或者使劲伸长手臂够取，以免身体失去平衡造成摔倒，如果身旁暂时无人，或者物品不是急需，可以等来人后再请对方帮助自己。

　　❹ 进浴室时要注意防滑。浴室的地板一般都很湿滑，人们通常都穿拖鞋进入，无论是洗澡、洗脸还是其他，孕妇进出浴室一定要谨慎。孕后期腹部增大，身体的重心发生改变，如果不注意很容易摔倒导致早产。可以购买专用的孕妇防滑拖鞋穿用。

细节提醒

　　不妨在触手可及的地方放一张醒目的单子，上面列出紧急情况下你可以拨打的电话号码，或者其他需要的信息。

❧正确使用托腹带

　　有些准妈妈由于腹部过大，给身体带来较大的负重，此时可以选择使用托腹带来减轻身体负担。

* 托腹带的作用

　　托腹带的主要作用是帮助准妈妈托起腹部，同时对准妈妈的背部起到支撑作用，纾解因重力作用而带来的腰背疼痛。做了胎位纠正的准妈

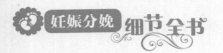

妈也会使用，以固定胎位。

托腹带能够帮助准妈妈保持正确的姿势，同时也可以为胎宝宝提供一种保温作用，使胎宝宝有一种安定的感觉。

* 托腹带的使用方法

一般情况下，如果准妈妈的腹壁肌肉比较结实，就没有必要使用托腹带。如果腹壁肌肉确实比较松弛，或者有其他特殊情况，医生认为可以使用托腹带的才会建议使用。

托腹带具有较强的伸缩性，准妈妈使用托腹带时一定要注意根据腹部的大小进行灵活调节。不可过松或者过紧，过松起不到托腹的作用，过紧会影响胎宝宝的发育。

托腹带要方便穿脱，托腹带的材料应选择透气性较强不会让准妈妈感到闷热的材质。

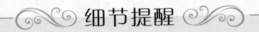

细节提醒

一定要在医生指导下使用托腹带，尤其是第一次使用托腹带，最好请家人在旁一起学习，学会后再回家使用。

锻炼骨盆底肌肉

坚持锻炼骨盆底肌肉对准妈妈特别有好处。

* 为什么要锻炼骨盆底肌肉

❶ 骨盆底肌肉的锻炼能够增加你阴道肌肉的弹性，缩短分娩时第二产程的时间，还能加快会阴侧切或会阴撕裂伤口的愈合。

❷ 骨盆底肌肉练习能促进直肠和阴道区域的血液循环，加强对膀胱的控制，预防痔疮和压力性尿失禁。

* 找到骨盆底肌肉位置

紧闭并提拉阴道和肛门，感觉到收紧的那部分肌肉就是骨盆底肌肉。准妈妈可以想象一下，当忍住放屁或在小便时突然中断尿流是一种什么感觉。

* 开始练习

取站姿或坐姿，只要你觉得舒服，躺着都可以。收紧你的骨盆底肌肉，数8～10秒，放松几秒，然后再收紧，就这样反复做同样的动作。

在练习的过程中，要注意保持身体其他部位的放松，不要收紧腹部、大腿和臀部。可以将手放在肚子上，这样可以帮你确认腹部肌肉是否处于放松状态。

细节提醒

准妈妈可以在一天中分多次来进行练习，比如每天做3次，每次3～4组，每组10次。但刚开始时不要急于做太多，随着肌肉弹性的不断增强，准妈妈可以逐渐增加每天练习的次数，并延长每次收紧骨盆底肌肉的时间。

练习有益于分娩的盘腿坐

* 练习盘腿坐的好处

❶ 锻炼背部肌肉：盘腿坐锻炼法需要准妈妈长期保持背部直立的姿势，这样可以有效增加背部肌肉，提高肌肉弹力，减轻准妈妈的疲劳感。

❷ 增强下体灵活度：盘腿坐锻炼法还可以增强准妈妈大腿的灵活性，改善准妈妈身体下半部的血液循环，使两腿在分娩时能很好地分开。

❸ 促进骨盆打开：盘腿坐锻炼法也能够提高骨盆的灵活性，使准妈妈在分娩时能够顺利打开骨盆。

* 练习步骤

准妈妈保持背部挺直，然后坐下，两腿弯曲、脚掌相对。尽量靠近自己的身体，抓住脚踝，用两肘分别向外压迫大腿内侧，使其伸展开来，这种姿势每次保持20秒。重复数次。

如果准妈妈感到盘腿有困难，可以在大腿两侧各放一个垫子，或者用背靠墙而坐，但要尽量保持背部挺直。

细节提醒

准妈妈可以两腿交叉而坐，这种坐姿也许会感到更舒服，但要注意不时地更换两腿的前后位置。

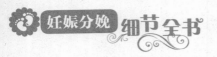
❀出现早产征兆怎么办

如果准妈妈出现每隔10分钟左右一次的规律宫缩，而且即使改变姿势也是如此，就可以确定是早产征兆了。

准妈妈出现早产征兆怎么办？

* 稳定情绪

当出现早产的征兆时，准妈妈和家人如果不了解情况的话，很可能会精神紧张。所以，首先家人应该保持镇定，给准妈妈一个安定的环境，这样可以减轻准妈妈的精神负担。如果准妈妈的情绪不太稳定时，可以服用适量的镇静剂和安定等。要让准妈妈卧床休息，向左侧躺在床上。

* 及时送医院

出现早产的征兆后，必须尽早送准妈妈到医院接受检查。送到医院后，护士检查血压、心率和体温等，然后医生用探测仪在准妈妈的腹部检测胎宝宝的心率，并且会检查宫缩的情况，以及宫颈口是否已经打开。如果确实有早产情况的话，医生就会使用药物停止分娩，可以让胎宝宝在子宫内有更长的时间发育。

现代医学已经能够帮助胎宝宝在妈妈肚子里多待上数日。这段时间可以用来促进未出生宝宝肺部的发育成熟。如果胎宝宝已经开始分娩而且不能停止的话，医生就会马上准备好让准妈妈顺利进行分娩。

❀ 细节提醒 ❀

应当注意，治疗早产并非一味要求延长妊娠，在治疗过程中要严密观察，对宫内环境不良、有胎死宫内危险的准妈妈，应结束治疗，尽早终止妊娠。

🎀手工胎教：叠幸运星

* 材料

❶ 彩色长条纸一张。可以用礼物包装纸等代替，纸张不要太薄，不然做出的效果会不够。

❷ 剪刀。

* 手工步骤

❶ 用指头弯曲纸条一端，做一个结，然后将另一端穿过，轻轻地拉平成五边形。

❷ 剪掉较短的一端，使之与一边平齐，压平，然后将较长的一端沿着一边以正确的角度折回，翻转后继续沿着一边折叠，依样折至纸张尽头。

❸ 把多出来的部分穿进纸缝，用指头轻轻地挤压五个边，让星星鼓起来，完工。

开始折之前可以试着在纸上写下想对宝宝说的话，完成之后放在一个漂亮的透明玻璃瓶里，每天可以和胎宝宝说说自己今天折了多少，对宝宝说了些什么，宝宝出生以后也是一份很好的纪念礼物。

🎀 细节提醒

叠幸运星不但可以帮助充实孕期生活，让孕期变得丰富多彩，更重要的是，这是一件特别有意义的事情，幸运星是爱的寄语，通过自己的双手为宝宝叠一罐幸运星，宝宝会感受到自己出生的这份幸运和祝福。

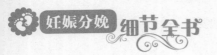

音乐胎教：名曲《爱之梦》

《爱之梦》的歌词由德国诗人弗莱里格拉特所写，原名为《尽情地爱》，大意是：

爱吧！

能爱多久，愿意爱多久就爱多久吧！

你守在墓前哀悼的时刻快要来到了。

你的心总是保持炽烈，保持眷恋，只要还有一颗心对你回报温暖。

只要有人对你披露真诚，你就尽你所能让他时时快乐……

《爱之梦》的曲是钢琴皇帝李斯特根据这首诗创作的，李斯特的钢琴曲既不是那种赏心悦目的沙龙音乐，也不是追求表面效果的炫技曲，是真正具有艺术价值的钢琴音乐。一般来说，那些经历了时间考验的音乐大师，他们的作品都更能令人身心得到放松，艺术价值也更高。

音乐一开始，旋律深情而婉转，很容易深深地打动人们的心，这就是乐曲甜美的爱情主题，其中含有爱的柔情和愉悦。

随着情绪的增长，难以抑制的爱的热情终于爆发出来，原来含情脉脉的内心独白，发展成大胆而炽热的爱情倾诉，散发着火一般的热情，旋律移到高音区。

音乐渐渐达到高潮，最后又回到开始时的那种抒情境界，重复爱的主题，在梦一般美丽的感觉中，恋恋不舍地结束全曲。

全曲一共有三首，丰满的和声，优美如歌的旋律，表达了对纯真爱情执着的追求，使这首钢琴小品成为一支令人难忘的"情歌"。值得一提的是，这三首曲子中，最为出色的是第三首根据《尽情地爱》改编的《爱之梦》，一般提起李斯特的《爱之梦》，指的就是这首乐曲。

细节提醒

准妈妈感觉疲劳的时候可以听一听这首曲子，会让你的情绪更为放松。

❀语言胎教：手指童谣

手指活动也有利于促进胎宝宝的健康发育，不妨与准爸爸一起玩这个可爱的手指游戏吧。

（一）

一个手指点点点（伸出一个手指轻点肚皮，也可以轻点准妈妈的头部）。

两个手指敲敲敲（伸出两只手指在肚皮上或准妈妈身上轻敲）。

三个手指捏捏捏（伸出三只手指在准妈妈身上轻捏）。

四个手指挠挠挠（伸出四只手指在肚皮上轻挠）。

五个手指拍拍拍（两个手对拍）。

五个兄弟爬上山（从肚皮底下或准妈妈身上做爬山状爬上来）。

骨碌碌滚下来（双手翻滚着滑下去）。

（二）

小手摊开，咱们来包饺子吧（伸出左手手掌）。

擀擀皮（右手在左手上做擀皮状）。

和面和面（右手手指立起在左手手掌上做和馅的动作，就像手指在抓挠）。

包个小饺子（说一个字，用右手食指依次点着左手的手指）。

香喷喷的饺子给谁吃（用右手把左手指包起来，盖住，问肚子里的宝宝）。

饺子送给宝宝吃（把手放到肚皮前）。

饺子送给爸爸吃（把手放在准爸爸面前）。

～ 细节提醒 ～

准妈妈可以按照宝宝的预产期来推算他的星座，相信星座的准妈妈可能会觉得趣味横生。

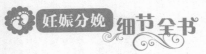

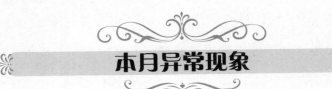

本月异常现象

打鼾

打鼾，俗称打呼噜，进入孕7月，不少准妈妈发现自己睡觉的时候会打鼾了，遇到睡觉打鼾这种情况，准妈妈不要忽视，打鼾有良性和恶性两大类。

入睡后鼾声较轻且均匀，或偶尔出现的打鼾对身体并没什么害处，这称为良性打鼾。

入睡时不仅鼾声很大，而且不均匀，总是打着打着就停止了呼吸，或被憋醒，一夜反复多次发作，早晨起来感觉头昏脑涨，就像整夜没睡一样，这类打鼾往往后果较为严重，会对胎宝宝的正常发育产生影响，故称为恶性打鼾。

肥胖是引起恶性打鼾的重要原因之一，体重的增加会让准妈妈感到呼吸不顺畅，导致机体组织出现缺氧。避免恶性打鼾可以这样做：

❶ 控制体重。

❷ 睡觉时要尽量避免仰卧体位，采取左侧卧，以免肥厚的喉部肌肉和舌根后坠堵住气道。

❸ 应去医院看医生，及时进行治疗，以免影响母体与胎宝宝的健康。

孕期胸痛

准妈妈发生孕期胸痛需区别对待。

孕期胸痛好发于肋骨之间，犹如神经痛。这可能是由于怀孕引起某种程度的缺钙，或是由于膈肌抬高，造成胸廓膨胀所致。这种原因引起的胸痛并不需要做特殊的处理，准妈妈只需注意适当多吃含钙食物即可。

如果准妈妈自身患有心脏病（如风湿性心脏病、先天性心脏病、心肌炎或冠心病），那么妊娠过程中出现呈针刺痛、压榨样或撕裂样胸前痛，应想到可能为心绞痛发生，需要及时就医，不可硬撑，耽误治疗。这主要是因为妊娠后，母体总循环血流量增加，心脏负担加重，当心功能失代偿时，心搏出量减少，冠脉缺血，可引起心绞痛。

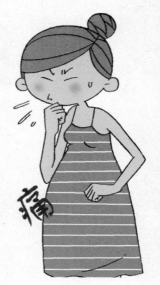

心脏病的准妈妈孕前最好去专科医生处咨询，视自己的身体情况决定是否怀孕，怀孕后仍然要定期检查，严密监视心脏功能。平时要注意休息，饮食上要在医生的指导下做调整，必要时要住院待产。

患有胆囊炎或胆结石的准妈妈，妊娠期也可能会出现胸痛，此为胆—心综合征。

细节提醒

自身没有此类疾病但常有异样胸痛症状时也要及时去医院进行检查治疗，想办法缓解胸痛。

孕中期宫缩

一般情况下，在孕14周的时候就开始有宫缩了，只不过这种宫缩无痛，出现频率也低，一般无感觉，对准妈妈和胎宝宝的健康也没有任何影响。

但如果孕中期准妈妈感觉到宫缩比较频繁，或者有疼痛感，就要小心了，这可能是先兆流产及早产的征兆。

初发现有偶发的宫缩时，准妈妈要卧床休息，减少活动和对腹部的刺激，并暂时停止性生活。如果宫缩频繁，就有必要及时去医院就诊，在医生指导下修养治疗。

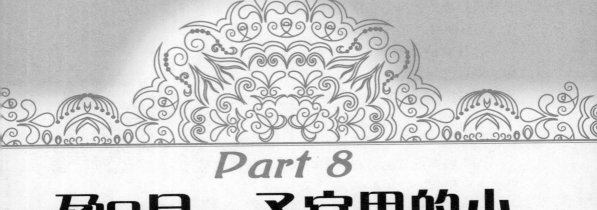

Part 8
孕8月: 子宫里的小聆听者

胎宝宝的生长发育细节

❧怀孕29周

胎宝宝的发育过程忙碌而有序，器官在不断完善功能，躯干、四肢还在不断发育。

现在，胎宝宝大脑的沟回越来越多，有数十亿的脑神经细胞正在形成，大量神经细胞的形成，让胎宝宝头部在继续增大，这让脑袋比其他部位显得重，因此大多数的胎宝宝在最后固定胎位的时候都是头朝下的。

另外，因为皮下脂肪逐步形成，现在的胎宝宝比原来显得胖一些了，看上去十分可爱，整个身体光润、饱满了许多，皮肤也不再是皱皱巴巴的了。

细节提醒

如果还没有确定分娩的医院，准妈妈最好在这个月内选定一家生产的医院，并对医院进行适当的考察。

❧怀孕30周

由于现在的体形较大了，子宫里的活动空间相对变小，所以胎宝宝在子宫中的位置相对固定了，不会再像以前随意转动、翻身了。

胎宝宝的大脑发育仍然迅速，神经系统已经四通八达，大脑向颅骨外推，并且折叠形成了更多的沟回，头部更大了。骨骼和关节也很发达了，免疫系统有了相应的发育。

主要的内脏器官基本已经发育完全，像胃、肠、肾等功能可以媲美出生以后的水平。不过肺部的发育还有所欠缺，正在合成肺泡表面活性物质，这些物质可以帮助肺泡膨胀张开，是宝宝将来自主呼吸不可缺少的。

生殖器也正在发育，男胎的睾丸还没有进入阴囊，尚在腹腔中，但开始了沿着腹股沟向阴囊下降的过程中。女胎的阴蒂突出，覆盖阴蒂的小阴唇还没有最后形成。

现在胎宝宝能够对大多数声音做出反应，最熟悉的是准妈妈的声音，当听到自己妈妈的声音时，明显会变得安静和注意力集中。

眼睛时开时闭，还可以随着光线的明暗做出变化，明亮时闭上眼睛，昏暗时睁开眼睛，睁开的时候，大概可以看清子宫中的情景。

❀ 怀孕31周

从这周开始，胎宝宝身长的增长会减慢，但体重会迅速增加，皮下脂肪更加厚实。出生时，宝宝必须有足够的脂肪储备，才能让自己适应外界的环境，当然了，脂肪增加还会让他更漂亮，从外观上看，胎宝宝身体表面的皱纹更少了，四肢也变得更长、更强壮，整体看上去越发光润可爱。

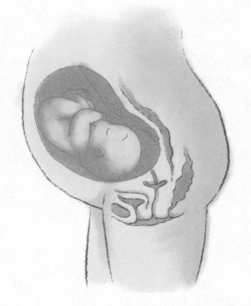

胎宝宝的大脑反应更快，大脑的控制能力也有所提高，能够熟练地把头从一侧转到另一侧，眼睛也是想睁开就睁开，想闭上就闭上，而且能够分辨明暗，也逐渐适应了光亮环境，当有光照进子宫，胎宝宝不会再像以前一样避开，而是把脸转向光源，追随光源。

胎宝宝的肺部功能已经基本发育完成，呼吸能力也基本具备，如果宝宝现在出生，大多不必借助仪器就可以建立自主呼吸，并能适应子宫外的生活了。

❧怀孕32周

　　进入孕32周，子宫里的空间已经很小了，即便如此，胎宝宝还是会继续长大，尤其是身体和四肢，最终会长得与头部的比例更协调。从现在到出生前，胎宝宝体重还要长1500克左右，此后一阶段，可以看作胎宝宝在为出生做最后的冲刺。

　　现在，胎宝宝的体位已经基本固定在头朝下了，已经做好了出生的准备；皮下脂肪继续储备，这是为出生后的保暖而准备的；呼吸和消化功能渐趋完善，而且还会分泌消化液了。另外，胎毛开始脱落，不再毛茸茸的了，慢慢地只有背部和双肩还留有少许。

　　本周，胎宝宝的神经系统变化最大，脑细胞神经通路完全接通，并开始活动。神经纤维周围形成了脂质鞘，脂质鞘对神经纤维有保护作用，这使得神经冲动能够更快地传递。因此，胎宝宝逐渐有能力进行复杂的学习和运动，并且意识会越来越清楚，能够感觉外界刺激，能区分黑夜和白天。

❧❧❧ 细节提醒 ❧❧❧

　　如果经过产检发现胎宝宝此时不是头朝下，准妈妈可以保持顺其自然的心态，不要试图强行纠正。

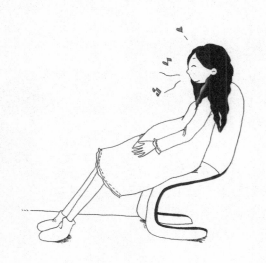

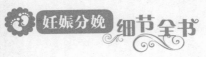

准妈妈身体变化细节

 出现假宫缩

这时，准妈妈可能会觉得肚子偶尔会一阵阵地发硬、发紧，有类似月经来时的疼痛感，也可能没有任何疼痛，间隔的时间不等，可能十多分钟1次，也可能一个小时1次，没有规律性，这是假宫缩，假性宫缩通常发生在准妈妈长时间保持一个姿势没有改变的情况下，是这个阶段的正常现象。

子宫顶到胃部

因胎宝宝逐渐长大，准妈妈会明显感觉到子宫顶到了胃部，再加上孕酮的影响使肠胃蠕动减缓，食物在胃中时间变长，而且准妈妈的括约肌会比较松弛，导致胃液逆流到食道，从而容易引起胃部不适感，主要表现为胃胀、恶心想吐、喉咙灼烧感等，在准妈妈中有30%～50%的发生率，孕晚期有时症状更为明显。

从肚皮上可以看到胎动

如果胎动了，大多数准妈妈都可以明确地从肚皮上看到胎动，胎宝宝会时不时把肚皮顶得这里一个包，那里一个包，你会为此而忘记身体的很多不适。

不过，即使没有明显动作和感觉也不要担心，一般只要能感到胎宝宝在蠕动即可。此时注意不要让身体不便困扰你太久，其实，孕期已经没有多久了，

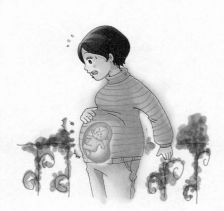

还能够享受胎宝宝待在肚子里与你玩耍的日子不算多，多点信心，好好享受最后的孕期时光吧。

🍀呼吸不畅

由于子宫底已经上升到了横膈膜处，压迫了肺部，进入肺泡的氧气减少了，氧供应不足，况且肚子里还有个胎宝宝也需要准妈妈来供氧，所以这个月准妈妈常常会感觉呼吸不畅。

细节提醒

但所幸，这种情况不会困扰准妈妈太久了，因为胎宝宝很可能这一两周就会入盆，到时候他的头部下降到骨盆，胎宝宝和子宫对肺部的压迫自然就能得到缓解了。

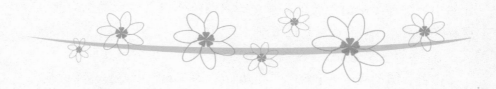

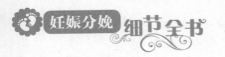

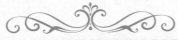

需要了解的常识

 **胎动的规律**

＊孕16～20周：胎动不明显

位置：此时胎动多发生在下腹中央，比较靠近肚脐眼的位置。

感觉：这段时间是你刚刚能够感觉到胎动的时期。此时胎宝宝的运动量很大，动作也不激烈，你对此的感觉不太明显，通常会觉得像鱼儿在游动或翅膀在挥舞，有时还会有"咕噜咕噜"吐泡泡的感觉。没有经验的准妈妈常会误以为是消化不良、胀气或饥饿所致。

＊孕20～35周：胎动最激烈

位置：此时胎动的位置升高，在靠近胃的地方，并向两侧扩大。

感觉：这一时期胎宝宝的各项机能充分发育，处于最活泼的时期，而且因为长得还不是很大，子宫内有足够可供活动的空间，所以胎动也最明显最频繁。你可以感觉到胎宝宝的翻滚、拳打脚踢等各种大幅度的动作，有时甚至可以看到肚皮上某个位置突出小手小脚。

孕28周以后，胎动的位置多在中上腹部，很少出现在下腹部，如果你的小腹下部经常出现胎动，很可能是胎位不正（多为臀位或横位），要及时纠正，否则会造成分娩困难。

＊孕35周至临近分娩时：胎动更有力

位置：胎动遍布整个腹部，并随胎宝宝的升降而改变。

感觉：这时胎宝宝已经长得很大，几乎撑满了整个子宫，虽然宫内可供活动的空间越来越小，但随着胎宝宝能量更充分，他的动作更有力，经常会动得准妈妈不舒服。

＊一天内的胎动规律

正常情况下，在一天之中，上午8～12点胎动比较均匀，下午2～3点胎动最少，傍晚6点以后开始逐渐增多，到晚上8～11点时最活跃。

* 宝宝这时最爱动

吃饭后：吃完饭后，你体内的血糖含量增加，胎宝宝也因为"吃饱"变得有力气了，胎动比饭前要频繁一些。

洗澡时：洗澡时你的血液循环比较通畅，身体也很放松，这种舒适的感觉会传达给胎宝宝，他就比较有精神。

睡觉前：胎宝宝在晚上比较有精神，动得最多，而且准妈妈在晚上通常身心比较镇静，所以会觉得胎动特别多。

听音乐时：受到音乐的刺激时，胎宝宝会用运动来表达自己的情绪。

对着肚子说话时：准妈妈和准爸爸在和胎宝宝交流时，他会用胎动来回应，以传达自己的感受。

❀每两周进行一次产检

从孕8月开始，准妈妈产检间隔时间缩短了，从原来孕中期的每4周1次，增加到每2周检查1次。以监测准妈妈和胎宝宝的健康状况。产检的常规内容没有明显的变化，最主要的是增加了骨盆测量、胎心监护和胎位检查的项目。

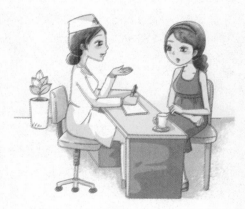

此外，由于大部分的先兆子痫在孕期28周以后发生，所以，孕晚期准妈妈的重点检查项目有血压、蛋白尿、尿糖、心电图、肝胆B超等。

❀做第二次排畸检查

怀孕第28～32周，需要进行第二次B超排畸检查，检查脑积水等孕早期、孕中期无法查出的疾病。

❀检查水肿情况

在孕28周以后，医生会陆续为准妈妈检查是否有水肿现象。因为此时准妈妈的子宫已大到一定程度，有可能会压迫到静脉回流，所以，静脉回流不好的准妈妈，此阶段较易出现下肢水肿现象。如果准妈妈体重每周增加超过了500克，并出现不易消退的水肿，要及时就医，这有可能是高血压的征兆。

❀骨盆影响分娩方式

骨盆影响分娩方式，骨盆测量的时间每个医院都不同，多数医院在孕28～38周时进行，也有医院在初次产检时就测量。

自然分娩时，胎宝宝必须经过骨盆。除了由子宫、子宫颈、阴道和外阴组成的软产道外，骨盆就是产道的最重要组成部分了。因此，骨盆的大小和形态对分娩的快慢和顺利与否起着至关重要的作用。狭小或畸形骨盆均可引起难产，如果经骨盆分娩异常困难，则只能进行剖宫产了。

骨盆的大小，是以各骨之间的距离，即骨盆径线大小来表示的。目前在骨盆测量中所采用的骨盆径线值，是许多正常骨盆的平均数值。

骨盆的大小与形态都很重要。骨盆形态正常，但各条径线均小于正常径线最低值2厘米以上时，就会发生难产。即使骨盆形态轻微异常，如果各径线均大于正常低值径线，也可能经阴道顺利分娩。

✦ 细节提醒 ✦

准妈妈最好从产前检查、分娩直到产后随诊都坚持定期去一家医院。这样，医生会有准妈妈在整个孕期、临产前及分娩时各个方面的详细检查记录，对准妈妈的情况很熟悉。一旦在分娩时发生什么情况，能够很从容地做出处理。

❀胎位不正最好顺其自然

胎宝宝在子宫内的位置叫胎位。正常的胎位应为胎体纵轴与母体纵轴平行，胎头在骨盆入口处，并俯屈，颏部贴近胸壁，脊柱略前弯，四肢屈曲交叉于胸腹前，整个胎体呈椭圆形，称为枕前位。除此之外，其余的胎位均为异常胎位。

常见的胎位不正有胎宝宝臀部在骨盆入口处的臀位，胎体纵轴与母体纵轴垂直的横位，或斜位、枕后位、颜面位等。

胎位不正时，可顺其自然，不能强行矫正，到分娩时，医生会建议施行剖宫产手术。

❀脐带绕颈无须过分担心

脐带发育对胎宝宝的健康发育起着至关重要的作用。

* 脐带绕颈的原因

胎宝宝在妈妈的腹中可不那么老实，在空间并不大的子宫内，胎宝宝会翻滚打转，经常活动。有的胎宝宝动作比较轻柔，有的胎宝宝特别喜爱运动，动作幅度较大时有可能会发生脐带缠绕。

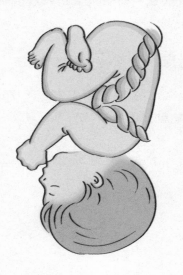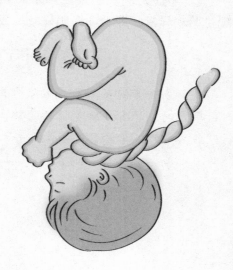

脐带缠绕

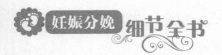
* 脐带绕颈的危害

脐带绕颈属于高危妊娠，随时可能引起胎宝宝宫内窘迫。孕晚期若脐带有多处缠绕，胎宝宝就会非常危险。缠绕较紧会影响脐带血流通过，进而影响到胎宝宝体内氧气和二氧化碳的代谢，使胎心率减慢、胎宝宝缺氧。

* 脐带绕颈不用过分担心

多数准妈妈都对脐带缠绕有恐惧感，担心宝宝有危险，其实出现这种情况不用过分担心。即使在准妈妈在被告知有脐带缠绕的迹象时也不要慌，一定要保持冷静，以免因惊恐使母体产生不良性激素，影响母婴健康。

其实，胎宝宝是非常聪明的，当他感到不适时，会采取主动方式摆脱窘境。脐带缠绕较紧时，他就会向别的方向运动，寻找舒适的位置，左动动、右动动，当他转回来时，脐带缠绕就自然解除了。当然，如果脐带绕颈圈数较多，胎宝宝自己运动出来的机会就会少一些。

* 如何及时发现脐带缠绕

❶ 孕期检查发现胎位经常变化，即头位或臀位经常转换时，应该警惕脐带缠绕。

❷ 若脐带缠绕过紧，会导致胎宝宝缺氧，而胎宝宝缺氧最早期的表现是胎动异常，即胎动会明显减少或异常增加。

细节提醒

如果脐带绕颈不紧并有足够长度，胎心监护也很正常，是可以进行顺产的。只有在脐带绕颈过紧，脐带相对过短，胎头不下降或胎心明显异常时，才考虑是否需要手术。

营养与饮食细节

补充维生素C降低分娩危险

在怀孕前和怀孕期间未能得到足够维生素C的准妈妈，在分娩时容易发生羊膜早破。补充适量维生素C可以降低分娩危险。

怀孕期间，由于胎宝宝发育占用了不少营养，所以准妈妈体内的维生素C及血浆中的很多营养物质都会下降。并且水溶性维生素C在人体内存留的时间不长，未被吸收的维生素C会很快被排出体外。如果在准妈妈的饮食中加强维生素的补给能够防止白细胞中的维生素C含量下降，从而有利于防止羊膜早破。

准妈妈应当多吃一些含丰富维生素C的水果和蔬菜，如橙子和西蓝花。

细节提醒

缺乏维生素C的准妈妈，可以咨询医生，看是否需要服用维生素C药丸，不可擅自服用。

适量补充蛋白质有利于产后哺乳

正常女性平均每天蛋白质的需要量为60克。怀孕的准妈妈对蛋白质的需求是随着妊期的延长而增加的，在怀孕的早、中、晚期，孕妈妈每天应分别额外增加蛋白质5克、15克和20克。

孕晚期蛋白质摄入不足，会导致准妈妈体力下降，产后身体恢复不良、乳汁稀少等问题，胎宝宝的生长也会受影响而变慢。因此，孕晚期准妈妈应根据需要，合理摄入蛋白质，以供产后的乳汁分泌。

准妈妈必须增加优质蛋白质的摄入量，即多食鱼、蛋、奶及豆类制品。相比较而言，动物性蛋白质在人体内吸收利用率较高，而豆和豆制品等植物性蛋白质吸收利用率较差。

有的准妈妈害怕孕期蛋白质不够，所以选择补充蛋白质粉，其实如果准妈妈身体健康、营养良好的话是不需要额外补充蛋白质粉的。过量食用蛋白质粉，可能会导致体重超标，不利于自然分娩，产后体形恢复也比较慢。

细节提醒

一些高浓度的营养素提取物，在服用时都要谨慎，最健康的补充方式还是通过日常饮食来补充。

❀补锌可助准妈妈自然分娩

一般情况下，医生都会建议准妈妈坚持自然分娩，孕晚期坚持合理补锌也可以帮助准妈妈顺产。

锌对分娩的影响主要是可增强有关酶的活性，促进子宫肌收缩，帮助胎宝宝顺利离开子宫腔。

含锌丰富的食物有：肉类中的猪肝、瘦肉、鱼、紫菜、牡蛎、黄豆、绿豆、蚕豆、花生、核桃、栗子等。

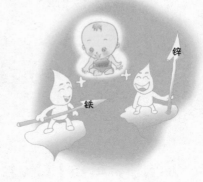

孕晚期补锌的同时还要注意控制体重，营养补充不要过多，脂肪摄入超量，较容易造成胎宝宝过大，会给顺产带来一定难度。准妈妈平时应多吃新鲜蔬菜，少吃甜品、油炸食品、甜饮料、含糖量高的水果等。

细节提醒

不要擅自补充锌制剂，如必须补充，一定要遵医嘱。

补钙可防妊娠高血压

妊娠晚期，准妈妈容易产生妊娠高血压综合征，妊娠高血压综合征是以浮肿、高血压、蛋白尿为主要临床症状的晚期妊娠中毒症。

钙代谢紊乱是妊娠高血压疾病的诱因之一。由于胎宝宝生长发育需要大量的钙，如果准妈妈钙摄入量不足，必将导致低血钙综合征，引起甲状腺功能亢进，进而形成高血压。

孕晚期准妈妈及时补钙、调节钙的代谢，对预防妊娠高血压疾病发生有重要作用。补充钙还可以降低血压，减少妊娠高血压的发病率，孕晚期是胎宝宝骨骼、牙齿钙化的高峰期，此时补钙还能供胎宝宝骨骼生长所需。

孕晚期以后每天补充1200毫克的钙即可，一般正常饮食会包含600毫克左右的钙，额外补充600毫克钙就可以了。要补充足量的钙，每天应供给准妈妈500毫升牛奶，还可多吃海带、鱼贝和芝麻等含钙食物。

细节提醒

补钙不要贪多，最好根据产检情况进行有针对性的补钙。以免补钙过量，造成后期胎宝宝骨骼过硬，为生产带来麻烦。

血压高的准妈妈该怎么吃

* 限盐（主要是限制钠的摄入量）

食盐中的钠具有潴留水分、加重水肿、收缩血管、升高血压的作用。每日的食盐量应控制在3～5克（包括食盐和高盐食物，如咸肉、咸菜等）。小苏打、发酵粉、味精、酱油等也含有钠，要适当限制食用。

* 限水（包括茶水、汤汁）

轻度患者可以自己掌握，尽量减少水分的摄入。中度患者每天饮水量不超过1200毫升，重度患者可按头一天尿量加上500毫升水计算饮水量。

* 补充维生素C和维生素E

维生素C和维生素E能抑制血中脂质过氧化的作用，降低妊高征的反应。

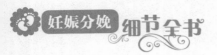

* 注意补充钙、硒、锌

钙能使血压稳定或有所下降；硒可明显改善平均动脉压、尿蛋白、水肿症状，血液黏稠度也会降低，从而使妊高征的发病率下降；锌能够增强妊高征患者身体的免疫力。

* 注意补充蛋白质

重度妊高征患者因尿中蛋白丢失过多，常有低蛋白血症。因此，应及时摄入优质蛋白，如牛奶、鱼虾、鸡蛋等，以保证胎宝宝的正常发育。每日补充的蛋白质量最高可达100克。

* 多吃降压食物

如芹菜、鱼肉、鸭肉等。

孕期适量吃西瓜对身体有益

准妈妈在妊娠期间常吃些西瓜，不但可以补充体内的营养消耗，同时还会使胎宝宝的营养摄取得到更好的满足。

* 妊娠期吃西瓜的益处

妊娠晚期，准妈妈常会发生程度不同的水肿和血压升高，常吃些西瓜，不但可以利尿去肿，还有降低血压的功能，西瓜还可以增加乳汁的分泌。

产前和产后吃些西瓜，可以治疗和防治准妈妈贫血。如在盛夏分娩的准妈妈，常吃些西瓜可以防暑降温，消夏祛暑。

西瓜含糖分有补充能量、保护肝脏的作用。

分娩过程中，许多产妇有精神紧张、产程延长、失血出汗、周身疲劳、胃肠蠕动减弱、食欲不振、大便秘结等现象，这时吃些西瓜不但可以补充水分，增加糖、蛋白质、无机盐、维生素等营养的摄入量，刺激肠蠕动，促进大便通畅，还可以增加乳汁分泌，并有助于术后产妇的伤口愈合。

* 吃西瓜的注意事项

❶ 吃西瓜要适量。

西瓜优点虽多，但也不是任何人都可以吃，更不能无限制地吃。吃西瓜太多，容易摄入过量糖分，诱发妊娠糖尿病，引发流产和早产。

因此，准妈妈不能过量吃西瓜。一天吃1~2块即可，最多不要超过半个。

❷ 饭前或饭后别吃西瓜。

西瓜中大量的水分会冲淡胃液，如在饭前及饭后吃西瓜会影响食物的消化吸收，而且饭前吃大量西瓜又会占据胃的容积，使就餐中摄入的多种营养素大打折扣。

❸ 不要吃"冰西瓜"。

为避免引起肠胃疾病，吃西瓜时还要选择新鲜的、熟透的西瓜，尤其不要吃在冰箱内冷藏的西瓜。如果是温度过低的"冰西瓜"，准妈妈吃后可能会引发宫缩，严重的可能引起早产，甚至危及胎宝宝生命。

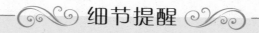

细节提醒

孕期不管吃什么水果，最好都吃当季的，反季节水果对身体不利。

❀怎样吃可以预防早产

现在是早产的高发时期，为避免早产，准妈妈可以通过食用以下食物预防。

❶ 多吃鱼肉。鱼肉中丰富的ω−3脂肪酸，可以起到延长妊娠期，防止早产的作用。科学家发现，从不吃鱼的准妈妈早产率为7.1%，而每周至少吃一次鱼的准妈妈，早产率只是1.9%。鲑鱼、鲭鱼等鱼类含有丰富的ω−3脂肪酸，不过，要避免食用含汞过量的鱼类。

❷ 均匀摄入营养丰富的食物，多吃含蛋白质丰富的鱼、肉、蛋及豆类食品，多吃些新鲜蔬菜及水果。

❸ 饮食中可注意多选用一些含叶酸丰富的食物如瘦肉、动物心及肝脏、花生、菠菜、卷心菜、橙子、香蕉、黄豆及其制品。

❹ 西红柿、葡萄等一些寒凉食品不宜多吃，上文中提到的西瓜可以吃，但是要注意适量，不要吃得太多，避免寒凉刺激身体，有早产的危险。

❺ 不要吃过咸的食物，以免导致妊娠高血压疾病，增加早产的发生概率。

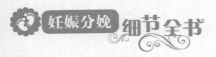
❀ 少吃多餐，缓解胃灼热

孕晚期，由于高浓度的孕激素使食管括约肌变得松弛，导致胃酸反流到食管下段，刺激到敏感的黏膜及痛觉感受器官，准妈妈的胃部多会产生烧灼感。同时，增大的子宫向上将胃部顶向横膈膜，从而挤压胃部，使胃酸倒流更多，加重烧灼感。

胃灼热严重到影响正常生活时要及时就医，因为它有可能引起食管狭窄、食管炎（黏膜糜烂）等并发疾病。怎么做能缓解胃灼热呢？

* 餐次分配很重要

少吃多餐是缓解胃灼热的首选方法。如果一餐吃得太多，那么胃就需要分泌更多的胃酸来消化大量的食物，同时，胃里胀满的食物又会刺激括约肌变得松弛，这样就容易引起食物和胃酸的倒流。将一天需要摄入的食物分成多餐，这样你的胃里始终有食物，就能保证将多余的胃酸消化掉，减少胃酸的反流。

* 避免吃引起胃灼热的食物

酸性水果：橘子、橙子、西红柿等含酸多的食物很容易引起胃灼热。

油腻高脂食物：煎炸等油腻食物消化时所用的时间比较长，很容易引起食物和胃酸的倒流。

甜食：蛋糕、巧克力、冰淇淋、糖果等食物很容易令人有饱足感，同时也需要一定时间让胃部进行调整和适应。

刺激性食物：茶、咖啡、醋、辣椒等食物容易刺激胃黏膜，同样会引起胃灼热。

* 缓解胃灼热的其他方法

❶ 饭后半小时之内不要卧床；睡前2小时避免进食。

❷ 睡觉时尽量将头部垫高，以防胃酸反流。

❸ 使用药物中和胃酸，但是一定要在医生的指导下进行。

❹ 可以适量喝一些菊花茶，因为菊花茶不但可以防止电脑辐射、明亮眼睛，而且可以缓解孕晚期经常出现的胃灼热或消化不良，可以经常饮用。

日常护理与生活细节

好的枕头可助益睡眠

枕头与睡眠质量有很大关系。

又旧又脏的枕头容易滋生霉菌和螨虫，进而引发过敏或者呼吸道疾病。使用不适合自己的枕头会压迫到颈椎，长期下去，会影响神经和血管，也容易引起失眠。

* 判断枕头更换的标准

❶ 在没有其他身体疾病的情况下，晨起后常常觉得颈部麻木酸胀。

❷ 枕头已失去弹性，需要拍打好一阵才能使其恢复一些弹性。

❸ 在好不容易调整完枕头之后，它又迅速回复扁平。

❹ 枕头有结块、凹凸不平的现象，且填充物有受潮的异味。

* 枕头一拳高，睡觉最舒服

准妈妈的枕头不宜太高，也不能过低，一拳高最合适，睡觉最舒服。

睡觉时，如果枕头太高，容易使颈胸处弯曲过大，不能保持颈椎的正常弧度，加重颈椎负担，还容易落枕。不利于呼吸，也会压迫到胎宝宝。枕头过低，则容易使头部充血，造成眼睑和颜面浮肿、打鼾。

一拳高的枕头最合适。这里的一拳主要以准妈妈自己的拳头为准，这个高度正好符合人体卧床之后的生理曲度。每个准妈妈适合的枕头高度都不同，要找到适合自己的标准高度，只要立起自己的拳头就知道了。

当然，到了孕晚期准妈妈身体负担加大，卧床时，有的准妈妈可能需要脑下或身下垫更高一点的枕头才舒服，这方面准妈妈也不必过于拘泥于一拳高，可根据各自情况适宜调整。

* 枕头要软硬大小适中

购买枕头时可以敲打一下，以软硬适中为宜，不要过硬，过硬的枕头容易给头部加大压强，头皮容易不舒服，影响睡眠。也不要过软，太软的枕头不利于颈椎自然弯曲，容易导致颈肌过度疲劳，影响呼吸。

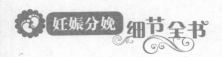

枕头不要太小，比肩膀宽一些就好。方便翻身时有足够的空间支持颈部。

至于枕芯的材质，没有特别的要求，但要注意慎用药枕，有不明白的地方可以咨询医生。枕芯材质一定要选择健康环保型的，避免选择有污染或有其他致病问题的。

～ 细节提醒 ～

枕头最好是每1～2年就更换一次，最好能方便清洗并可烘干，这样才可用得长久，保证睡眠健康。

提前准备宝宝的必需用品

* 暂时用不上的不要买

因为你和宝宝的需求是不断变化的，所以不要想着在孕期就把宝宝出生后很长时间需要用到的东西都预备齐了，只要把月子里需用的物品买齐了就行。而且，宝宝出生后你会收到好多亲朋好友赠送的宝宝套装、洗护用品，所以这类东西你可以暂时不买或者少买。

* 同一商品不要买太多

宝宝出生后会迅速地生长，小婴儿装很快就穿不上了。小号的奶嘴、纸尿裤也会很快过渡到中号或大号，加上季节的更替，同一类用品如果买得太多，很有可能会还没来得及用就已经被淘汰了。

必需品清单

衣物	内衣2～3套；外套、毛衣、棉衣各2件；袜子3双；软帽2顶；尿布20～30块或纸尿裤若干包
婴儿床和床上用品	婴儿床1张，最好买可移动的、栅栏较高的小床；被子2床，不要太厚，规格为1米×1米；夹被或毛毯1条；毛巾被1条；褥子2床；小棉垫3～5块，规格为30厘米×25厘米
洗浴及护肤用品	澡盆1个；小盆2个，分别用来洗脸和洗屁屁；大浴巾1条；小毛巾3条；婴儿洗浴用品1套；痱子粉1盒；水温表1支
喂养用品	奶锅1个；奶瓶2～3个；奶嘴3个；奶嘴护罩3个；奶瓶刷1个；锅1个，用来煮奶瓶和奶嘴用；水果刀1把；小勺1个；小碗1个

* 向过来人取经

过来人都比较有经验，如果你有刚生过宝宝的朋友或同事，可以向她们取经，问问她们在准备宝宝用品时，哪些东西是要多准备的，哪些东西是暂时用不到的，哪些东西是买了根本没用的，然后再根据她们的建议进行购置。

细节提醒

有的医院提供待产包，你可以咨询下你准备生产的医院里的医生，待产包中有的物品，无须准备，避免重复。

数胎动，监测胎宝宝的安危

胎动正常就表示胎盘功能良好，输送给胎宝宝的氧气充足，胎宝宝在子宫内愉快地生活着。因此你要学会数胎动并每天坚持记录。当然，如果是受到你咳嗽、呼吸等动作影响所产生的被动性运动，则不算胎动，不在记录范围之列。

数胎动时，最好在安静的环境中取左侧卧位，并保持思想集中、心情平静，这样才能使测得的数据更准确。

* 胎动多少算正常

一般情况下，明显胎动平均1小时3~5次是正常的，但由于胎宝宝的个体差异大，有的12小时多达100次以上，有的只有30~40次。只要胎动有规律、有节奏且变化不大，就说明胎宝宝发育是正常的。

* 胎动计数法

胎宝宝持续不断地动算作一次胎动，如果中间有停顿且间隔时间超过2~3分钟，则算作另外一次。

每天选取早、中、晚3个固定的时间，各数1个小时的胎动（如早上起床前的1小时，中午午休的1小时，晚饭后的1小时）。然后把3个小时胎动的次数相加乘以4，即为12小时的胎动次数。然后将计算结果记录在表格上。

* 胎动异常怎么办

胎动情况	原因	对策
突然减少	准妈妈发热，胎盘血液供应不足	多喝水，多吃新鲜蔬菜水果；少去人多、空气污浊的地方；保持室内空气流通，注意休息，避免感冒
突然加快	准妈妈受到严重外力撞击	减少大运动量的活动；少去人多拥挤的地方，以免被撞到
突然加剧后又很快停止	准妈妈有高血压或胎宝宝脐带绕颈、打结引起缺氧	高血压准妈妈要定期去医院做检查；放松心情，避免紧张；感觉不良时及时就诊

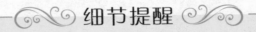

细节提醒

胎动只能作为反映胎宝宝安危的一个指标，至于胎宝宝的生长发育情况或有无畸形等，则需要结合其他检查方法或医疗仪器来做出判断。

外出时怎样保护好肚子

进入孕晚期之后，原则上准妈妈要尽量少出门逛街，尤其是孕36周之后，随时都有破水的可能，如果在外的时间较长，再加上走路、坐车的劳累，说不定就有早产的可能。如果有要事必须外出，尽量避开出行高峰期。在上午10时和下午3时左右出行，车上的人就不会太多。

* 坐公交、地铁要慢上慢下

在站台等公交车、地铁时，要尽量远离站台边缘，上车时不要和别人争抢，以免被挤到肚子，等其他人都上完了再把着车门的扶手慢慢地上车。上车后请售票员帮忙找座位或直接请别人让座。如果没有座位，尽量往车厢后部走，那里人一般相对较少，不会那么拥挤。站立时一手把住车厢内的扶手，一手护好肚子。下车时，等车停稳后再扶着车门慢慢走下去。地铁内人多，空气流通也不太好，建议准妈妈少坐。

* 逛街时要躲车躲人

逛街时最好有人陪伴，可以是准爸爸，也可以是朋友，总之尽量不要自己一个人单独外出。走在路上时注意用手护住肚子，或者在胸前挎一个包，用来挡住肚子，并时刻留心周围过往的人，万一有人不小心撞过来，你可以及时躲闪。过马路时千万不要和汽车抢行，一定要等绿灯亮了，两边的车全停下之后再起步前行。如果是很多人一起过马路，不要和他们挤，盯准一个人，跟在他（她）的侧后方，换句话说，就是让他（她）为你"做掩护"。

❧☙ 细节提醒 ❧☙

别人只有在注意到你已经怀孕，而且怀孕时间已经不短，他们在经过你身边时才会留心不要撞到你，或者提供方便给你。准妈妈出门可以穿着特征明显的孕妇装。

✿孕晚期不宜做的运动

孕晚期仍然应该坚持运动，否则肌肉和韧带容易僵化，体力也会下降，到分娩时很有可能会体力不支，使产程延长，到时受苦的是自己，此时的运动应以缓慢为原则，建议选择舒展运动，加强盆底肌肉训练，同时加强腿部、手臂等肌肉训练，为分娩做好体能和肌肉训练。如散散步、做做孕妇体操等，动作要慢，时间也不宜过长。

有些不适合孕晚期的运动，要坚决避免。

* 不宜使用小区运动设施

有些小区有专门的健身区域，里面的体育设施不是专门针对准妈妈设计的，而且多为铁制器材，容易磕碰到，所以要谨慎使用。

* 再急也不要跑步

跑步属于激烈运动，震动性较大，剧烈的颠簸是早产的致命因素。所以这时候你千万不能再跑步了，无论是在平地上还是在跑步机上。即使在有些紧急情况下，比如赶公车，也不能像孕前那样争先恐后了，要

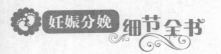

时时刻刻为腹中的胎宝宝着想。

* 拒绝需要瞬间爆发力的运动

羽毛球、网球、乒乓球等运动都属于瞬间爆发力极大的运动，突然用力会引起胎动不安。此外，像骑车、滑雪等需要用到腰腹力量的运动，也不适合准妈妈做。

细节提醒

准妈妈可以在家人的陪伴下爬楼梯，对自然分娩有益。

洗澡间要注意通风、防滑

准妈妈肚子大了，行动不便，洗澡、洗发也成了一件大事。为安全起见，洗澡间的地板上最好铺上防滑垫，以防地板湿滑，让准妈妈摔倒，发生意外。洗澡间确保空气流通正常，最好在洗澡时也保留一个通气孔畅通，以免缺氧引起不适。

洗澡时最好带一个凳子进淋浴间，这样在感觉劳累或者头晕目眩的时候，可以坐下来休息或者干脆坐在凳子上洗澡即可。洗澡间的门不要上锁，关上即可，方便不适或发生意外时，有人可以顺利进来帮忙。

细节提醒

建议将电话线接入淋浴间，装一个分机，万一家中无人，在洗澡发生意外时，可以及时拨打电话求助。

常常漏尿怎么办

怀孕期间，准妈妈在咳嗽、大笑或跑步时会发生漏尿现象，这叫作压力性尿失禁，是一种很常见的现象，约有40%的准妈妈会有这样的烦恼。

孕晚期漏尿时只有少量的尿液漏出来，不是像平时小便一样，所有的尿液都会流出来，这一点准妈妈可以放心。产后也会发生漏尿，那是由于产后骨盆肌肉韧带松弛或产伤修复不好，导致盆底肌肉筋膜缺陷而产生的。

＊孕期漏尿是怎么回事

怀孕后，体内分泌的各种激素会使你的骨盆底的组织和肌肉拉伸，从而导致控制膀胱排尿的括约肌变得薄弱。当你大笑、咳嗽、打喷嚏或跑步时，腹腔内和膀胱周围的压力增大，而这种压力又会挤压你的膀胱。通常情况下，你的骨盆底肌肉会帮助膀胱底闭合，以阻止尿液外流。但如果这部分肌肉很疲软，你就很有可能会控制不住漏尿了。

＊漏尿尴尬，护垫帮忙

为了避免漏尿的尴尬情况出现，建议你平时随身携带一些卫生护垫，尤其是在夏季，衣着单薄，使用护垫来为漏尿做补救措施就更有必要了。护垫应该选择柔软透气的棉柔表层，以减小对敏感的阴部皮肤的刺激。同时还要经常更换护垫，漏尿之后潮湿的阴部环境容易滋生细菌。护垫只在容易出现漏尿的情况下使用，如果你预计不会发生漏尿，就不要用了。

＊锻炼骨盆底肌肉防漏尿

有规律地进行骨盆底肌肉的锻炼，有助于避免出现孕期及产后漏尿。如果你已经出现漏尿现象，则在1～2周之内避免跑步，同时多做骨盆底肌肉练习。另外，平时多做做收缩肛门的动作，也可以加强骨盆底肌肉的力量。

❧❧❧ 细节提醒 ❧❧❧

如果定期做了几周骨盆底肌肉练习后，发现仍有漏尿现象，就要向医生咨询，看是否是其他疾病引起的。

❖积极防范早产

妊娠28～36周出生的婴儿为早产。早产儿不仅体重小，而且生存能力差，体温调节功能不良，呼吸功能、消化功能及免疫功能均差，所以

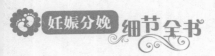

很容易发生感染。同时还容易出现新生儿低血糖，高胆红素血症，脑损伤等。

　　早产儿增多与许多因素有关，其中包括高龄准妈妈的增加、试管婴儿的增多、环境污染的加重等。另外不少准妈妈在孕期工作压力大、精神紧张等也是重要的影响因素。日常生活中，准妈妈需要做到以下几点，积极防范早产。

　　❶ 关注自己的健康。

　　如果准妈妈患有心脏病、肾病、糖尿病、高血压等合并症，应积极配合医生治疗；有妊娠高血压、双胞胎或多胎妊娠、前置胎盘、羊水过多等情况的准妈妈，一定要遵医嘱，积极做好孕期保健工作，及时发现异常，并尽早就医；准妈妈若患有生殖道感染疾病时，应该及时就医诊治。

　　❷ 避免劳累和外来刺激。

　　蹲拾物品要注意采取蹲下拾取式，必要时请他人代劳，避免长途旅行、出游，避免到人多、拥挤之地。

　　❸ 孕晚期应多卧床休息，并采取左侧卧位，减少宫腔内向宫颈口的压力。

　　❹ 不吸烟酗酒。

　　❺ 孕晚期必须禁止性生活。

　　当准妈妈发现有早产征兆时可以这么做：

　　❶ 一旦发现早产征兆，先放松心情（如深呼吸、听音乐）、采取左侧卧姿卧床观察与休息、补充水分，并及时打电话到医院询问。

　　❷ 若有落红及破水现象，应立刻就医。

　　❸ 若使用以上方法后，症状经过半小时都无法改善，应立刻到附近设有"新生儿加护病房"的医院就诊（若早产儿出生后再转院，会错过急救黄金时间），以确定治疗方向及必要的处理，缓解早产危机。

细节提醒

　　准妈妈心理压力越大，早产发生率越高，特别是紧张、焦虑和抑郁情绪与早产关系尤为密切。因此，准妈妈应积极通过自我调节或心理咨询及必要药物等方法，改善不良的心态，以预防早产的发生。

❀小心产前抑郁症

如果准妈妈有三种或更多以下症状，并持续2周以上，准妈妈就应该想办法调整了。

① 觉得所有的事情都没有意思、没有乐趣。

② 整天感觉沮丧、伤心，或"空荡荡的"，而且每天如此。

③ 难以集中精力。

④ 极端易怒或烦躁，或过多的哭泣。

⑤ 睡眠困难或睡眠过多。

⑥ 过度或从不间断的疲劳。

⑦ 总是想要吃东西或根本不想吃东西。

⑧ 不应该的内疚感，觉得自己没有用，没有希望。

此时发生抑郁的原因主要在于过于焦虑，比如担心生产过程的痛楚，会否诞下畸形胎宝宝，等等。产前抑郁会对母亲及胎宝宝造成直接的影响。如易造成产程延长，新生儿窒息，产后易发生围产期并发症等，因此要尝试通过各种方法纾解自己的情绪。

❀积极调节抑郁情绪

准妈妈感觉抑郁时，应学会向亲友倾诉，并转移注意力，及早走出情绪低谷。

＊倾诉

自己有压力不要在心里憋着，可以跟丈夫、要好的同事、信赖的朋友或已经有过生育经验的长辈讲讲你的忧虑，尽管有时候可能得不到什么有价值的帮助，但倾诉本身也能让自己轻松不少。如果不愿意跟别人说，可以以日记的形式将自己的情绪写下来，用文字表达，既可以发泄情绪，同时也是对自己的思维进行了一遍整理，很方便自己发现问题，并敦促去改进。

＊转移注意力

准妈妈如果发现自己情绪有些糟糕，不要任由自己陷溺其中，积极找些事情来做，尽快让自己忙碌起来，如果没什么事可做，就看看书、听听音乐，如看书听音乐，要选择轻松、平和的，能抚慰情绪的种类，

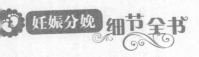
避开基调悲伤的。

* 寻求共鸣

可以跟同样怀孕的准妈妈交流交流心得，或者参加一个怀孕学习班，跟与自己有相同特点的人在一起，能产生更多共鸣，同时找到支持。另外，也可以上上育儿网站、育儿论坛等，学习交流也能减少焦虑感。

* 静坐冥想

冥想胎教可以帮助准妈妈保持愉悦的心情。

做冥想胎教，最好固定一个时间，黎明和黄昏最适合，然后固定一个幽静的环境，稳定地坐下来，头、颈、背舒展挺直，手臂以舒服为准，自然放置，开始冥想。

冥想的内容主要集中在胎宝宝身上，可以想象胎宝宝坐在子宫里是什么样子、正在做什么、拥有什么性格、什么模样等。这样的冥想可能激发胎宝宝的潜意识，并按照准妈妈冥想的样子塑造自己。

刚开始做冥想，最大的障碍是心绪纷乱，这时采用缓慢而深沉的呼吸，把注意力集中在呼吸上，可以帮助准妈妈安静下来，顺利进入状态。准妈妈坐好以后，用鼻子慢慢吸气，边吸气边在心里数数，数到5，开始呼气，数10个数后开始下一个循环。在吸气的时候，让自己感觉气体被储存在腹中，呼气时感觉气体从腹中缓缓溢出。一般用这样的方式反复呼吸1~3分钟，心情就会平静下来，头脑清醒，可以开始冥想了。

细节提醒

准妈妈要明白一点，担心的事目前还没有成为事实，将来是否会成为事实也不会因为现在担心与否而发生改变，所以尽量放宽心，安心享受现在的生活。

克服让自己焦虑的问题

孕晚期，准妈妈一般会被以下问题所困扰，并因此而变得焦虑：

Q：分娩的时候会不会顺利？

A：现在，正规的大医院妇产科都有着丰富的接生经验和良好的技术设备，并且有许多专业的医生、护士随时监控准妈妈的分娩进程。准妈妈要对自己有信心，要勇敢面对！

Q：胎宝宝会不会健康？

A：只要整个孕期准妈妈都坚持产检，并且大夫也给出了认真详细的回答，准妈妈就可以放宽心，不要太过紧张焦虑。要知道，不必要的焦虑才会对胎宝宝的健康带来不利影响。

以上的孕后期焦虑综合征其实都是由于准妈妈对自己和胎宝宝健康状况的不自信。建议准妈妈通过一些方法来转移注意力，如听听音乐、下下棋、侍弄一些花草，或是给胎宝宝准备必备的物品等，都可以很好地缓解准妈妈注意力。

细节提醒

准妈妈的焦虑症状很明显时，家人要予以理解和帮助，并带其去医院咨询医生，让准妈妈心里踏实。

开始练习分娩辅助动作

从怀孕的第8个月起，准妈妈就可以开始练习一些分娩的辅助动作，有助于减轻压力，为分娩做好准备。

＊分娩时的用力、休息、呼吸很重要

分娩能否顺利进行，很大程度上取决于准妈妈是否懂得用力、休息、呼吸的方法。

所以准妈妈的分娩辅助动作应该从这几方面来进行训练。分娩时助产士会在旁边嘱咐准妈妈何时用力、如何用力、何时休息，因此，产前分娩辅助动作练习通常以呼吸方式为主。

分娩辅助动作还包括肌肉松弛法，准妈妈也可以稍稍练习一些，以掌握正确的方法，具体如下：先将肘

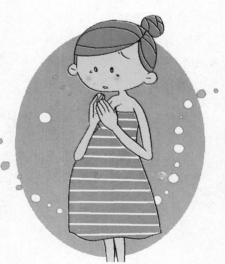

和膝关节用力弯曲，接着伸直放松，这样可以放松肌肉。

＊分娩时的四种呼吸方法

这四种方法为腹式、胸式、浅呼吸与短促呼吸。要点如下：

① 腹式深呼吸。

准妈妈取仰卧位，肩膀自然放平，把手轻轻地放在肚子上，先把气全部呼出，然后慢慢地吸气，使肚子膨胀起来，气吸足后，再屏住气，放松全身，慢慢地将所有的气全部呼出。适用于分娩开始时，以减轻宫缩带来的疼痛。

腹式呼吸法会使人体刺激分泌微量的激素，使人心情愉快，准妈妈这种愉悦的心情也会影响胎宝宝，使胎宝宝感觉很舒服。孕8月，子宫内的空间对胎宝宝来说太狭窄了，准妈妈最好多多运用腹式呼吸法，给胎宝宝提供足够的新鲜空气。

② 胸式呼吸。

作用与步骤同腹式呼吸一致，但是吸气时，左右胸部要鼓起来，胸骨也向上突出，气吸足够后，胸部下缩，呼出气。

③ 浅呼吸。

准妈妈像分娩时那样平躺，嘴唇微微张开，进行吸气和呼气间隔相等的轻而浅的呼吸，用于解除腹部紧张。

④ 短促呼吸。

将双手握在一起，集中体力连续做几次短促呼吸，可以集中腹部力量，使胎宝宝的头慢慢娩出。

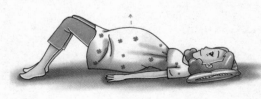

细节提醒

已经被医生认为有早产可能的准妈妈，绝对不要练习分娩的辅助动作，以免发生意外。

完美胎教细节

手工胎教：插花

插花是一项深受人们喜爱的艺术，不仅可以怡情养性，而且，插花也是一种隐性胎教。准妈妈平和、宁谧的心绪在插花的过程中传递给胎宝宝，让他从小就懂得热爱生活，善于发现生命之美。

* 怡养性情的插花艺术

只要肯发挥想象力，你也可以是艺术家。连知名的花艺设计师都认为，家居的花艺布置应该是舒适而随意的。随手剪下几朵喜爱的花朵，巧花心思摆放一下，就能成为最美丽的花艺装饰品。在一个闲散的周末，你不妨准备些鲜花，开始趣味的插花。如在香槟杯中放入白色鹅卵石，加水，然后在杯口边缘参差插入三四朵玛格丽特或太阳花，就构成了如氧气般透明清新的气场，让你的心情飞扬。

* 树叶、蔬果也可以用于插花

插花艺术可不仅仅限于花，树叶、蔬果也可以成为你很好的插花材料。春天发芽的柳枝，夏天郁郁葱葱的树枝，秋天变红的枫叶、银杏叶，都可以插在花瓶里，为房间里增添自然之色。你还可以用颜色鲜艳的蔬果，摆放成你喜欢的样子。插花是一门与插花人的喜好和欣赏风格很有关系的艺术，因此你完全可以根据自己的风格来插出自己的作品来。

细节提醒

日本的准妈妈喜欢选择插花作为精神放松法，用以舒缓自己的情绪、感觉和心境，借此来愉悦身心，促进胎宝宝健康成长。

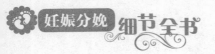

❀ 艺术胎教：学写毛笔字

毛笔字最好能天天写，两三天写一次也可，但三天打鱼、两天晒网是起不到效果的，而且坚持不懈地练习对身体及性格调整会有益处。

* 需要准备的工具

毛笔。

墨汁。

纸张：刚开始练习用宣纸太浪费了，可用学生用十五格纸，用废报纸也行。

字帖：一本好字帖对于初学者非常重要，最好从真书（楷、隶、魏碑等）入手，行草比较难，不宜先行练习。

* 向准妈妈推荐几本好字帖

楷书：颜真卿的《勤礼碑》《多宝塔碑》《麻姑仙坛记》；柳公权的《玄秘塔》《神策军碑》；欧阳询的《九成宫》等。

隶书：《史晨碑》《张迁碑》等。

魏碑：《郑文公碑》等。

* 怎样开始写毛笔字

❶ 从笔画开始练起，再循序渐进，穿插带笔画的字进行练习，如"三、王"练横画，练熟后可以临古诗帖。

❷ 不练笔画，可以直接从练字开始，主要方法有：

描红：在勾勒出的字框内填写笔画，一般书店都有售。

摹临：在前人的法帖上覆上白纸临摹。

临摹：参照前人的法帖进行临摹。

背临：先学习消化前人的法帖，然后不看法帖完成书写。

❀ 细节提醒 ❀

书法是一门艺术，能提高人的审美感觉，准妈妈学写毛笔字是一种艺术胎教，对自身来说能怡情养性，进而将这种好的影响传达给胎宝宝。

本月异常现象

❀妊娠高血压综合征

妊娠高血压综合征是怀孕后期出现高血压、浮肿、蛋白尿等一系列症状的疾病，严重时会出现抽搐、昏迷甚至死亡，医学上称为"子痫"。

* 妊娠高血压综合征的症状

当准妈妈的收缩压在131～139毫米汞柱、舒张压为81～89毫米汞柱时，就应警惕妊娠高血压疾病。

妊娠高血压疾病表现为肾功能异常。若不能控制住病情，将有可能进一步发展成先兆子痫。

轻度高血压：此时准妈妈无异常征兆，只是血压升高。如果准妈妈处于高血压

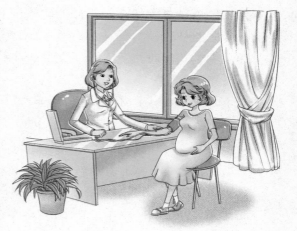

前期，即收缩压在131～139毫米汞柱、舒张压在81～89毫米汞柱；或者体重增加异常，即中晚期妊娠每周体重增加0.5公斤以上；出现不易消退的水肿，必须及时就诊；化验时若发现血小板进行性减少、低蛋白血症，都要提高警惕。

中度高血压：也称先兆子痫，准妈妈的具体症状表现为头痛、头晕、眼花、胸闷、烦躁等现象。一旦确诊为子痫前期，医生通常会选择安全有效的抗高血压药物；若病情严重，则应立即终止妊娠。

重度高血压：也称子痫期，准妈妈的具体症状表现为出现全身抽搐、眼球固定、头向后仰、牙关咬紧、四肢强直、双手紧握等现象。若不及时治疗，则可发生心力衰竭、肾功能减退、脑溢血、肝肾损害等。

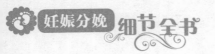

前置胎盘

正常妊娠时，胎盘附着于子宫的前壁、后壁或者侧壁。如果胎盘部分或者全部附着于子宫下段，或者覆盖在子宫颈内口上，医学上称为前置胎盘。这种病是妊娠晚期出血的重要原因之一，是危及母子生命的严重并发症。

妊娠晚期或者分娩时（偶发生在妊娠20周），子宫下段逐渐伸展，附着于子宫下段或者子宫颈内口的胎盘不能够相应地随着伸展，故前置部分的胎盘由其附着处分离，导致胎盘血窦破裂而出血。初次出血量往往不多，但可反复发生，经常是一次比一次出血量多，这种出血通常发生于不自觉之中。

如果有前置胎盘情况，除了配合医生进行积极治疗外，准妈妈也应该进行认真的自我护理，做到：

❶ 绝对卧床休息，不要太累，不要做重活。

❷ 保持左侧卧位休息，按时记数胎动，定时听胎心，监测胎宝宝情况。

❸ 尿频时注意宫缩及阴道出血情况；阴道似破水流液时要注意鉴别是否为出血。

❹ 产前检查胎位动作要轻，避免刺激宫缩诱发阴道出血。

❺ 饮食上宜选用高蛋白、高热量、高维生素、含铁丰富的食物。

细节提醒

由于出血是发生在不自觉中，有时准妈妈半夜醒来方才发现自己已躺卧在血泊之中。偶有个别准妈妈第一次出血量就很多，发生这种情况应立即送医院。

痔疮

据统计，约有99%的准妈妈会在孕期受到痔疮的困扰。怀孕以后，准妈妈逐渐膨大的子宫，会慢慢影响盆腔内静脉血液的回流，使得肛门周围的静脉丛发生瘀血、凸出，从而形成痔疮。所以，痔疮也可以看作是静脉曲张的一种。

　　孕期痔疮一般分娩后即可消除。为了避免痔疮随着孕期而加重，准妈妈可从以下几方面来进行改善：

　　❶ 平时注意多饮水。

　　晨起后空腹喝一杯500毫升的温水有助于排便。要养成每天定时排便的良好习惯。排便后，最好能用温水坐浴，以促进肛门局部血液循环。

　　❷ 多吃富含纤维素的新鲜蔬菜，如芹菜、青菜，以利大便通畅。不要吃刺激性的调味品，如辣椒、胡椒、姜、蒜等。

　　❸ 不要久坐，尤其是不要长时间坐沙发。因为沙发质地软，久坐会加剧瘀血程度，造成血液回流困难，诱发痔疮或加重痔疮。

　　❹ 适当增加提肛运动的频率，每天有意识地做3～5组提肛，每组30下。具体步骤：思想集中，并拢大腿，吸气时收缩肛门括约肌；呼气时放松肛门。

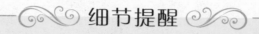

细节提醒

　　必要时准妈妈可在医生指导下服用缓泻剂（乳果糖、甘油）软化大便，也可局部热水洗涤后敷一些鞣酸软膏。

眩晕

　　孕中期，由于母体内孕酮的变化，使得血管扩张，从而导致血压下降，使一些准妈妈常有眩晕的感觉。

　　有时由于站立时间较久，使得血液大部分淤积在骨盆和下肢，导致回流心脏的血液减少，影响脑部的血液供应，也会感到眩晕，甚至发生昏厥。

　　此外，如果准妈妈患有生理性贫血也会引起眩晕。

　　准妈妈可以参照以下建议，防止头晕和眩晕恶化。

　　❶ 吃饭要规律、少食多餐，让血糖水平保持平稳。

　　❷ 避免长时间保持一个坐姿或站姿，避免猛然变换姿势。如果准妈妈的工作需要长时间站立，那要把重心放在两脚交替轮换着站，并尽可

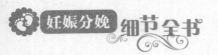

能多坐下休息，还可以多走动以刺激血液循环。

❸ 不要在坐着的时候跷二郎腿。

❹ 条件允许时，注意将双腿抬起，放在桌上或其他可以促进血液回流的地方。

❺ 尽量不要使自己过热。

❻ 在孕晚期，一定要避免仰卧，因为此时胎宝宝的重量会压迫向心脏回流的大血管，暂时性抑制血液循环，这会让准妈妈感觉眩晕、头晕和昏厥，并可能会略微减少对胎宝宝的氧气供应。准妈妈要多侧卧，可能的话用枕头垫着腿。

❼ 当准妈妈觉得要晕倒时，要赶快坐下或躺下，把头埋到两膝之间（如果能做到的话）。如果此时已经是躺着的，可以换成侧躺的姿势。深呼吸几次，然后把过紧的衣服解开，并请人把窗户和门打开，促进空气流通。此外，在额头上放块湿毛巾（非冰毛巾）也可以起到很好的缓解作用。

细节提醒

不管事情多着急，起坐时都别着急，要慢慢起身。

胃灼热

怀孕晚期，随着胎宝宝的不断长大，腹部的空间越来越小，胃部会被挤压，从而造成胃酸被"推"回食道，导致胃部反酸，造成烧灼的感觉。

以下几点注意事项有助于缓解胃灼热现象：

❶ 发生胃灼热期间，少进食以下易引起胃肠不适的食物和饮料，如碳酸饮料，咖啡因饮料，巧克力，酸性食物，肉类熟食，薄荷类食品，辛辣、味重、油炸或脂肪含量高的食品。

❷ 白天应尽量少食多餐，使胃部不要过度膨胀，即可减少胃酸的反流。睡前2小时不要进食，饭后半小时至1小时内避免卧床。

❸ 放慢吃饭的速度，细嚼慢咽。不要在吃饭时大量喝水或饮料，以免胃胀。吃东西后嚼块口香糖，可刺激唾液分泌，有助于中和胃酸。

❹ 穿着宽松舒服的衣服，不要让过紧的衣服勒着腰和腹部。睡觉时多垫几个枕头或楔形的垫子。垫高上半身有助于使胃酸停留在胃里，促进消化。

✿阴道分泌物增多

进入孕晚期之后阴道分泌物明显增多，这是正常现象。因为孕期激素水平增加会使分泌物增加，这也是自我保护的情况。

孕晚期分泌物特别多，主要是通过润滑阴道使分娩更顺利。

不过阴道分泌物增多会使菌群结构改变，有利于细菌繁殖，容易产生炎症。

准妈妈平时一定要注意清洁，一般用清水清洗阴道即可，要避用冲洗剂。

细节提醒

如果准妈妈阴道有黄绿色的分泌物，或者是豆渣一样的分泌物，并有臭味、有痛感时，要去医院进行检查。

✿假宫缩

从本月开始，准妈妈可能会偶尔觉得肚子一阵阵发硬发紧，这是假宫缩，不必紧张。准妈妈可以通过以下方法来减轻宫缩的不适：

❶ 改变姿势。站立一会儿后要稍微躺会；若之前一直坐着或卧着，可以起来走走。

❷ 喝1~2杯水，因为脱水可能会引起宫缩；也可以喝一杯温牛奶。

细节提醒

如果这些措施依旧不能改善宫缩的痛苦，或者宫缩频繁，或者有疼痛感时，准妈妈应立即休息，并及时去医院就诊。

Part 9

孕9月：忐忑与期待

胎宝宝的生长发育细节

❀怀孕33周

到了孕33周，胎宝宝的体重仍然在比较快速地增长，皮下脂肪较前段时间大为增加，身体变得真正圆润，皮肤也不再那么红。

有的胎宝宝现在头发已经非常浓密，也有的胎宝宝比较稀少，不过这跟日后的发质没有必然联系，不必太在意。另外，胎宝宝的手指甲和脚指甲长得盖住了手指头和脚指头，其尖端通常还没有超过手指头和脚指头。

男胎的睾丸从腹腔降入了阴囊，当然也有的孩子选择在出生当天或者更晚一些时候才让睾丸进入阴囊；女胎的外阴唇已经明显隆起，左右紧贴，可以说胎宝宝的生殖器发育已接近成熟。

细节提醒

少数胎宝宝头部开始降入骨盆，不过大多数都要在36周以后才会有这样的举动，还需要耐心等待。

❀怀孕34周

胎宝宝的体重还在快速增加，从33～40周，体重增长几乎是出生时体重的一半。

胎宝宝的大部分骨头都在变硬，但是头骨还相当软，没有完全闭合，这有助于顺利通过相对狭窄的产道，生产过程中，宝宝的头部受到强烈的挤压，以至于很多刚出生的宝宝头部看起来呈圆锥形，这是正常的，而且只是暂时的。

进入孕34周，胎宝宝已经准备好了出生的姿势，头朝下的体位固定下来。大部分胎宝宝的头部已经下降，紧压在子宫颈口，也有的胎宝宝会到分娩的时候才入盆。但也有少数胎宝宝仍然保持着臀位姿势，准妈妈不用过于担忧，按时产检，医生会针对这种情况告诉准妈妈对策的。

细节提醒

在这个阶段出生的宝宝基本都能够在子宫外成活，而且大多数不会出现与早产相关的长期严重问题。

怀孕35周

接下来的几周里，胎宝宝体内的脂肪还将继续增加，身体圆滚滚的，由于子宫空间已经太小了，所以他已经不是悬浮着的，而是蜷缩在子宫里面，现在也不怎么爱拳打脚踢了，但是耐不住寂寞的他仍然会有不少小动作，胎动的频率还会跟以往差不多。准妈妈还应坚持计数胎动。

胎宝宝身体已经完成了大部分的发育。两个肾脏已经发育完全，肝脏也能够代谢一些废物了。神经系统和免疫系统仍然在发育——除了不会哭，现在的胎宝宝从外形到各种能力都基本和新生儿一样了。

细节提醒

如果在这个月内发现阴道出血，量很少，一般是正常的，假如量大应引起重视，这有可能是发生了胎盘早剥、前置胎盘、早期破水等，都是早产的征兆，要及时就医。

❀怀孕36周

随着体重的继续增加，胎宝宝在子宫里的空间只会越来越小，但他还是会自由地做一些小动作，比如吸吮自己的手、睁眼闭眼等。

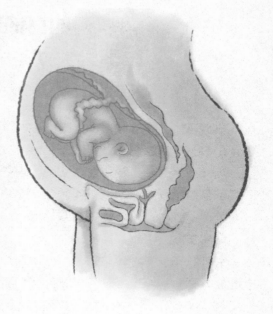

覆盖胎宝宝全身的绒毛，和在羊水中保护胎宝宝皮肤的胎脂正在开始脱落，他会和着羊水吞咽掉这些脱落的物质，在胎宝宝的肠道里，这些物质会转化成黑色的混合物，这被人们称为胎粪，它将成为宝宝出生后的第一团粪便。由于大部分绒毛及部分胎脂脱落，现在胎宝宝的皮肤变得细腻柔软，已经很漂亮了。

大部分胎宝宝现在都是头朝下的姿势，这是顺产的最理想姿势。

❀❀❀ 细节提醒 ❀❀❀

在38~42周出生的宝宝被称为足月儿，在38周前出生的宝宝为早产儿，在42周后出生的宝宝为过期产儿。

准妈妈的身体变化细节

腰背肌疲劳

　　孕晚期，随着子宫增大，准妈妈可能会出现腰背酸痛，这是由于肚子向前膨隆，为了保持稳定的直立位，不得不拉紧腰背部肌肉以保持重心平衡，腰背部肌肉长期处于紧张状态，势必会导致腰背肌疲劳，而感觉疼痛。

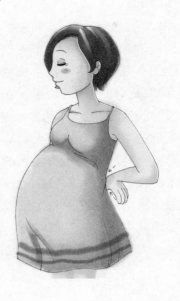

　　另外，胎宝宝的头部开始进入骨盆，压迫腰骶脊椎骨，准妈妈还可能感到骨盆和耻骨联合处酸疼不适（有的准妈妈还会感到手指和脚趾的关节胀痛）。尤其是怀孕前就有腰椎间盘突出、腰肌损伤、经常穿很高的高跟鞋的准妈妈，进入孕晚期，腰背疼痛感更明显。

细节提醒

　　准妈妈的身体在为分娩做准备，骨盆和耻骨联合处的肌肉和韧带在变松弛，此时不应该再有较为激烈的运动，平时散散步即可。

腹部坠胀

　　由于胎宝宝在逐渐下降，相当多的准妈妈此时会有腹部坠胀感，骨盆后部附近的肌肉和韧带变得麻木，甚至有一种牵拉式的疼痛，使行动变得更为艰难。

有的准妈妈对这种胎宝宝下降带来的坠痛感更为敏锐，所以不适的感觉可能还会逐渐加重，甚至持续到分娩以后，有的还会更长，如果觉得自己有点忍受不住，不要硬撑，向医生说明自己的情况，请求适当的帮助，这会令准妈妈有更多精力去做点别的事情。

❀水肿更严重

现在，准妈妈可能发现自己的脚、脸、手肿得更厉害了，脚踝部更是肿得厉害，特别是在温暖的季节或是在每天的傍晚，肿胀程度还会有所加重。准妈妈需要注意休息，有时间的话，让家人帮忙按摩肿胀的腿脚。

细节提醒

如果准妈妈发现手、脸部位突然肿胀得厉害起来，要及时咨询医生，以便发现并控制妊娠高血压疾病。

❀再次出现尿频

胎头下降进入骨盆腔，使得子宫重心再次重回骨盆腔内，膀胱受压症状再次加重，尿频的症状也就又变得较明显。

孕晚期尿频也是正常的生理现象，不用治疗。

细节提醒

要注意区别尿失禁与破水，孕晚期下面流水有很大的可能是破水，破水后羊水不受控制地从阴道涌出或者流出，如果区分不开尿失禁和破水，要及时到医院做破水实验排除破水可能，破水后应尽可能躺下休息，可以稍微垫高臀部。

体重增长达到高峰

此时，准妈妈的体重增长达到了怀孕以来的最高峰，大约以每周500克的速度增长，增长的量大约有一半都来自胎宝宝的体重增加。可能自己都难以相信，竟然会长胖了那么多，在照镜子时，从侧面看，肚子看上去就像一座山峰一样。

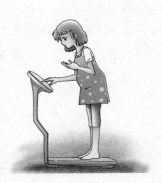

呼吸不适在好转

虽然肚子已经很大，行动依然有诸多不便，但随着胎宝宝头部下降到骨盆腔，子宫的重心会再次回到骨盆位置，准妈妈的行走可能没有以前那么困难了，没有了胎宝宝的压迫，胃部、肺部压力都会有所减轻，所以胃灼热、呼吸不畅的不适感正在好转。

细节提醒

产期临近，身体的不适和内心的不安都有所加重，准妈妈现在可能更懒于行动了，不过为了将来分娩有力，还是要坚持适当活动，锻炼肌肉和骨盆。

需要了解的常识

❀选择人少的时候去做产检

　　孕9月需要每2周做一次产检，与上孕月相同。产检项目均为常规产检以及尿检。

　　一般医院产科都是上午人多，下午相对人少，如果医生没有要求准妈妈必须上午做产检，则不妨安排到人少的下午，减少候诊时间，自己的情绪也能更好些。遇到需要空腹抽血的情况，也可以在下午的时候开好抽血的单子，交完费用之后，第二天一早来抽血。这样可以避免上午空腹等待抽血的难熬感觉。

细节提醒

　　现在的准妈妈行动起来变得笨拙，并且容易劳累，所以最好让家人陪你去做产检，如果老公工作忙没时间陪你去做产检，可以请婆婆、妈妈等人陪同。挂号、缴费可以让陪同人员去做，省时省力。

❀产检费用怎么报销

　　如果准妈妈已购买生育保险，生产期间产生的费用，如住院费、治疗费、药费等可按规定向所在单位或当地社保部门申请报销。

　　按规定，生育女职工产假满30天内，由用人单位或街道、镇劳动保障服务站工作人员携带申报材料到区社会劳动保险处生育保险窗口办理待遇结算；工作人员受理核准后，支付生育医疗费和生育津贴。

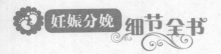
✿ 准爸爸可能出现产前焦虑

孕晚期，家人可能都会把关注重点放在准妈妈身上，而忽视了准爸爸其实也会产生产前焦虑。

准爸爸作为家庭的支柱，面临着来自各方面的更大的压力，因此，在胎宝宝临产前，准爸爸也会因面临压力而产生焦虑情绪。情况严重的准爸爸还有可能会出现恶心、想吐等生理不适。

＊ 怎样缓解焦虑

❶ 把孩子的到来看成是一种乐趣，而不仅仅是责任和压力，用平和的心态去对待即将出生的胎宝宝，不要对孩子设计很多高标准的期待。

❷ 不要熬夜，经常陪准妈妈散步和做运动，准爸爸充沛的精力会使得自己更有自信，从而缓解焦虑情绪。

❸ 学会宣泄。感到紧张忧虑时可以找其他家人和朋友聊聊天，把自己的忧虑说出来，家人和朋友会让你精神放松，你会发现有些担心其实是没必要的。

❹ 不要太过担心准妈妈的生产，不妨找个时间去医院实地查看一下，那样准爸爸就会发现之前所担心的场景，其实在准妈妈生产时都是很少出现的。

❺ 把去医院的路线事先走一遍，估算好大致时间，那样在紧急情况下准爸爸就不会太过紧张。

✿ 胎头什么时间开始入盆

胎头入盆的时候，由于胎头下降，压迫到了膀胱，准妈妈会觉得尿意频繁，还会感到骨盆和耻骨联合处酸疼不适，不规则宫缩的次数也在增多。这些都表明胎宝宝在逐渐下降。

＊ 胎头入盆时间

一般来说，在本月的第1周或者是第2周，胎宝宝的头部就能入盆了。

胎宝宝的入盆时间也因人而异，晚的可能会在37～38周入盆，还有的可能直到开始生产前都不会入盆。不过即使胎宝宝早早入盆，也不意味着准妈妈就会提前生产。

* 有助于胎头入盆的姿势

如果准妈妈的体格很棒，腹部肌肉的弹性非常好，建议准妈妈放松肚子上的肌肉，并尽量让腹部向前挺，减轻胎宝宝入盆的困难；如果准妈妈是长时间坐着的办公族，建议准妈妈不管什么时候，只要是坐着，就一定注意向前倾斜着坐，让膝盖低于臀部，这会有助于胎宝宝的背部转向准妈妈的前面并向下移动。

顺其自然对待分娩

恐惧分娩的准妈妈对分娩的了解不够，总是胡思乱想分娩带来的疼痛无法忍受或者有多危险，建议这些准妈妈多了解相关的分娩知识，从主观上摆脱对分娩的恐惧心理。

* 分娩是一件自然的事情

瓜熟蒂落，分娩本来就是一件平常自然的事情，准妈妈只需要用顺其自然的态度来面对即可，更何况现在都是在医院生产，有医生和助产士帮忙，准妈妈负责迎接宝宝的到来就好。

* 提前熟悉环境

产前可以多去熟悉准备分娩医院的环境，多与医生交流，选择最适合自己的分娩方式，并根据情况让医生指导分娩应该做的准备，如进行呼吸法练习等。

* 多与家人沟通

产前可以与家人讨论分娩的事情，将各种可能遇到的问题事先想清楚，找出解决方法。

细节提醒

准爸爸和家人要帮助做好分娩前的物质准备，这样就不会临时手忙脚乱，也会帮助稳定准妈妈的情绪。

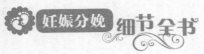

营养与饮食细节

❀ 适当吃些粗粮

粗粮中含有精制粮食中流失掉的B族维生素，可以让准妈妈摄入更全面的营养。尤其是维生素B_1，跟人体物质和能量的代谢密切相关，对于提高准妈妈的食欲，促进胃肠道的蠕动和消化功能的加强，都非常有益处。

准妈妈在孕期容易发生便秘，适当吃些粗粮，还可以帮助通便，减轻便秘的烦恼。

细节提醒

孕晚期每日食用粗粮的量，要控制在50克以内。

❀ 吃些豆类和豆制品对身体有益

孕期准妈妈多食用豆类及豆制品，可以补充蛋白质、脂类、钙及B族维生素等，有助于胎宝宝的发育，尤其是胎宝宝脑及神经系统的发育。脑及神经系统的发育依赖于大量的多不饱和脂肪酸及磷脂，孕晚期适量吃豆制品可保证胎宝宝健康成长，使宝宝更聪明。

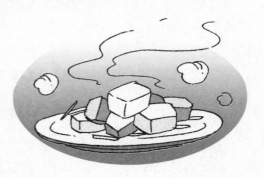

在食用豆制品时，注意要吃加热煮熟的食品，以免豆类中固有的抗营养物质对人体造成不良影响。在食用普通豆制品的同时，某些发酵的豆制品如豆腐乳，也可以食用。发酵的豆制品不但易于消化，有利于提高大豆中钙、铁、镁、锌等的生物利用率，促进吸收，而且能使不利物质降解。

细节提醒

豆类包括许多种，根据其营养成分及含量大致可分为两类：一类是大豆（黄豆）、黑豆及青豆，另一类包括豌豆、蚕豆、绿豆、豇豆、小豆、芸豆等。

❀避免吃罐头食品

罐头食品在生产过程中，往往要加入人工合成色素、香精、甜味剂（糖精类）和防腐剂，这些都是人工合成的化学物质，对胚胎组织有一定影响。

另外，罐头保鲜期一般在半年至一年，市场上出售的罐头食品往往超过保鲜期或者在自家存放时间较长，质量发生变化，准妈妈吃了对身体当然不利。罐头食品在制作、运输、存放过程中如果消毒或密封不严时，可导致食品被细菌污染，这对准妈妈和胎宝宝都不利。

准妈妈在孕期最好少吃或不吃罐头食品，因为妊娠期大量食用含有食品添加剂的罐头食品，对胎宝宝发育不利。

细节提醒

如果实在想吃，可自己用新鲜水果、蜂蜜、白糖制水果罐头。

❀远离油炸食品

油炸食品香脆可口，颇为诱人，却含有多种有害物质，准妈妈在孕期最好远离。

* 油炸食品对健康不利

❶ 一些反复加热、煮沸、炸制食品的食油内，可能含有致癌的有毒

物质，用这种油炸的食品也会带有有毒物质。经常食用会对人体产生有害的影响，更不用说准妈妈和娇嫩的胎宝宝了。

❷ 油炸食品经过高温处理，食物中的维生素和其他营养素受到较大程度的破坏，含脂肪又太多，食物的营养价值大打折扣且难以消化吸收。

❸ 孕晚期子宫增大，肠道受压，肠蠕动差，多食油炸食品，很容易发生便秘。因为油炸食品这类多油脂的食物增加了不易消化的因素，往往要在胃肠道里存留很长时间，是造成便秘的主要因素，并促使血液超量流入并滞留胃肠道，促使体液酸性化，严重破坏生命资源健康配置原则，带来肥胖、糖尿病、高血压、高血脂、心脏病等现代人称为富贵病的疾病。

细节提醒

有些消化能力不好的准妈妈，建议禁吃油炸食品，即使消化能力好的准妈妈，如食后有饱胀感，导致下顿饮食量减少，也应停食。

❀胎宝宝偏小不要盲目补营养

胎宝宝偏小是产检中可能得出的一个判断，其原因有很多，有准妈妈营养不良造成的，但也有的是遗传，有的是脐带过度扭转或胎盘功能不全或胎宝宝营养吸收不良造成的，妊娠糖尿病、妊娠高血压也有可能导致胎宝宝偏小。

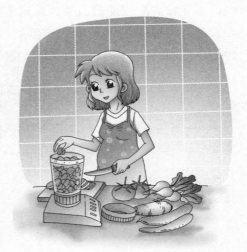

胎宝宝偏小的时候，准妈妈可以先检查一下自己的体重和饮食结构，如果体重增加正常，没有明显低于平均水平，而饮食结构也很合理，蛋白质、碳水化合物、维生素、矿物质都有足够的摄入，那么此时是不需要再额外增加营养的，只要维持本来的标准即可。如果准妈妈的体重确实增加偏

少，也比较偏食，有的食物种类没有足够的摄入，就需要调整下饮食结构，增加高营养食物，如孕妇奶粉等。当然，增加多少，怎么增加要听从医生吩咐。

细节提醒

不能听到胎宝宝偏小就开始大补特补，如果拼命补充营养，可能走上另一个极端，就是形成巨大儿，造成难产或者使身体负担加重，引起更大的风险。

缓解胃灼热的饮食习惯

到了孕9月，有些准妈妈胃灼热的情况可能会更重，为缓解胃灼热带来的不适，准妈妈应注意以下几方面：

❶ 营造轻松的就餐环境。放松心情，愉悦饮食。
❷ 适量进食，每餐避免吃得过饱。
❸ 吃完后，可以慢慢起立，以直立的姿势稍稍站一会儿。
❹ 饭后半个小时进行适当散步。

细节提醒

通常，这种胃灼热在分娩后会自行消失，禁止在没有经医生许可的情况下擅自服用治疗消化不良的药物。

几款补充维生素的水果餐

以下几款水果餐不仅可以帮助准妈妈补充维生素，还具有美容养颜的功效。

* 小黄瓜汁

小黄瓜洗净，切碎，按照1∶1的比例加水，用榨汁机榨成汁，以蜂蜜调服。

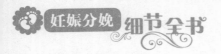

* 菠菜柳橙汁

　　菠菜用开水焯过，柳橙（带皮）、胡萝卜与苹果切碎，按照1：1的比例加水，用榨汁机榨成汁。

* 鲜奶炖木瓜雪梨

　　先将鲜奶煮热，再放入去籽去皮切成大粒的木瓜和雪梨，煮10分钟加糖即成，鲜奶和木瓜同食具有双重美白的效果，配以润心的雪梨，真是由外靓到内。

细节提醒

　　维生素剂无法代替蔬菜水果，蔬菜水果是多种维生素的集合体，而维生素制剂多是单一的。蔬菜水果中还有一些虽然不是维生素，但对人体的作用与维生素类似，如生物类黄酮、叶绿素等，所以蔬菜水果对健康的作用比维生素制剂更全面。

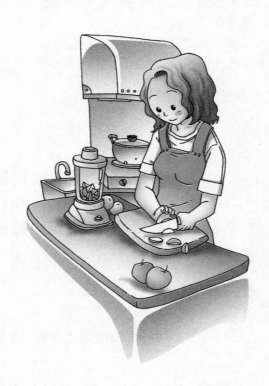

日常护理与生活细节

改变站、坐和走路姿势缓解腰酸背痛

正确的姿势可以让准妈妈感觉更为轻松，因此在孕期，不管是坐着休息，还是站着、走路，都要注意正确的姿势。

* 坐姿

坐时最好选择有靠背和扶手的硬质椅子，臀部要与椅子完全贴合，后背笔直靠在椅背上，让背部和臀部、膝盖和脚跟都呈90°，脚掌平放在地面上，头部与背部保持平直，手臂自然下垂。

* 站姿

站立时，两脚要稍微分开，与肩同宽，双腿平行，膝盖可微微弯曲，肩部略向后仰，这样可以让重心稳定，不容易疲劳，也减少了摔跤的危险。

* 走姿

走路时驼背、弯腰和低头的不良姿势会加重疲劳感和腰背的酸痛感，需要调整，调整成典型的孕妇姿势——昂首挺胸：基本姿势是上身前倾，脖子和后背伸直，肚子向前挺出，抬起头，目视前方，行走过程中则要保持上身稳定，不左右摇摆，这样已经前移的重心才能得到平衡。

缓解腰酸背痛的小动作

在孕晚期，随着准妈妈体重增加、重心前移，韧带和关节变得酥松柔软了，腰椎、胸椎、骶椎、尾椎等部位的压力增大，很多准妈妈常常感觉腰酸背痛，不过腰酸背痛是可以缓解的。

❶ 站在椅背后，双手扶椅背，双脚分开与肩同宽，慢慢吸气，踮起脚尖，将身体重量集中在手臂上，腰部挺直，下腹部紧靠椅背，慢慢呼气，放下脚跟，恢复原状。每天早晚各做5～6次。做这个运动时，要注意椅子要放稳当。

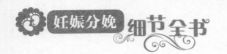

❷ 背部平倚墙壁，脚离开墙面约一尺，站稳，背部缓慢下滑，直到膝部弯曲达90°停止，再缓缓向上移。膝部变直后，再向下移，每天早晚各做5～6次。做这项运动时，需要有人在旁边守护，另外，鞋底的防滑功能要好。

❸ 平躺下，双腿弯曲，双足平放，足部与肩部用力，轻轻抬高臀部与背部，然后放低，一上一下反复运动5次为1组。每天5～6次。

❀提前准备好住院用品

待产包主要包括婴儿用品、准妈妈用品、住院办手续所需证件。

＊准妈妈用品

洗漱用品：包括牙具、梳子、小镜子、护肤霜、洗浴用品以及毛巾等。毛巾可备2～4条，分别用于擦身、清洁乳房、清洗下身、擦脚等。毛巾不要混用，最好是不同花色的，便于区分用途。

哺乳内衣：可准备2～3件，便于换洗。最好临产时买，尺寸可比当时胸围稍大些。

内裤：备4～5条，产后恶露多，需要随时更换，最好多带几条。

宽松的外衣裤以及睡衣：可准备2～3套。产妇容易出汗，建议穿吸水性好的纯棉质衣服，并勤换洗。

拖鞋、袜子：各1双。底儿不要太薄。冬天宜准备包脚后跟的棉拖，以免受凉。袜子可根据季节选择保暖性好一些的。

卫生巾、卫生纸：可自带，也可在医院购买。卫生巾一般需要准备2～4包。最好准备夜用加长型的卫生巾，或者产妇专用型卫生巾。卫生纸建议准备长卷的卫生纸，而不是普通的小卷纸。

食物与餐具：可带红糖、巧克力等食品。巧克力可用于生产时增加体力，红糖用于产后补血。另准备好饭盒、筷子等餐具。最好备一个有弯曲形状的水杯，准妈妈可以直接躺着喝水、喝汤。

＊宝宝用品

奶粉1小桶：如果妈妈没有奶，或者不适宜喂奶，就可以直接冲奶粉给宝宝喝了。

奶瓶2个：一个用来喂奶，一个用来喂水。

奶瓶刷、消毒锅：用来清洗奶瓶。如果没有准备，可用开水给奶瓶消毒。

尿不湿1包：如果医院给宝宝准备了纸尿裤，可不带。也可自行准备尿布。

小毛巾至少2条：宝宝吃奶、吐奶时可使用。

包被1条：出院时使用。

婴儿衣服1套：根据出生季节准备。

湿巾或卫生纸：给宝宝擦屁股用。

不必携带宝宝的洗护用品，医院会每天给宝宝做洗护。

办住院手续要用到的东西包括母子健康档案（或围产保健手册）、医保卡、准生证、夫妻双方身份证和户口本。住院押金可事先咨询医院，大约准备5000元的现金备用。

可以准备一个音乐播放器，预先存好准妈妈喜欢的音乐，或者可以舒缓情绪的音乐，给准妈妈听。

带好手机和充电器，以便在第一时间将宝宝出生的喜讯告知亲朋好友。如果想用镜头记录刚出生的宝宝的珍贵画面，请携带好录像机、摄影机等。

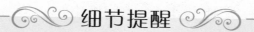

细节提醒

有的医院里会提供一部分准妈妈和胎宝宝的用品，事先打听好，不提供的再自己带齐。

❀ 其他产前准备

* 确定好去医院的路线和车

车是否已经准备好了，是否随时都能用，路线是否计划好了，是否有备用的路线，是否计算好了交通高峰期从你家到医院需要多久时间……为了方便临时叫车，可将约好的车主电话、医院电话以及路线图放在家中的固定位置，随时可用。车子最好也有备选，以防该车主临时

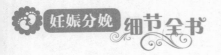
有事不便出行。

* 做好生活工作安排

　　如果准妈妈此前一直坚持上班，那现在也应该仔细考虑安排好工作交接了，并及时跟上司说明自己的情况，以备在突发情况下可以随时休假。最后临产的阶段最好身边能有人陪伴，一旦有紧急情况，陪伴者能做到冷静处理。还应事先安排好月子里由谁来照顾产后的妈妈，并帮忙带小宝宝。

* 陪护人和准妈妈应熟知临产征兆

　　明确自己已经掌握临产的征兆，知道什么样的情况下不必急着去医院，什么样的情况必须马上去医院。去医院前是否需要跟医生打电话确认一下，如果你指定的分娩医生休假，是否有联系方式能及时找到。

* 陪护者应做好心理准备

　　在家中陪护准妈妈的人要确保自己能在阵痛开始后仍保持冷静，有条不紊地将一应事宜安排好，先做什么后做什么都心中有数。即使到时候心里特别慌张，也能保证尽量不表露出来，以免增加准妈妈心理压力。还要在准妈妈阵痛期间给予她安抚和支持，帮助她度过阵痛期。

"日光浴"对身体有好处

　　怀孕晚期，腹中胎宝宝需要生长，因此从母体摄取的钙质和其他营养越来越多，如果母体的供给跟不上，准妈妈自己便很容易出现牙齿松动、指甲变薄变软、梦中盗汗及小腿抽筋现象。一般人都认为补钙只要摄入高质量的游离钙即可，殊不知，维生素D及维生素E也是钙质吸收的重要条件，一旦缺乏，摄入人体的钙质将有90%随尿排出。

　　保证充足的光照是自身产生维生素D的重要条件。注意，这种光必须是天然的"补钙剂"——阳光。

　　所以准妈妈在有阳光的日子，最好每天能出去晒一晒，上班族准妈妈在办公室也可以推开玻璃享受"日光浴"，若准妈妈所在的办公室处于背阴面，又不能调换到向阳面的办公室里去，可在有阳光的时候，趁午休时分走到阳台或广场上去晒晒太阳。

❧身体允许，可坚持工作到产前

准妈妈孕期坚持上班是很有好处的，除非准妈妈身体条件不允许。

＊孕期坚持上班可以缓解妊娠反应

上班族准妈妈因为有良好的工作生活习惯，妊娠反应也会有所减轻，而集中精力工作是缓解妊娠反应的一种有效办法。

＊孕期坚持上班可以减少"致畸幻想"

由于妊娠反应和体质的变化，准妈妈在兴奋之余，也许会感到心情焦躁，会有一些担心，不知宝宝是否健康？一部分抑郁或敏感气质的女性，越临近生产的时候越可能产生"致畸幻想"，担心宝宝生下来兔唇、斜颈或长六根手指等，而这种担心在一个人独处时会明显加重，而忙碌会冲淡这种担忧。

＊孕期坚持上班有利于准妈妈保持良好心态

孕期坚持工作能使准妈妈保留原来的社交圈，同时准妈妈也会发现，不论是原先争强好胜的同事，还是比较难缠的客户，这一阶段，都很少对一位"大肚婆"吹毛求疵。众人态度的友善，将对准妈妈保持乐观情绪十分有益。

＊孕期坚持上班可以促进胃肠蠕动，减少便秘发生

准妈妈因为生理原因，胃肠蠕动减弱，如果没有外出工作的动力，人会变懒，而"懒惰不思动"，活动减少，则更易出现消化机能降低，将导致体重激增和便秘发生，同样也不利于胎宝宝发育和分娩。

＊孕期坚持上班有利于分娩，易于产后恢复

孕期坚持上班，有利于拓展女性的骨盆、增强腹部与腿部的韧劲，易于保持体重和体形，另外，职场生活的艰辛使职场孕妇可以更加坦然地面对分娩时肉体上的疼痛与心理上的巨大压力，利于分娩，而且经常活动的准妈妈其产后恢复也相对较快。

❧布置婴儿房时，应注意照明设计

不少准妈妈准爸爸已经陆续为胎宝宝购置了很多物品，有的家庭已经开始着手设计布置婴儿房。

婴儿房最重要的就是照明，合适、充足的照明能让婴儿的房间温暖

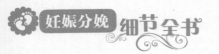

而有安全感，有助于消除婴儿初生时天生的恐惧感。

婴儿房的照明最好采用多光源组合设计，将天花顶的吸顶灯、壁灯和台灯组合起来，顶棚的照明灯要亮，壁灯和台灯则要柔和，不要刺激婴儿的眼睛。

顶灯最好多设置几个低瓦数的小射灯，角度可任意调转，最好将射灯的灯光打在墙面上，不直接对准婴儿的眼睛。

灯具可以选择造型卡通的款式，这样可以增加婴儿房的童趣，让孩子从小就在童话世界中生活。可以购买一些花朵、星星、月亮造型的塑料壁挂灯，灯面上有密密的细孔，令灯光可以分散且自然地为婴儿房提供照明，这类卡通塑料灯造型可爱而且价格不贵。

细节提醒

婴儿房的全面照明度要高，但要确保不刺激婴儿的视力。

分娩前的准备工作

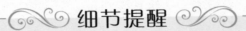

孕9月做产检时，医生一般会建议准妈妈开始着手进行分娩前的准备工作。

分娩前的准备工作包括以下几点：

❶ 心理准备。准妈妈要以轻松的、顺其自然的心理状态，有准备地迎接分娩。

❷ 知识准备。克服对分娩的恐惧心理，一个最好的办法是让准妈妈自己了解分娩的全过程以及可能出现的各种情况，对准妈妈进行分娩前的有关训练。

❸ 做好分娩地点的选择及物品准备。尽量去医疗设施好、服务水平高的医院待产。如果在家中分娩，首先联系好接生医生，要准备好临时产房的照明及取暖设备，以及分娩所需的各种物质准备等。

细节提醒

正常情况下，准妈妈不宜提早入院待产，如果准妈妈入院后较长时间不临产，会有一种紧迫感，尤其是当看到后入院者已经分娩时，会感到着急。当然，准妈妈临产时身在医院是最保险的办法。

❀ 准妈妈不宜使用卫生护垫

＊ 不宜使用卫生护垫

很多医生都不推荐女性使用卫生护垫，主要原因是卫生护垫虽然吸水性较强，但是绝大多数卫生护垫都含有胶质等材料，所以透气性很差，潮湿后不易干燥，因而细菌很容易在上面滋生。由于女性私密部位与卫生护垫是直接接触的，因此，污染的护垫很容易引发阴道炎。

怀孕期间，由于特殊的身体变化，准妈妈患霉菌等妇科炎症的概率比平时要高，如果再经常使用不透气的卫生护垫，更容易引起阴道炎症，从而对胎宝宝和自身造成伤害。

所以，准妈妈怀孕期间不宜使用卫生护垫，更不要使用一些带香味添加剂的护垫。

＊ 卫生护垫代替日常清洁不可取

准妈妈平时应该保持内衣裤清洁透气，怀孕期间，应该比往常更加注重外阴部位的清洁和透气。

准妈妈最好每天用温和的温水清洁外阴，尽量少用一些阴道洗液。

选择透气性好的棉质内裤，并勤洗勤更换。清洗内衣裤时，最好使用相对温和的洗衣皂，洗净后的衣物要在阳光下晾晒。

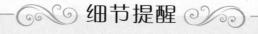

细节提醒

怀孕期间准妈妈阴道分泌物增多是十分正常的现象，没有出现病变的情况下，只要保证日常清洁，不用太过在意。

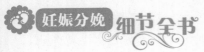

完美胎教细节

 音乐胎教：名曲《嬉戏曲》

嬉戏曲是18世纪作曲家用以指称一种两拍子的快速、活泼的乐章，是一种快而匀速的舞曲风格的乐曲。巴赫的《嬉戏曲》与莫扎特的《嬉戏曲》在西洋古典乐同名曲子中是最为有名的两首。

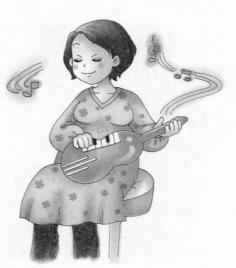

✳ 巴赫的《嬉戏曲》

这首嬉戏曲（Badinerie）是《b小调第二管弦乐组曲》的一部分，这是一段非常有名的旋律，明快、轻巧的演奏表现出生动、活泼的情绪，滞缓的弦乐在低音区与之呼应，使乐曲显得诙谐而轻快，仿佛一群儿童在一起欢乐地嬉戏。

✳ "过时"的巴赫音乐

约翰·塞巴斯蒂安·巴赫（J.S.Bach），德国音乐家，被称为"西方音乐之父"，但他去世后的半个世纪里，他的音乐除了海顿、莫扎特和贝多芬等极为欣赏外，被舆论广泛评之为"过时"，并不受大众的欢迎。不过，这并没有让巴赫停止谱曲，因为这些音乐是"为了使心情愉快而写"，他也曾为妻子和孩子谱写过很多美好的乐曲。1800年以后，人们对巴赫乐曲重新产生了浓厚的兴趣，巴赫开始声名鹊起。

细节提醒

孕晚期听轻松的音乐，有益于准妈妈情绪欢快，对胎宝宝有好处。

❀艺术胎教：电影《我的邻居山田君》 ·····················•

中英文名：我的邻居山田君/Tonari No Yamada Kun

地区时间：日本/1997年

影片类型：喜剧/家庭

影片时长：103分钟

内容简介：

山田一家有五口人：上班族的爸爸、家庭主妇的妈妈、睿智的外婆以及哥哥和小妹妹。五个人五种不同的性格，于是在普通的生活中上演了一幕幕有趣又动人的故事。爸爸山田先生是一个表面上具有家长威严却常因小事而有小哀伤的普通职员；妈妈山田太太则是一个勤劳、活泼又有点粗心的家庭主妇；儿子阿德刚刚进入青春期，学习一般；女儿野野子则是个天真的幼儿园小朋友；最年长的外婆则是家里最酷的一个人，常常对事情发表一针见血的点评。一天，全家人去商场购物，结果在返程的时候不小心把最小的孩子野野子弄丢了……

﹡影片简析

这部影片风格轻松，不少喜剧场面令人哈哈大笑。

使用充满创意的"水彩动画"表现的故事画面更是让人从头到尾都体验了一种实实在在的美好与温暖。

细腻诙谐如小溪般轻灵透明的钢琴曲也是值得静静品味的主要元素。

影片中所描绘的山田一家的生活，其实就是众多日本普通家庭生活的缩影。通过有趣、平凡的生活事件的描绘，观众可从中发现无数曾经发生或者正发生在自己身上的事情。导演用一个个有趣的小故事为人们揭示了生活的真谛，在说说笑笑中让人对命运的起伏释怀，发现平实生活的美好的一面。

﹎﹎﹎ ❀ 细节提醒 ❀ ﹎﹎﹎

边看影片边跟准爸爸讨论展望一下宝宝长大的样子吧，现在政策放开，允许单独二胎，计划再生一个宝贝的准爸妈可以提前感受下生活中这样的温馨、欢乐还有小忧伤。

本月异常现象

❀ 心慌气短

妊娠晚期，准妈妈全身的血容量比未孕时增加40%～50%，心率每分钟增加10～15次，心脏的排出量增加了25%～30%，也就是说心脏的工作量比未孕时明显加大。另外，妊娠晚期由于子宫体增大，使膈肌上升推挤心脏向左上方移位，再加上准妈妈体重的增加，新陈代谢的旺盛，更加重了心脏的负担，机体必须增加心率及心搏量来完成超额的工作。通过加深加快呼吸来增加肺的通气量，以获取更多的氧气和排出更多的二氧化碳。正常的心脏有一定的储备力，可以胜任所增加的负担。

因此，准妈妈一旦发生心慌气短，不必惊慌，休息一会儿即可缓解，也可侧卧静睡一会儿，注意不要仰卧，以防发生仰卧位低血压。

细节提醒

若是妊娠前无心脏病史，在妊娠最后3个月发生心慌气短，休息后不能缓解，准妈妈则应考虑围产期心肌病的可能。围产期心肌病的心慌气短主要发生于夜间，半夜常因胸闷不能入眠而坐起呼吸，或者经常感到胸痛而与用力无关，此时准妈妈应及时去请教医生。

❀ 尿频再度来袭

到了孕晚期，随着胎宝宝的快速增长，准妈妈的子宫受到的压力也越来越大。日渐膨胀的子宫开始压迫邻近的膀胱，造成膀胱储尿量的下降，于是准妈妈会发现，孕早期的尿频似乎再次回来了。原先一天只要上4次厕所，现在居然1小时不到就要上一次。

解决尿频需要少吃利尿食物，多做会阴收缩锻炼等，不能为了解决尿频问题就不喝水，这样反而会使身体缺水，从而出现更多的健康问题，如引发孕期另一个令人头痛的问题——便秘。

＊对付尿频有办法

❶ 平时适量补充水分，不要一次喝过多的水，临睡前1～2小时不要喝水。

❷ 少吃西瓜、冬瓜等利尿食物，但有妊娠糖尿病的准妈妈除外。

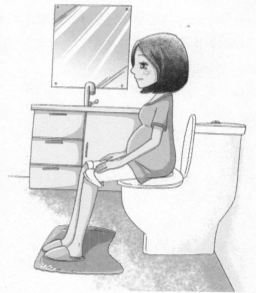

❸ 有了尿意要及时排尿，不要因为不好意思或工作繁忙而憋尿，否则容易造成尿潴留。

❹ 多做会阴收缩锻炼，加强骨盆底肌肉的弹性和力量，能有效控制排尿，并可减少生产时产道的撕裂伤。

❺ 外出时使用卫生巾或护垫，以防找不到厕所时出现尿失禁的情况。

❻ 有些准妈妈不仅会出现尿频的症状，还可能会出现尿失禁的症状。如果确定是尿失禁，准妈妈可以使用成人尿不湿解除尴尬。

＊有些尿频是疾病信号

泌尿系统感染有时也会表现为尿频，如尿路结石或有异物时就会出现尿频；膀胱内有炎症时，神经感受阈值降低，尿意中枢系统处于兴奋状态，也会发生尿频。因此，如果你的孕早期结束后还是尿频，或者尿频的同时伴有尿急、尿痛、尿液浑浊，则是异常现象，应及时就医，以防炎症上行引起肾盂肾炎。

细节提醒

　　每次排尿后要用消毒卫生纸擦干阴部，避免尿液残留引起细菌感染，还要每日用温水清洗阴部，并更换内裤。

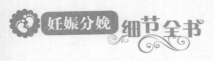

❀产前焦虑

没有生产经验、害怕疼痛、担心胎宝宝畸形、身体不适等，这些因素都会使准妈妈产生焦虑的心理。

调查显示，约有98%的准妈妈在妊娠晚期会产生焦虑心理，有些准妈妈善于调节自己的情绪，会使焦虑心理减轻，有些准妈妈不善于调节，心理焦虑会越来越重。

＊产前焦虑的影响

准妈妈产前焦虑会对自身及胎宝宝造成直接的影响：

❶ 产前严重焦虑的准妈妈剖宫产及阴道助产率比正常准妈妈高一倍。

❷ 严重焦虑的准妈妈常伴有恶性妊娠呕吐，并可导致早产、流产的情况。

❸ 准妈妈的心理状态会直接影响到分娩过程和胎宝宝状况，比如易造成产程延长，新生儿窒息，产后易发生围产期并发症等。

❹ 焦虑会使准妈妈肾上腺素分泌增加，导致代谢性酸中毒，引起胎宝宝宫内缺氧。

❺ 焦虑还可引起植物神经紊乱，导致产时宫缩无力造成难产。由于焦虑，得不到充分的休息和营养，准妈妈生产时会造成滞产。

＊怎样减轻产前焦虑

❶ 纠正对生产的不正确认识。

生育能力是准妈妈与生俱来的能力，生产也是正常的生理现象，绝大多数准妈妈都能顺利自然地完成，如存在一些胎位不正、骨盆狭窄等问题，现代的医疗技术也能顺利地采取剖宫产的方式将胎宝宝取出，最大限度地保证母婴安全。

❷ 学习有关知识，增加对自身的了解，增强生育健康宝宝的自信心。

❸ 有产前并发症的准妈妈也不要担心，要与医生保持密切联系，积极治疗，保持良好情绪。

❹ 临产前做一些有利健康的活动，如绘画、散步等，不要闭门在家，整日躺在床上胡思乱想。

❺ 多和有经验的准妈妈们交流，讨教经验。

Part 10

孕10月：娩出Baby

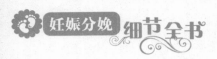

胎宝宝的生长发育细节

怀孕37周

这一周，胎宝宝就是足月儿了，这意味着他已经发育完全，大脑内部的神经纤维也基本上发育成熟。

胎宝宝的皮肤还是有点薄，呈现出淡淡的红色，皮下脂肪真是尽职尽责，将皮肤撑得鼓鼓的，表面的褶皱已经消失，胎宝宝看起来又胖又圆，煞是可爱。

许多胎宝宝这时候的脑袋已经长满了头发，但也有一些胎宝宝出生时几乎没有头发，或者只有淡淡的绒毛，不必纠结于头发的颜色或疏密，因为这个时候的头发情况并不决定出生后的情况，日后随着营养的补充，他的头发会自然变得浓密光亮。

细节提醒

最后1个月应每周去医院检查一次，以便随时掌握胎宝宝的变化，保证安全。

怀孕38周

这一周，胎宝宝的器官已经完全发育，并各就其位，他的肺部和大脑已经足以发挥功能了，但是它们还将在出生后继续发育，直至成熟。

胎宝宝本身的免疫系统已经建立，不过还不十分成熟，为了

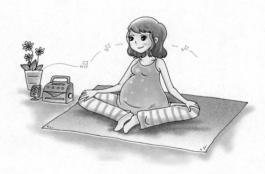

补偿这种不足，胎宝宝可以通过胎盘和哺乳接受来自母亲的抗体，从而抵御一些像流行性感冒等感染。

此时，胎宝宝的抓握已经很有力了，在他出生之后，如果你用手指碰触他的小手，他很快就会紧紧地抓住。

细节提醒

要注意观察分娩征兆，因为宝宝可能随时都会出生，但也不要整日被此事困扰。如果准妈妈需要一位导乐助产或进行无痛分娩，提前跟医院联系、协调。

✿怀孕39周

尽管胎宝宝的外形现在已经足够圆润了，但他的脂肪层还在加厚，每天大概还会增加14克，足够厚的脂肪层可以帮助他在出生后控制体温。

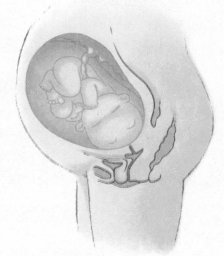

由于皮下脂肪的增厚，胎宝宝皮肤的颜色开始从粉红色变成白色或蓝红色，胎宝宝的外层皮肤可能正在脱落，取而代之的是里面新的一层皮肤，皮肤看上去越来越光滑了，胎毛正在消失，若胎毛保存到出生，多会出现在他的肩部、前额和颈部。

如果一切顺利，胎宝宝的头部已经固定在骨盆中了，不要担心，这并不是说他的头被生生卡住了，除了不能退回子宫，他其实还是可以自由地左右摆动脑袋的，他的头很软，头骨没有完全固化，在分娩时，头会在产道中挤压成锥形，造物主很神奇，让胎宝宝用这样聪明的方法降临人世，而不会影响他的头形，出生后几天内，宝宝的头部就能自然地恢复成圆形。

接下来的一段时间里，胎宝宝将会继续从血液和羊水里吸取生存最重要的物质——抗体，它能够为胎宝宝提供免疫力来对抗许多疾病，出生后，宝宝继续通过乳汁来获取抗体。

细节提醒

越是临近分娩，越是要注意休息，保持足够的睡眠，只要感到累就要休息一下，不要硬撑。

怀孕40周

现在，胎宝宝的腹部可能比头部稍微大些，脂肪的比例非常大，占全部体重的15%左右，身体内的所有器官和系统都已发育成熟，随时可以出生了。他在等待着呼吸第一口空气，当他出生后第一次呼吸时，会激发心脏和动脉的结构迅速产生变化，从而使血液输送到肺部。宝宝出生后的第一声啼哭通常都是没有眼泪的，因为他的泪腺功能还没有被开发，这种情况会持续2~3周。

这一周，胎盘的使命即将结束，开始慢慢老化，但是你不要太担心，宝宝一天不出生，养料仍然会不停地通过胎盘运送过来，胎宝宝娩出后，胎盘的使命就完成了，随后也会自行娩出。

与此同时，胎宝宝所处的羊水环境也有所变化，原来清澈透明的羊水变得浑浊，渐渐成了乳白色的液体了。

细节提醒

大多数的胎宝宝都将在这一周诞生，但提前两周或推迟两周也都是正常的，如果这一周宝宝仍然没有出生，需要如约产检，考虑到胎宝宝的健康，医生可能会建议你引产，因为胎宝宝超过预产期两周后才分娩的话，会增加母子患上各种并发症的概率。

准妈妈的身体变化细节

❀宫缩频繁

现在，宫缩比从前更加频繁，如果没有破水、见红这样的症状，这可能只是"演练性"宫缩，也就是说，并不是临产宫缩，假性宫缩时，准妈妈会感觉子宫收缩变硬，持续大约30秒钟后再松弛下来，这种收缩感觉不到疼痛，但频繁的宫缩会稍有不舒适的感觉，当正常宫缩时断时续进行一整天或一整晚后，临产宫缩可能就来临了，要做好分娩的准备。

有的准妈妈会在此期出现没有规律的阵痛，只要稍加运动，阵痛就会消失，临产前阵痛有规律性，其规律性可能由20分钟痛一次，渐渐变为15分钟，甚至到8分钟或6分钟痛一次，而疼痛的时间会越来越长，且不论用任何方式都无法缓解，准妈妈都要注意区分。

当分娩阵痛来临时，准妈妈最好先平躺，并用手表或时钟测量阵痛的间隔时间，一旦发现阵痛为6分钟或8分钟痛一次时，就应准备前往医院待产。

细节提醒

在阵痛期间，准妈妈可能会出现恶心和呕吐等症状，饮食上可以偏向清淡好消化的食物，你可能更容易口渴，所以随时要喝点白开水。

❀指尖发麻

很多准妈妈现在会感觉指尖发麻，如果把手放在头下面2分钟，手指尖就会麻麻的。有时候打电话，如果一只手拿电话超过5分钟，手也会麻麻的，有的准妈妈从怀孕8个月开始就有这种感觉了。

在人的手腕的屈侧，有一个由腕骨和韧带形成的腕管，腕管内有9条肌腱及正中神经通过。正常情况下，滑膜分泌适量润滑液，使肌腱在鞘内正常滑动。怀孕晚期，由于雌激素、孕激素的不断增加，滑膜分泌量亦随之增多，使每条肌腱的腱鞘变粗，体积增加。另外，腕管内有丰富的毛细血管分布，孕晚期这些血管及淋巴组织有大量液体渗出。还有，腕管与前臂和手掌是相通的，孕晚期全身水肿及组织压升高时，必然会影响到相通的腕管。当腕管内压力增加时，就会压迫正中神经出现症状：手部麻木、疼痛及握力下降等，症状在夜间会加重。

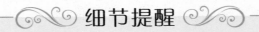

细节提醒

这种症状一般分娩后不用治疗也会自然缓解，准妈妈不用过于担心。

胎宝宝好像要掉出来

离分娩越来越近了，准妈妈常常会有一种要生了的感觉，比如感觉到突出的肚子逐渐下坠，下腹部有坠胀感，这是因为胎宝宝的头部下降，牵拉了宫颈，所以让准妈妈觉得胎宝宝好像就要掉出来了似的。

这个时候，准妈妈通常可以感觉到胎宝宝做好了一切出生的准备，准妈妈腹部的皮肤处于紧绷的状态，并有可能产生瘙痒的感觉，整个身体都充盈着一种饱满的感觉。

见红

分娩前24～48小时，准妈妈一般会发生分娩前的"见红"，具体特征是从阴道排出少量血性黏液，不过，见红也可能持续几天，每天有少许排出，也可能一下子突然见红。如果见红量较多，超过平时月经量，不要犹豫，立即与医院联系，及时去医院待产。

需要了解的常识

🎀开始每周做一次产检

从现在开始，产检的主要任务是密切监视胎宝宝在宫内的状况，包括胎心监护、胎位检查等。如果发现胎宝宝宫内窘迫等异常，医生会要求准妈妈及时终止妊娠。之前检查骨盆有异常的准妈妈在这一阶段还会进行骨盆的复查。如果骨盆一直为漏斗骨盆，可能无法自然分娩，需要准备剖宫产。另外，出现了较严重的妊娠综合征症状的准妈妈，如果继续妊娠风险较大的，医生可能会建议引产，保护母子平安。

另外，这段时间一般都会再安排一次B超检查，B超可以让医生更加明了最终的分娩时间。

🎀每周做一次胎心监护

正常情况下，孕36周后开始每周到医院做一次胎心监护，如果有妊娠并发症，可提前到孕28～30周开始做。

胎心监护是胎心胎动宫缩图的简称，是通过信号描记瞬间的胎心变化所形成的监护图形的曲线，可以了解胎动时、宫缩时胎心的反应，以推测胎宝宝宫内有无缺氧。胎心监护是正确评估胎宝宝宫内情况的重要检测手段。

* 胎心监护的过程

胎心监护一般会持续进行约20分钟的监测，如果胎心音每分钟在120～160次，或胎动20分钟3次以上，就说明胎宝宝基本正常，没有缺氧现象。

* 准妈妈要注意

❶ 选择一天当中胎动最频繁的时间去做胎心监护，避免不必要的重复。

❷ 做胎心监护前适当吃点东西，保持体力，以维持正常胎动。

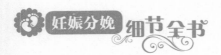

❸ 如果监护过程中胎宝宝变得不爱动了，那很有可能是睡着了，你可以轻拍腹部将他唤醒。

细节提醒

如果一次胎心监护的结果不理想，可以适当延长时间，或者吸一下氧后再做一次。

❖ 真实的产痛

胎宝宝的小脑袋越向下坠，给子宫口的压力越大，分娩的疼痛就越剧烈。不过，当疼痛达到一定程度时，身体会分泌出一种能减少痛感的激素，所以，不少产妇在后来会觉得疼得不那么难以忍受了。

＊产痛的感觉

痛：宫缩的时候会扯动韧带、肌肉，这会让你感觉到一种拉扯的痛感，主要集中在腹部，从上腹部逐渐向下腹部转移，有的会延伸到背部、腰部。如果你有痛经的经历，那么这种痛跟痛经很像。

憋胀：有很多的女性体会过月经来前腹部、腰部憋胀的感觉，有很多准妈妈在分娩时感觉到的阵痛不是痛，而更多的是这种憋胀。

酸：还有一些准妈妈在分娩的时候会感觉全身发酸，酸得怎么样都不舒服。

以上三种感觉都让你不那么舒适，但也不是难受到无法忍受。

＊各人对产痛的感受并不一样

每个准妈妈对产痛的感受都是不一样的。这种个体差异跟准妈妈的心理素质、对疼痛的耐受能力、当时的心理状态等都有关系。坚强、耐力好、理智的准妈妈感觉就不会那么痛；而心里越紧张、恐惧，对疼痛的感觉也会越强烈。

＊产痛也有规律

产痛并不是持续的，而且有规律可循。一般是痛一下，最多不超过1分半钟，然后突然消失得无影无踪，就像从不曾痛过一样，中间你就可以休息一下。隔一段时间痛1分半钟，并不是很严重。

产痛是逐渐加剧的，下次可能比这次更痛一些，但是没有很大的差别，这样你就有了适应、习惯这种疼痛的过程，如果你注意学习、总结，在下次阵痛来的时候你就知道怎么应对了，自己可以把握的感觉也能让你放松一些。

细节提醒

怀孕生产都是平常的事情，大部分女性都会经历，准妈妈要相信自己，相信医生，一定会顺利渡过生产这关。

❀分娩的疼痛更多的是主观感受

有的准妈妈形容自己分娩时的感觉，会说："女人生孩子就像是人生中'小死'了一场一样，想想就觉得无法忍受。但是也有的产妇发现自己分娩时并没有那么疼痛，只是一阵腹部和腰部的胀痛不适，忍耐一下就轻松生下了宝宝。"

分娩的疼痛究竟有多痛呢，竟然让有的准妈妈望而却步，有的准妈妈却视之无物？

其实，疼痛是一种很主观的感受，分娩的疼痛有很大一部分是来自恐惧心理，心理负担越重，就越害怕疼痛，而且会把疼痛放得越大。

一些心理情绪如紧张、焦虑、恐惧等会引起体内一系列神经内分泌反应，使疼痛加剧，因此有的妈妈觉得生产达到"痛不欲生"的地步，与心理因素的关系很大。

分娩是一件自然而然的过程，是瓜熟蒂落，所以准妈妈要相信自然的力量，相信自己和胎宝宝，不要因此而心生恐惧，进而影响到情绪，害怕怀孕，害怕生产，使得自己还未到预产期时就已经怕得不得了，紧张得不得了，既影响了身体对分娩所做的准备，也影响了胎宝宝的成长。

细节提醒

如果你所在的医院有无痛分娩技术，而你的疼痛耐受力又比较低，就可以试试无痛分娩。

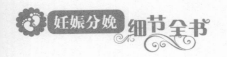

导乐在分娩过程中的作用

导乐一般是从有过生育经验的助产士、产科医生里选拔，并经过正规培训的。这些人一般具有以下几个特点：

❶ 具备一定的分娩知识，在分娩时一旦有突发事件能及时处理。

❷ 性格较好，与人交往时能做到轻声细语、动作轻柔、态度和谐，能让人产生亲切感和依赖感。

❸ 富有同情心、责任心和爱心，能充分体谅产妇和其家人的心情，及时给予支持和安抚。

❹ 心理素质良好，能冷静面对产妇的各种情况，并有支持和帮助产妇渡过难关的能力。

当有这样一个人陪你分娩的时候，你的心里是不是更稳定、更安宁呢？

* 导乐会做些什么

目前，在我国的医院里，导乐是从临产开始到产后2小时这段时间服务，几乎是全程陪伴的，所起到的作用是实际而有效的。

❶ 缓解紧张情绪。绝大多数的产妇精神都紧张，希望有人在身边陪伴，这时候导乐比家人更适合，她知道怎么让你放松下来，而陪产的家属可能比产妇还紧张，这时候导乐还会同时安抚家属，使家属的紧张情绪不会影响产妇。

❷ 专业指导。导乐拥有丰富的孕产知识和临床经验，能够在不同的阶段给你提供有效的方法和建议，促进产程。这些指导对减少产时和产后出血以及术后并发症也都有效。

❸ 减少风险。导乐分娩不用药物、不用器械，本身就是最安全的方式，而且可以减少其他风险。据统计，有导乐助产的分娩可使顺转剖的剖宫产率下降50%，使产程缩短25%，需要静脉滴注催产素的概率减少40%，需要镇痛药物概率减少30%，产钳使用概率减少40%。

❹ 产后指导。产后，导乐会指导你伤口修补、母乳喂养和科学育儿，所传授的也都是你急需要的知识。

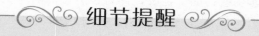

在分娩的紧要关头，准妈妈很容易就会忘掉分娩知识，如果此时有个导乐在身边，就可以随时提醒准妈妈怎样放松、怎样呼吸和用力了。如果你所在的医院或地区有导乐，不妨请一个。

难产的发生概率非常低

难产是个医学用语，有一定的医学指征，和普通人嘴里说的难产是有区别的。实际上难产发生的概率并不高，现代的医疗条件与技术又十分成熟，因"难产"而引起的意外事故也很少。不少准妈妈之所以畏惧"难产"二字，大多是因为对难产有着误解。

* 难产并没有那么可怕

医学上认为的难产有的产前就可以预知，有的虽然出现在分娩时，但也是可控的。产前可预知的难产情形包括骨盆结构异常、胎位不正、多胎、连体胎宝宝、巨大儿等。存在这些难产因素，就可以直接选择剖宫产，发生危险的概率很小。

在产程中才发现的难产包括胎头旋转异常、宫缩乏力、宫缩过强、胎盘早剥等几种情形，都在医生的监控之中，一旦出现异常就会迅速采取措施，所以也不会出现意外。

如果胎头旋转异常，医生会协助胎宝宝改变位置；如果宫缩乏力，根据乏力出现的时间，医生会选择打催产素增加产力或者打镇静剂让准妈妈睡一觉恢复产力，如果实在不行也会进行剖宫；如果宫缩过强，医生会准备发生急产的措施，尽量让产伤少些；一旦胎心不良，医生马上就会安排剖宫产。

* 人为造成的难产才是最麻烦的

分娩的时候，阵痛是难免的，而且有些准妈妈的产程比较长，经历阵痛折磨时间也就比较长，而且有些人对疼痛的耐受力特别差，这时候准妈妈和家人就会错误地认为是难产了，准妈妈要求剖宫产，家人立刻响应，于是顺产转成了剖宫产。这时候，自己和家人就更加认定了就是难产，其实还远远没达到那个程度，而且没有任何难产的医学指征。

宫缩乏力和宫缩过强也有部分是人为导致的，准妈妈阵痛时哭喊、挣扎耗费了大量的精力就会造成宫缩乏力，宫缩过强则是因为准妈妈想人为地加快产程而要求大夫使用催产素而导致的，结果都有可能导致不能自然分娩。

细节提醒

无论何种情况，准妈妈和胎宝宝都在医生的监护之中，都是安全的，不会发生重大意外，没必要担心。

❀临产的三大征兆

＊征兆一：见红

分娩前24～28小时内，子宫颈口开始活动，子宫颈内口附近的胎膜与该处的子宫壁分离，毛细血管破裂，经阴道排出少量血，与宫颈管内的黏液相混而排出，这种阴道流出的血性黏液便是俗称的"见红"。

见红是分娩即将开始的一个征兆。准妈妈在预产期已到，并且已有不规律宫缩的时候，应及时发现这种征兆。若发现靠阴道口的内裤处有潮湿不适的感觉时，应立即查看内裤上有否血性分泌物，如有应立刻去医院，以防不测。

＊征兆二：破水

临近分娩时子宫收缩加强，子宫腔内压力增高，使得羊膜囊破裂，囊内清亮淡黄的羊水流出。一般破水后很快就要分娩了，这时立即让准妈妈取平卧姿势送往医院分娩，千万不要直立或坐起，以免脐带脱垂，造成严重后果。

＊征兆三：阵痛

一般在临产前2周左右，准妈妈会出现不规则的肚子发紧和疼痛的感觉，这是子宫收缩。这种子宫收缩不规则，一般不超过半分钟，休息后可以减轻或停止，这称为假临产。假性阵痛多为子宫压力太大导致，有时候是因为胎宝宝踢动所致。

如果腹痛逐渐增强，持续时间延长，间隔时间越来越短，腹痛一阵紧过一阵，就预示着快临产了。真性阵痛很有规律，开始可以是10分钟痛一次，后来越来越密集，最后可能3～4分钟痛1次，开始时持续时间可为10～30秒，随后逐渐延长，可延长至30～60秒。阵痛不会因为休息或活动而停止，只会越来越痛。阵痛的部位遍及整个子宫。此时，宫缩和阵痛的节奏一致，宫缩开始时，即腹部发硬时，阵痛开始，阵痛停止时，宫缩也停止，腹部重又变软。真性阵痛后11～12小时就会分娩，有过生产经历的准妈妈会早3～4小时。

细节提醒

进入待产室前，护士会为准妈妈做"备皮"，即在肚子和大腿上部涂上肥皂液，然后剃除那些部位的体毛，为了方便，护士通常会要求准妈妈脱掉裤子，直至手术完成。

需要重视的其他临产征兆

* 分泌物增加

原本塞住子宫颈口的黏性分泌物，由于子宫颈变薄、变软、变大，不能再起到原有的作用了，就会流出阴道，所以临产前分泌物会较大量地增加。

* 肚子下降

肚子最高点下移，并且下方变得比较大。

* 大腿根部疼痛

临产前，为了方便胎宝宝通过，左右耻骨的连接部位会变得松弛，准妈妈会感觉到大腿根部疼痛。

* 轻松感

临产前1～2周，胎宝宝入盆，子宫底部降低，准妈妈会感觉到上腹

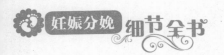

部比较舒适，呼吸也较轻快，食量增大。

* 小腹不适

胎宝宝入盆，准妈妈膀胱、直肠等组织的压力增大，所以小腹感觉坠胀，令尿频、漏尿现象加重。

* 便意感

子宫收缩时，准妈妈的直肠受到较大压力，出现强烈便意。此时应深呼吸哈气，不要用力，尽快到医院检查，切勿用力上厕所。

* 感觉胎宝宝要掉出

准妈妈如果感觉到胎宝宝好像要掉下来一样，这说明胎宝宝头部已经沉入骨盆。这种情况多发生在分娩前的一周或数小时。

什么时候去医院待产

一般情况下，出现临产征兆后，尤其是当阵痛很规律的时候再入院是比较稳妥的做法。有以下情况的准妈妈需要提前入院。

❶ 如果准妈妈患有心脏病、肺结核、高血压、重度贫血等，应提前住院，由医生周密监护。

❷ 骨盆及产道有明显异常，不能经阴道分娩的准妈妈或者胎位不正，如臀位、横位以及多胎妊娠，可选择一个适合的时机入院进行剖宫产。

❸ 中、重度妊娠高血压综合征，或突然出现头痛、眼花、恶心呕吐、胸闷或抽搐，应立即住院，控制病情，病情稳定后适时分娩。

❹ 有急产史的准妈妈，应提前入院，以防再次出现急产。

细节提醒

当预产期已过，而临产征兆却迟迟没有出现，也不能继续等待，以免发生过期妊娠。可以在预产期后2～3天做检查，根据医生建议决定入院与否。

❀第一产程：6～12小时 ···································•

第一产程又分为潜伏期和活动期两个段落，潜伏期指的是规则阵痛开始到宫颈口开到3厘米的一段时间，活动期指的是从宫颈口开到3厘米到全开也就是10厘米的这段时间。潜伏期和活动期时间维持的长短跟准妈妈有无分娩经历有关系，初产妇两种情形维持时间都较长，活动期最长可达18小时，而经产妇潜伏期在4～6小时内结束，有的更短，可能刚出现阵痛就进入了活动期。

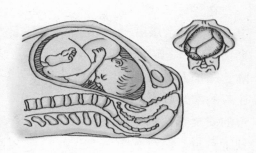

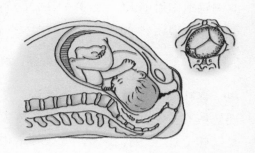

✱ 准妈妈的身体、精神状况

在潜伏期，疼痛还不是很剧烈。医生将分娩的疼痛指数从低到高分为10分，此时的疼痛指数只有3分，在活动期，疼痛指数为4～6分，当宫颈开口到10厘米的时候，疼痛指数将达到最高分：10分。

第一产程最大的考验是一波一波好像没完没了的疼痛。刚开始的时候，疼痛不是很明显，准妈妈还是比较镇静的，但是随着时间延长，产程还没有进展，可能出现焦虑、担忧、沮丧、无安全感、恐惧等负面情绪，也可能有冷热发抖、恶心、直肠不适等症状，精神状态较不稳定，严重的会进入封闭状态。

❀❀❀ 细节提醒 ❀❀❀

对准妈妈的异常表现，陪产的家人要格外注意。

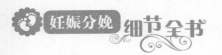

❀第二产程：1~2小时

在第二产程中，胎宝宝会顺着一个方向慢慢旋转下降。医护人员的参与让有的准妈妈有了一定的安全感，感觉看到了希望，但对有些准妈妈则作用不大，有时候压力还会让她惊慌失措。

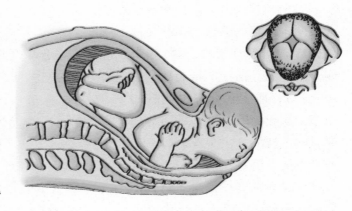

胎头仰伸，顶部娩出，眼、鼻、口将相继从会阴娩出

在这个过程中，疼痛感有所减轻，已经不再处于高峰，疼痛的部位逐渐向下移动。准妈妈有一种用力的冲动，像要解大便一样。有想尽快结束的心理，但是又担心胎宝宝掉出来，有些不敢用力。当胎宝宝露头的时候，会阴部位有严重的烧灼感和延展感。

❀第三产程：3~30分钟

宝宝冲出产道的那一刻，准妈妈会有一种突然解脱的感觉，到了胎盘娩出时也有些许疼痛感，但相对于第二产程的激烈，这点疼痛几乎可以忽略不计，很多准妈妈都是在不知不觉中就将胎盘娩了出来。当然大多数的准妈妈还是需要稍稍用力，才能完成这个工作，医护人员会提醒你用力。

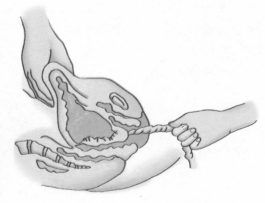

胎盘娩出

分娩方式取决于三大因素

* 产道因素

产道最容易出问题的一段是骨盆，骨盆在怀孕后会持续变得松弛，以利于胎宝宝的娩出，不过只有骨盆形态正常，骨盆最小横径也能允许胎宝宝头部通过，才能顺产。如果在最后一次产检时，骨盆仍然达不到要求，就需要考虑放弃自然分娩。

一般来说，骨盆偏小的准妈妈自然分娩的可能性偏小，但是骨盆偏大也不太好，因为胎头在其中难以固定，分娩时方向会发生偏差，也容易有危险，需要看情况再定。

另外，宫颈的扩张能力也有影响，如果宫颈弹性较差，可能在分娩时不能顺利扩张，也需要考虑剖宫产。

* 产力因素

分娩是很消耗体力的，需要精力足够、肌肉力量足够，如果你孕期营养缺乏、运动锻炼也较少，腹壁肌肉松弛无力，骨盆肌肉紧张，那么很可能无法顺产。

另外，有的准妈妈前一胎是剖宫产，而且子宫切口是纵向或者剖宫产后不足2年再次分娩，尽量不要选择自然分娩，以免旧的子宫切口崩开。

* 胎宝宝的情况

胎宝宝自身的情况有时候也不适合自然分娩，比如臀位、严重的脐带绕颈、多胞胎、巨大儿等，自然分娩容易发生危险，医生就会建议考虑剖宫产。

细节提醒

准妈妈要听医生的建议选择分娩方式，不可盲目坚持顺产或者剖宫产。

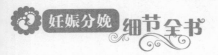

自然分娩对母婴的好处

自然分娩是一件十分自然的事，身体健康的情况下，选择自然分娩对孩子、对自己都是负责任的做法。

* 对宝宝的好处

自然分娩的宝宝经由子宫、产道的挤压，会获得大量的触觉和本体感学习经验，皮肤和末梢神经敏感度增加，对以后的动作灵敏、协调、注意力集中、情绪稳定等都有好处。经过自然分娩的挤压、刺激，宝宝出生后能更迅速地建立自主呼吸，抵抗力也更强。

自然分娩时，母体内泌乳素水平会产生同步协调变化，因此比剖宫产早泌乳大约10小时，宝宝可以更早吃上母乳。

* 对妈妈的好处

❶ 产后子宫收缩有力，有利于产后恶露排出、子宫复原，并减少产后出血，而出现产后感染、大出血等并发症也较少。

❷ 失血量少，只比剖宫产失血量少一半甚至2/3，产后体力恢复也比较好，还不容易发生并发症。

❸ 保持了子宫的完整性，在下次再孕时不会存在这方面的危险。

细节提醒

影响自然分娩的因素有很多，但与准妈妈个子大小的关系并不大，是不是能够顺产更多地与胎位和骨盆状况有关。

自然分娩不会影响体形恢复

其实，真正改变体形的是怀孕过程，而不是分娩方式。所以，准妈妈不用担心自然分娩后，体形会难以恢复。

* 自然分娩后身体恢复更快

自然分娩后，催产素的分泌水平仍然较高，而剖宫产则需要给药来促进收缩，所以自然分娩时，子宫恢复速度更快。剖宫产会留下刀口，虽然现在的刀口都比较小，也比较容易长好，但是两层刀口仍然需要时间来愈合。

导致准妈妈体形改变的真正原因是怀孕。怀孕后人体韧带、关节都变得松弛，无法让你维持孕前的体态；同时，怀孕后都有不同程度的变胖，以上两点是体形改变的最根本原因。

* 自然分娩不会影响性生活

自然分娩后经过一段时间，阴道弹性就可以恢复，不会影响性生活。而剖宫产的妈妈，其骨盆和阴道其实在术前就已经有一定程度的松弛，只不过不会被胎宝宝进一步挤压，所以没有自然分娩扩张程度大而已。

细节提醒

从长远看，自然分娩后内分泌也比较平衡，到了绝经期后，自然分娩的女性阴道萎缩相对剖宫产后女性要轻一些。

自然分娩需要多长时间

初次生产的准妈妈自然分娩一般需要10～20个小时，有生产史的准妈妈产程在10个小时以内。

分娩时间的长短和准妈妈的年龄、胎位、精神因素、子宫颈的扩张及盆底组织的抵抗力等有关系。

有的准妈妈宫缩特别强，产程也明显地缩短，不到3小时分娩的，称为"急产"。有的准妈妈，年龄偏大或者精神紧张，畏惧分娩，可致产程延长。如果产程超过24小时则称为"滞产"。一旦滞产，手术产和感染的概率都将增加。

细节提醒

为了有效缩短产程，建议准妈妈在临产时不要紧张，要照常进食和休息，子宫收缩时要听从、配合助产士、医生的指导，从而顺利度过分娩期。

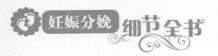

❀需要剖宫产的情况

如果准妈妈因为以上情况无法进行自然分娩，则应听从医生安排进行剖宫产。

* 必须剖宫产的情况

❶ 产程无法进展。因此原因导致的剖宫产有30%，主要是子宫颈程度扩张不够或胎宝宝没有下降等，当无论如何努力也无法更进一步时，最好选择剖宫产。

❷ 胎宝宝窘迫。胎心监护显示胎宝宝心跳过快或过慢，说明有宫内窘迫的情形存在，需要尽快剖宫，以确保胎宝宝安全。

❸ 胎头骨盆不相称。胎宝宝的头太大而准妈妈的骨盆出口太小，即使用能将骨盆扩张到最大程度的蹲姿分娩也无法让胎宝宝顺利通过，就要进行剖宫。

❹ 产道有感染。如果产道有感染，比如生殖器疱疹没有在分娩前得到控制或痊愈，会在胎宝宝通过的时候传染给胎宝宝，那就最好用剖宫产。

❺ 另外多胞胎、胎位不正包括臀位或其他部位先露、子宫或骨盆结构异常等，都可能需要剖宫产。

细节提醒

目前，剖宫产的技术已经十分成熟，在20～30分钟之内手术就可以完成，尽管有发生并发症的风险，但最终大都能复原完好。因为各种原因不得不施行剖宫产手术的准妈妈大可以放轻松。

营养与饮食细节

❀ 补充足够的维生素B₁

充足的维生素B₁可以避免产程延长，减轻分娩困难。如果维生素B₁不足，易引起准妈妈呕吐、倦怠、体乏，影响分娩时子宫收缩，使产程延长，分娩困难。因此，在最后一个月里，准妈妈要补充维生素B₁，同时也必须补充各类维生素和足够的铁、钙。

营养专家推荐准妈妈每日维生素B₁摄取量为1.8毫克，日常饮食中注意选择含维生素B₁丰富的食物即可满足需求。

含维生素B₁丰富的食物有豆类、酵母、坚果、动物肝、肾、心及瘦猪肉和蛋类等，食用大米、面粉时选择标准米面也可以满足需要。

❀ 本月饮食要点

到孕10月，由于身体原因和精神原因，准妈妈可能会吃不香、睡不好，这个时候饮食可以随心一点，想吃时吃一些，不想吃时别勉强。

* 食物最好软一些

食物宜软不宜硬，尤其做米饭时，应尽量软一点。像韭菜、蒜苗、芥菜等这些纤维过粗的蔬菜都不容易消化，即使要吃，也应该炒烂一点，且不要放太多油盐。尽量多吃水煮、清炖、清蒸食物，少吃煎炸、烧烤食物。

* 睡前饮食要清淡

入睡前的那顿饭一定要清淡、易消化，这样能帮助你更快入睡。晚餐不宜吃高脂肪的食物，以免加重肠胃负担。也不宜吃辛辣食物，否则会造成胃部灼热及消化不良，从而干扰正常饮食及睡眠。

* 避免吃胀气食物

有些食物在消化过程中会产生较多的气体，从而产生腹胀感，妨碍食欲及正常睡眠，如豆类、包心菜、洋葱、绿椰菜、球甘蓝、青椒、茄

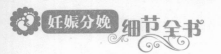

子、土豆、红薯、芋头、玉米、香蕉、面包、柑橘类水果和添加木糖醇（甜味剂）的饮料及甜点等。

✤良好的进餐氛围可以帮助消化

随着预产期越来越近，准妈妈可能心理压力也越来越大，加上胃灼热、便秘等不适的困扰，食欲肯定也会受到影响。

进餐时保持好心情可以让身体新陈代谢速度更快，消化器官发挥最佳功能。身体舒畅，进而可以使精神愉快。

准妈妈如果习惯在餐桌上聊天、讨论，这时候最好找些积极、轻松的话题，工作中的难题、紧张的人际关系最好不要拿到餐桌上来谈论，以免影响好心情。工作的事就放到工作时间去解决。如果对准爸爸有什么不满，也不要在餐桌上抱怨，如果争执起来，肯定会影响食欲和消化，即使没有争执，进餐的兴致也早已消失。

总之，走向餐桌的时候，要调整自己的情绪，赶走不愉快，尽量让自己在进餐时处于快乐、积极的状态中。

✤临产前吃些高蛋白、半流质的食物

临产越来越近，为了帮助分娩，缓解紧张的心情，准妈妈可以按照下面的原则吃些高蛋白、半流质的新鲜食物。

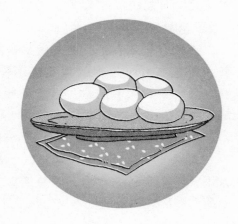

❶ 宜吃鸡蛋、牛奶、瘦肉、鱼虾和大豆制品等，这些食物的营养价值和热量都比较高，适宜帮助准妈妈补充热量。临产前也可吃一些巧克力，因为巧克力含脂肪和糖丰富，产热量高，尤其对于那些吃不下食物的临产准妈妈非常适宜，但是少吃一些即可，千万不要过度食用。

❷ 饮食要少而精，避免胃肠道充盈过度或胀气，以便顺利分娩。

❸ 宜进食半流质的食物，如面条、稀饭等。因为分娩过程中消耗水分较多，因此，临产前应吃含水分较多的软食。有些民间的习惯是在临产前让准妈妈吃白糖（或红糖）卧鸡蛋或吃碗肉丝面、鸡蛋羹等。这些食物都是临产前较为适宜的饮食，可以食用。但是一定要注意，不宜吃油腻过大的油煎、油炸食品。

细节提醒

有的医院可能在入院之后到生产之前有一段时间不能吃东西，因此，在阵痛开始时，准妈妈可以事先吃点营养丰富又不增加胃负担的汤或粥再入院。

阵痛期间怎么吃补充产力

分娩相当于一次极重体力劳动，能量消耗非常大，准妈妈一定要有足够的能量供应才行。

* 补充碳水化合物

入院待产时准妈妈要补充足够的碳水化合物，碳水化合物在胃中停留时间比蛋白质和脂肪短，不会引起准妈妈的不适感。而且这类食物容易消化吸收，在体内的供能速度快。这类食物应稀软、清淡、易消化，如豆浆、清汤、挂面、稀粥等。

* 少吃多餐，食物易消化

由于阵阵发作的宫缩痛，常影响准妈妈的胃口，准妈妈应学会宫缩间歇期进食的"灵活战术"。可每日进食4~5次，少吃多餐。食物以易消化、少渣、可口为好，半流质食物如面条鸡蛋汤、面条排骨汤、牛奶、酸奶、巧克力等都可以。但不要大吃大喝，大吃大喝超出限度，不但于顺产不利，还可能引起腹胀、消化不良、呕吐等情形，所以产前吃8~10个鸡蛋可以增加产力的说法是不科学的。另外，产前还需要适当补水，直接喝水，或喝牛奶、果汁或吃水分比较足的水果都可以。

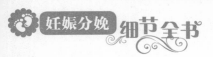

* 适当吃些纯巧克力

在所有高能量的食物中，营养学家首推巧克力作为"助产力士"。每100克巧克力中含有碳水化合物50多克、蛋白质15克，可以释放出大量的能量，而且其中的碳水化合物吸收利用速度特别快，是鸡蛋的5倍。另外，巧克力中的微量元素、维生素、铁、钙等营养素含量也较丰富，对于准妈妈产后产道修复以及泌乳和增加乳汁营养也都很有益处，所以准妈妈在待产时可以适当吃些巧克力。越纯的巧克力越有效。

细节提醒

临产时大块固体状食物和豆类食品要少吃。大块状固体食物在短时间内难以消化，如果中途转剖宫产，大块没有消化的食物会给清胃造成一定的麻烦。豆制品则是因为难消化还容易产气，对顺产不利，所以不宜多吃。

分娩过程怎么吃

* 第一产程

从子宫出现规律性的收缩开始，直到子宫口完全开大为止为生产过程中的第一产程。如果准妈妈是第一次生孩子（初产妇），这一过程约需要12小时；如果准妈妈曾经有过分娩的经历（经产妇）则只需6小时左右。

由于这段时间比较长，准妈妈的睡眠、休息、饮食等又会受到接踵而至的阵痛的影响，所以为了保证有足够的精力来完成接下来的分娩过程，准妈妈需要尽量进食。此时准妈妈的消化能力较弱，易积食，所以最好不要吃不易消化的油炸等油腻性食物或含蛋白质较多的食物，应以半流质或软烂的食物为主，如挂面、粥、面包、蛋糕等。

* 第二产程

第二产程是子宫口开全到胎宝宝娩出的这段时间。这一产程初产妇约需2小时，经产妇约需1小时。

此期子宫收缩频繁，疼痛加剧，所以消耗的能量增加。此时，准妈妈应尽量在宫缩间歇喝一些果汁，吃点藕粉、红糖水等流质食物，以补充体力。

细节提醒

一旦进入正式分娩，准妈妈就不能再进食或饮水了。

自然分娩后怎么吃

刚分娩的妈妈胃口及消化功能都不是很好，建议吃些容易消化的食物，如面条、米粥等，为了补充营养也要吃一些清淡的荤食，如肉片、肉末、鸡汤、鱼汤等。瘦牛肉、鸡肉、鱼等，配上时鲜蔬菜一起炒，口味清爽营养均衡。橙子、柚子、猕猴桃等水果也有开胃的作用。

产后提倡少吃盐，不过少吃盐并不是不吃盐，所以食物中还是要放点盐，否则妈妈吃不下，还是不利于恢复和泌乳。也不要强迫妈妈吃不喜欢的食物，只要换有同等营养价值的其他食物即可，否则影响了食欲，再影响情绪，就得不偿失了。

剖宫产前后怎么吃

* 剖宫产前的饮食

为能使术后尽快恢复如初，饮食应注意术前不宜滥用高级滋补品，如高丽参、洋参等，以及鱼类食品。因为参类含有人参甙，具有强心、兴奋作用，在手术时，准妈妈难与医生配合，且刀口较易渗血，影响手术正常进行和手术后产妇休息。鱿鱼体内含有丰富的有机酸物质——EPA，它能抑制血小板凝集，不利术后止血与创口愈合。

* 剖宫产术后饮食

从营养方面来说，剖宫产的妈妈对营养的要求比正常分娩的妈妈更高。手术中的麻醉、开腹等手段，对身体本身就是一次打击，因此，剖宫

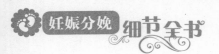
产的妈妈产后恢复会比正常分娩的妈妈慢些。同时，因手术刀口的疼痛，妈妈的食欲会受到影响。在手术后，妈妈可先喝点萝卜汤，帮助因麻醉而停止蠕动的胃肠道保持正常运作，以肠道排气作为可以开始进食的标志。

术后第一天：一般以稀粥、米粉、藕粉、果汁、鱼汤、肉汤等流质食物为主，分6～8次进食。

术后第二天：妈妈可吃些稀、软、烂的半流质食物，如肉末、肝泥、鱼肉、蛋羹、烂面烂饭等，每天吃4～5次。

第三天后：妈妈就可以吃普通饮食了，注意补充优质蛋白质，各种维生素和微量元素，每天可选用主食350～400克、牛奶250～500毫升、肉类150～200克、鸡蛋2个、蔬菜水果500～1000克、植物油30克左右，这样才能有效保证乳母和婴儿的营养充足。

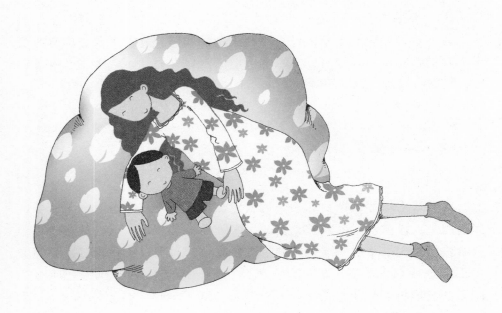

做好迎接胎宝宝出生的身心准备

准妈妈和准爸爸应该一起为胎宝宝的出生做好各方面的准备，包括心理上和身体上的准备。

* 心理准备

准爸爸准妈妈要一起克服分娩恐惧，目前的医疗技术和生产环境可对生产提供很安全的照护，目前医院的无痛分娩方式被证明确实可以大幅减轻产痛。因此准妈妈只需要多给自己信心即可，千万不要给自己增加不必要的压力。准爸爸也不要过于担心准妈妈，双方都应积极面对分娩时会正常出现的问题。

其实，分娩是一个正常的生理过程，准妈妈对待分娩时的疼痛要有积极心态，不要因此而丧失了勇气和信心，也不必害怕、焦虑，可进行自我暗示和自我安慰。

* 身体准备

① 保证充足的睡眠时间，分娩前午睡也对分娩很有利。

② 临产前绝对禁忌性生活，以免胎膜早破和产时感染。

③ 住院前应洗澡，如果到浴室去洗澡必须有人陪伴，避免滑倒以及湿热的蒸汽引起昏厥。

④ 临产期间，应尽量找到适合陪伴准妈妈的人，夜间最好有人陪住。

细节提醒

现在应准备好分娩时所需要的物品，并把这些东西归纳整理好，放在准妈妈自己和陪产人都知道的地方。如果已经有用音乐或书来放松的习惯，那么去医院时也要记得带上。

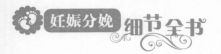

❀ 产前可经常练习盘腿坐

这个月，准妈妈不妨做一些临产前的准备练习，可以做一些简单的运动，如盘腿坐。盘腿坐可以增加背部肌肉的力量，使大腿及骨盆更为灵活，并且能改善身体下半部的血液循环，使两腿在分娩时能很好地分开。

具体做法：

① 地上垫上垫子，轻轻坐下，保持背部的挺直。

② 两腿弯曲，使脚掌相对，让脚尽量靠近身体。

③ 两手抓住脚踝，两肘分别向外压迫大腿的内侧，使其伸展。

④ 保持这种姿势20秒。

⑤ 重复第2～4步数次。

⑥ 也可两腿交叉而坐，也许会感到更舒服，但在做的过程中要注意不时地更换两腿的前后位置，以免阻碍血液循环。

❀ 细节提醒 ❀

如果感到盘腿有困难，可以在大腿两侧各放一个垫子，或者背靠墙而坐，但要尽量保持背部挺直。

❀ 坚持运动，锻炼体力

这个月，准妈妈仍然要坚持适量的运动来帮助锻炼体力。

＊ 散步是此期最好的运动

此时胎宝宝的头部已经入盆，是一个向下的状态，准妈妈多走动可以帮助胎宝宝持续这样的状态，也有助于锻炼自己的体力，为分娩时积蓄产力，有助生产的顺利进行。

准妈妈此时身体达到最笨重的时刻，要走远路或者散步会太累，随意走动走动也可以，不要总坐着或者躺着。

＊ 爬楼梯要慢且稳

如果准妈妈每天必须爬楼梯，一定要注意脚下要踩稳当，上下楼梯都要慢一点。上楼梯应手扶楼梯扶手，每上一步都要踏实了再移动另外一条腿。下楼梯时应前脚掌先着地，再过渡到全脚掌着地，以缓冲膝关节的压力。爬楼梯后可对膝关节做局部按摩，防止其僵硬强直。

* 运动要控制强度

临近预产期的准妈妈，体重增加，身体负担很重，这时候运动一定要注意安全，控制好运动强度，以脉搏不超过140次／分、体温不超过38℃、时间在30~40分钟为宜。

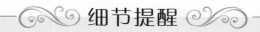

细节提醒

临近预产期，准妈妈身体越来越沉重，行动也越来越不方便了，此时她非常需要身边有人陪伴。一来防止因为身体不便出现的一些闪失，如摔跤、站立不稳，或者因孕期不适而造成的突发状况等；二来有人陪伴可以照顾到准妈妈的情绪，缓解产前的压力和不适。

绝对禁止性生活

禁止性行为是因为子宫收缩的关系，除了禁止性生活，任何会引起准妈妈性兴奋的行为都必须禁止，包括触摸乳房及外阴部等，因为这些刺激也会引起子宫收缩，危及胎宝宝安全。

正常情况下，当宫缩真正开始，宫颈不断扩张，包裹在胎宝宝和羊水外面的胎膜才会在不断增加的压力下破裂，流出大量羊水，胎宝宝也随之降生。如果宫缩还没有正式开始，胎膜就破了，胎宝宝就面临着被细菌感染的可能，非常危险。

为预防胎膜早破，不要给子宫任何外力压迫。

密切注意身体变化，准确判断产期

当准妈妈身体出现以下一些情况时，就说明产期越来越近了。

❶ 呼吸顺畅、食欲增加。

胀大的子宫开始下降，减轻了对横膈膜的压迫，准妈妈会感到呼吸

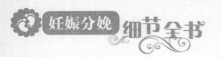

困难缓解，开始变得顺畅，胃的压迫感消失，食欲增加。

❷ 腹坠腰酸。

胎头下降使骨盆受到的压力增加，腹坠腰酸的感觉会越来越明显。

❸ 大小便次数增多。

胎宝宝下降，压迫膀胱和直肠，即使小便之后仍有尿意，大便之后也不觉舒畅痛快。

❹ 体重增加停止。

有些准妈妈甚至会出现体重减轻现象，这标志着胎宝宝已经发育成熟。

❺ 假宫缩频繁。

临产前，由于子宫下段受胎头下降所致的牵拉刺激，假宫缩的情况会越来越频繁，出现的时间无规律，程度也时强时弱。

❻ 见红。

从阴道排出含有血液的黏液白带称为"见红"。准妈妈如果出现见红，几小时内应去医院检查。

按摩可缓解疼痛

分娩疼痛主要来自子宫收缩、肌肉紧张和心理恐惧，三者互相作用，使疼痛感越发强烈，此时准爸爸可以通过以下两种放松方法帮助准妈妈减轻疼痛。

* 触摸放松法

准爸爸用手轻轻触摸准妈妈身体，确定正在紧张的部位，并且轻轻抚摸这一区域，引导准妈妈的注意力集中在那儿，从而自然放松。此时紧张的部位一般在下腹部和腰骶部，触摸并配合深呼吸，效果非常好。

* 按摩放松法

分娩初期，准爸爸用指尖轻柔地触摸准妈妈身体的各部位，当大腿和腰部酸痛或感觉慵懒无力时，用拇指压准妈妈髂前上棘或耻骨联合，或双手握拳压迫腰骶部。分娩中晚期，准爸爸可用冷敷或热敷法帮助准妈妈放松身体。

❀准爸爸要不要进产房

准爸爸想陪产就要做好身体和心理的准备。

首先，准爸爸身体健康才能陪产。如果准爸爸正罹患某些传染病，如急性呼吸道感染、急性传染性肝炎等，就不适宜进产房，以免引起准妈妈或者新生儿感染；准爸爸若有严重的心脑血管疾病或者严重晕血也不适宜进入产房，若准爸爸在产房里出现了不良状况，会给医生添麻烦。

其次，准爸爸心理承受能力强，陪产比较有利。分娩的过程相对漫长，而且有各种突发情况，如果准爸爸心理承受力较弱，表现出紧张、焦虑等不安情绪，会加重准妈妈的心理负担和紧张情绪，对产程推进有弊无利。

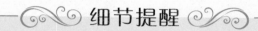

❧ 细节提醒 ❧

准爸爸陪产，所起的作用最好也限制在减轻准妈妈压力、给准妈妈信心的程度即可。不可因为情急指挥医护人员。

❀第一产程准妈妈应如何配合

第一产程只是分娩的开始，后面的事情还有很多，为了分娩更顺利，此时准妈妈要做好下面三件事：

❶ 保持体力。第一产程体力消耗太大，会影响第二产程的进展。因此这个阶段不要大喊大叫，那会让体力大量消耗，另外要适时进食，在疼痛的间隙少量多次吃易消化、能量高的食物，煮鸡蛋、面条、粥等都可以，在进产房之前30分钟还可以吃些巧克力。还有活动量也不要太大，有可能就在床上半躺着。

❷ 设法缓解疼痛感。疼痛到来的时候，准妈妈可以到处走走，也可以洗个热水澡或者练习分娩呼吸法、上厕所等，以此转移注意力。

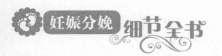
❸ 释放精神压力。紧张、恐惧等负面情绪对分娩都会形成障碍，准妈妈可以听听音乐、看看书、跟家人聊天，会让你舒服些，尽量不要闷着忍受疼痛。

如准妈妈宫缩时感到疼痛，可采取一些辅助动作，如深呼吸，用两手轻揉下腹，腰骶部胀痛较重时用手或拳头压迫胀痛处直到缓解为止。千万不要憋气来减少痛苦，若憋气时间长了，会危及胎宝宝的生命。

细节提醒

膀胱里有尿会影响分娩，所以准妈妈有尿时要立即排尿，千万不要憋尿。

第二产程准妈妈应如何配合

第二产程能否顺利进展，要看准妈妈能否密切配合。

准妈妈可以这样做，先选择自己觉得舒适的姿势，蹲着、平躺着或者侧躺着都行。

在第二产程，要利用呼吸法转移疼痛感，并配合身体反应用力，如果准妈妈已经练习了拉梅兹呼吸法，此时正好派上用场：宫缩开始时，深吸一口气，憋住用力，将胎宝宝向下挤。一口气尽量维持最长时间，待宫缩结束，呼气并放松全身肌肉，休息一会儿，宫缩再次开始时再用力。

在此过程中，很重要的一点就是你要听医生的提示和指挥，不要任性用力，一般当胎宝宝露头的时候，医生会警告准妈妈不要用力，这是因为担心发生会阴撕裂，那你最好别用力，让胎宝宝慢慢转出来。

✿第三产程准妈妈应如何配合

宝宝出生、剪完脐带后，妈妈会迫切地想把他抱在怀里，这是自然天性使然，而医护人员也会第一时间把孩子放在妈妈臂弯里。

在这个时候妈妈可以给宝宝喂第一顿奶，虽然正式奶水还没有下来，但是他还是能吮吸到一些初乳，为自己补充些体力，这还是其次的，这么做关键是让宝宝熟悉妈妈的味道、温度并锻炼吮吸能力和觅乳条件反射，为母乳喂养的成功打下基础。

跟宝宝接触的这段时间，也是医疗观察时间，如果没有出现什么特殊情况，妈妈会被送回病房好好休息。

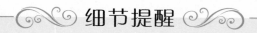

细节提醒

生产完毕后，妈妈不管有多累，都需要配合医生进行产后处理。胎盘娩出后，医生要根据实际情况进行产后处理，如有会阴切开的需要缝合，或为了预防大出血，促使子宫收缩而用一些药物。

✿妈妈和新生儿的出院准备

自然分娩一般2～3天就可出院，剖宫产一般产后一周左右出院。

* 妈妈出院

为了避免受凉，妈妈出院时应比普通人多穿一件衣服。如果回家的路途较远，妈妈还需要做好喂奶的准备，建议穿着方便哺乳的衣服。出院之前跟大夫详细咨询一下自身的恢复情况，如恶露何时干净、伤口何时能够恢复，等等。此时的妈妈身体比较虚弱，很容易劳累，不建议长时间乘车外出。

* 新生儿出院

新生儿出院要获得医生的允许，如果医生认为还需再留院观察，不要强行出院。出院前，要先确定一些事，确定孩子全身检查完成，黄疸

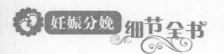

值在可以接受的范围，卡介苗和乙型肝炎疫苗第一针已经注射，代谢异常筛查也已做完等，然后就可以准备出院了。出院时，护士会双重核对妈妈和孩子的身份，预防抱错，不要嫌烦，耐心配合。

宝宝从医院回家的路上，防风保暖的工作相信父母都会留意去做，只是在防风保暖的时候要注意，不要把宝宝捂得太严实，以免空气不流通，导致宝宝窒息。主要是被子尤其是头部的被子不能包得太紧，适当留一些空当通风，并随时揭起来看一下宝宝的情况，宝宝呼吸正常、脸色正常、没有多汗即可。

* 家里房间要做的准备

宝宝的房间：回家前通一次风，房间温度控制在18℃～22℃，湿度为50%～60%。温度、湿度难以控制，可以买一个温湿度计，随时观察。婴儿床不要正对空调出风口，离电暖气2米以外。

妈妈的卧室：卧室应安静、整洁、舒适。入住前应清扫一次，并通风2个小时，保持室内空气清新、环境干燥、整洁。床单、被褥也提前清洗干净并日晒消毒。卧室采光要好，最好是阳面房。妈妈亟须休息，窗帘最好遮光性好，白天也不影响睡眠。

细节提醒

不同医院可能在时间规定上稍有出入。部分大城市因为床位紧张，出院时间会大大提前。

完美胎教细节

🞬音乐胎教：名曲《田园》

回想自己曾经观赏田园的景象，这种感觉或许用文字难以描述，那么不妨来听听贝多芬优美动人的乐曲，让它伴随着你，去漫游那恬静的田园风光。

《田园》是贝多芬的F大调第六号交响曲，也是贝多芬最受欢迎的交响乐之一，这部作品1808年在维也纳首演，由贝多芬亲自指挥，在首演节目单上，他写道："乡村生活的回忆，写情多于写景。"

《田园》的灵感来自于大自然，整部作品表达了对大自然的依恋之情，细腻动人，朴实无华，宁静而安逸。这首乐曲让人感受到人与自然既和谐又统一的佳境，自然的千姿百态与音乐的宏伟互为映衬，就像一幅用眼睛看不见的图画，美妙而令人身心舒展。

细节提醒

心情焦躁、不平静时，听一听这曲《田园》，满耳的大自然的声音和满眼的大自然的颜色会让你从心灵深处呼吸到那纯净清新的空气，和胎宝宝一起，美美地感受一下吧，在大自然的美景中，忘记烦恼，给心灵一次轻松的旅行。

🞬语言胎教：给胎宝宝"打电话"

胎宝宝随时可能跟你们见面，这个时候，不妨跟准爸爸一起来给他打个"电话"。

* 先做一个对话机

准备两个纸杯子，在杯底钻个小洞，用丝线穿上连接起来，就可以玩打电话游戏了。你将一个纸杯轻轻地扣在肚皮上，一个纸杯当话筒，

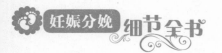

从："Hello，亲爱的珠珠（宝宝小名），你今天感觉怎样？"开始，准爸妈可以描述今天的天气，你需要做的事情和你的感受，注意声音轻柔，富有感染力，和他絮叨一下。

* 唱唱打电话的儿歌

　　给胎宝宝唱唱《打电话》的儿歌吧。

　　两个小娃娃呀，正在打电话呀，

　　喂喂喂，你在哪里呀？

　　哎哎哎，我在幼儿园。（妈妈肚子里）

　　两个小娃娃呀，正在打电话呀，

　　喂喂喂，你在干什么？

　　哎哎哎，我在学唱歌。

细节提醒

　　你们在说话的时候，如果胎宝宝醒着，他可能会用身体在准妈妈肚皮上拱起一个一个的小包来回应你们哦。

艺术胎教：年画《骑着鲤鱼的孩童》

　　这幅年画线条单纯、色彩鲜明、气氛热烈愉快，画中的鲤鱼象征着"年年有余"，可爱的胖娃娃骑在鲤鱼身上，整个画面给人一种喜庆和欢欣的感觉。

细节提醒

　　憨态可掬的年画宝宝让准妈妈不自觉地愉悦，并将这种愉悦的情绪传达给腹中的胎宝宝。

本月异常现象

❀小便失禁

　　孕晚期，妊娠子宫或胎头向前压迫膀胱，使得储尿量减少，排尿次数随之增多，出现再期尿频，甚至因为胎宝宝发育压迫膀胱而出现压力性尿失禁，有的准妈妈有时会发现自己只是大笑或者咳嗽了几声就发生了尿失禁。

　　这是孕晚期正常的生理现象，准妈妈不用担心，也不要因为感到不好意思而憋尿。一般不建议使用卫生护垫或者卫生巾，如果有尿意，要立即去卫生间。如果是职场准妈妈，可以考虑在紧急或必要的工作时间适当地使用成人纸尿裤解决尴尬，但不宜长时间佩戴。

　　缓解压力性尿失禁，准妈妈日常可以做一做骨盆放松练习，即四肢缓慢着地呈爬行状，背部慢慢伸直，轻轻收缩臀部肌肉，将骨盆推向腹部。并弓起背，持续几秒钟后放松。做这一运动时要向医生进行咨询，看是否适合展开，如果有早产风险，禁止练习。

　　准妈妈也不要因为尿失禁而故意少喝水或者干脆不喝水，如果引起便秘，对自己和胎宝宝更不好。

❧ 细节提醒 ❧

　　无论是前文提过的尿频还是此时的小便失禁，只要同时伴有尿急、尿痛、尿液浑浊现象，都应及时请医生检查。

❀乳房漏奶

　　进入孕晚期，有的准妈妈的乳房有时会溢出乳汁打湿衣服。尽管这令一些准妈妈感到尴尬，但是乳房漏奶并不是一件不好的事情，相反，这说

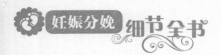

明乳房正在努力进入工作状态，为不久之后的哺乳任务做准备呢。

为了避免尴尬，准妈妈可以在胸罩内放置一小片棉质乳垫。

细节提醒

如果漏奶严重，或者奶汁颜色、味道异常，可以去医院咨询医生，请医生帮你判断是否存在问题。

❀异常宫缩

进入孕晚期，准妈妈会有一些异常宫缩，面对这种情况不要慌张，应仔细辨别，采取相应的措施。

以下是常见的三种异常宫缩，准妈妈要学会判断：

① 频繁宫缩。

一般计算宫缩时，如果每小时宫缩次数在10次左右就属于比较频繁的，应及时去医院，在医生指导下服用一些抑制宫缩的药物，以防早产的发生。

② 假性阵痛。

到了怀孕最后期，宫缩变得频繁，甚至10～20分钟就收缩一次，部分还呈现规律性，有时伴有阵痛，令准妈妈感到很不舒服。这时候的宫缩，很难与进入待产的真正阵痛区分，必须到医院检查并进一步观察。

③ 早产宫缩。

当准妈妈发生早产时，子宫收缩压力增加，准妈妈不但下腹部酸痛，还会痛到腹股沟甚至有持续性下背酸痛；严重的还会伴随阴道分泌物增加及阴道出血。而当有不正常的分泌物或出血情况时，就要尽速就诊，预防早产。

细节提醒

一般情况下，到预产期只有伴有疼痛的宫缩，才是分娩的先兆。